JN074085
まさか、
私が
パニック
障害⁉

No way... I'm having
a panic disorder!

原作 妻咲たち
漫画 あらた真琴

ぶんか社

Contents

1・病気の前兆

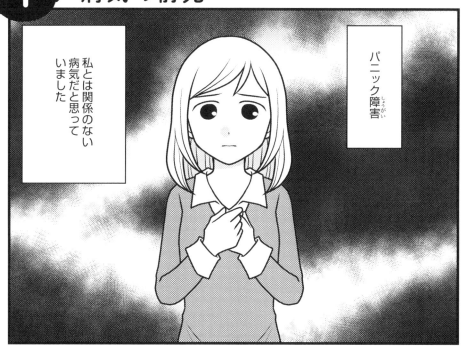

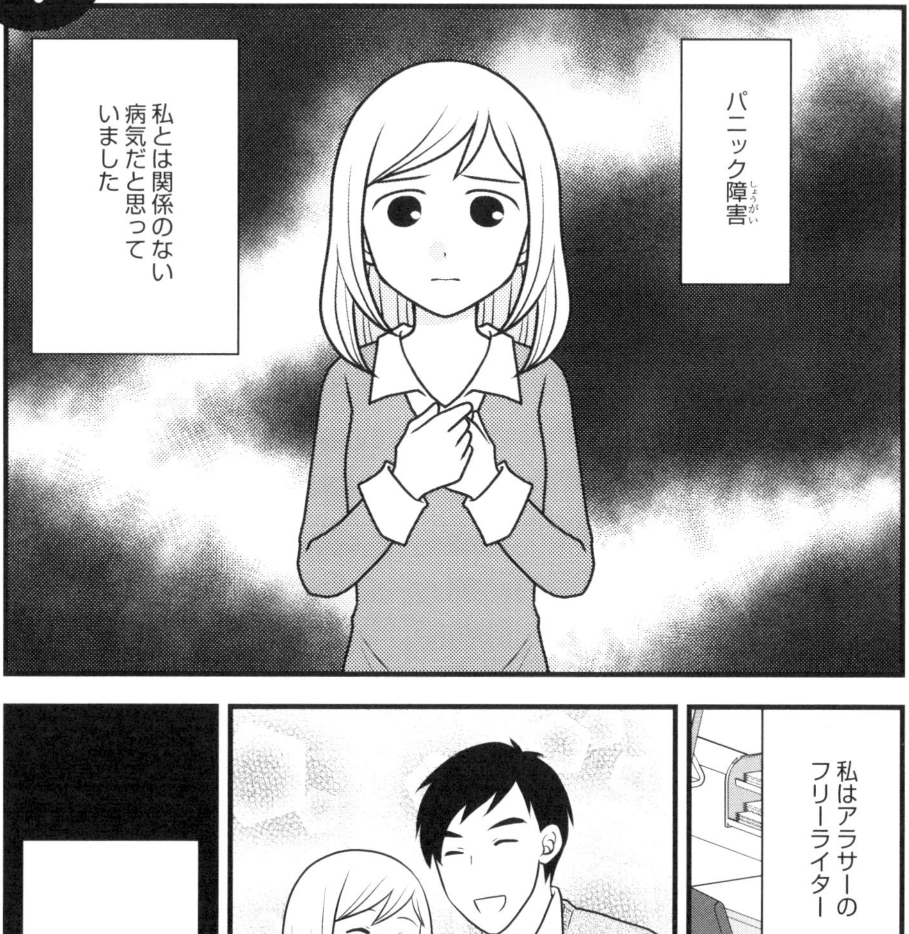

パニック障害（しょうがい）

私とは関係のない病気だと思っていました

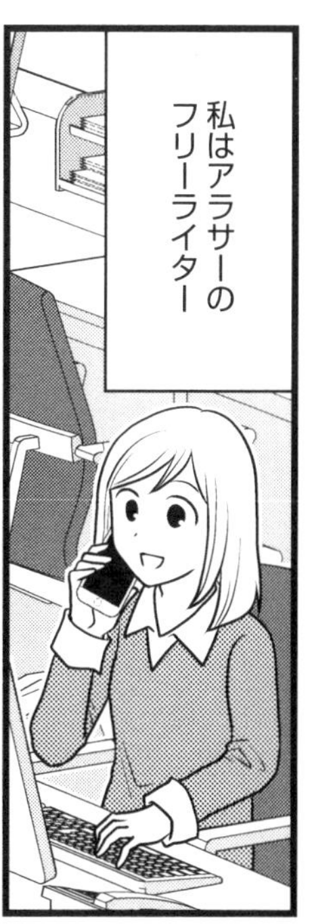
私はアラサーのフリーライター

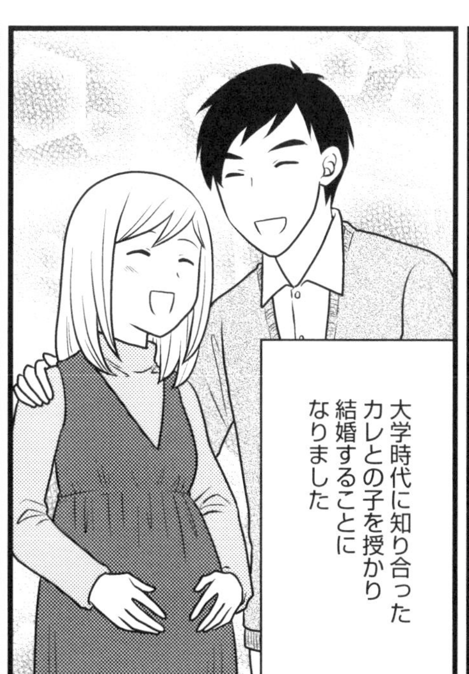
大学時代に知り合ったカレとの子を授かり結婚することになりました

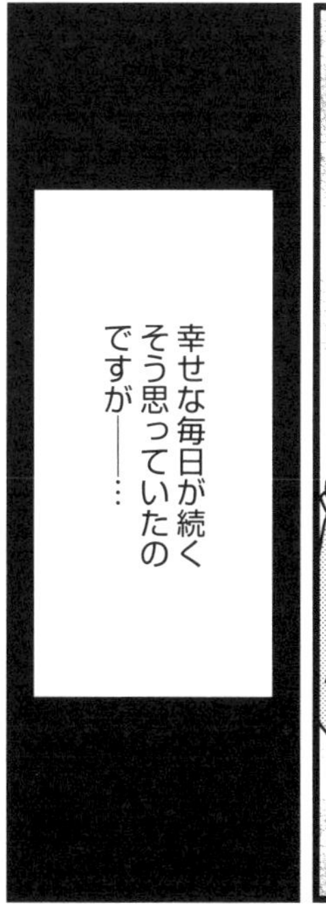
幸せな毎日が続くそう思っていたのですが――…

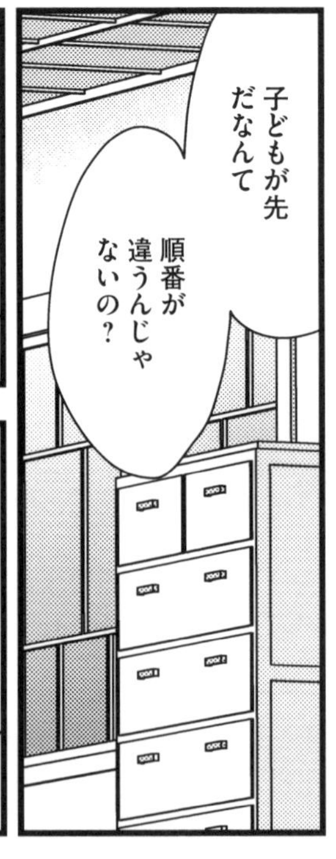
子どもが先
だなんて
順番が違うんじゃないの？

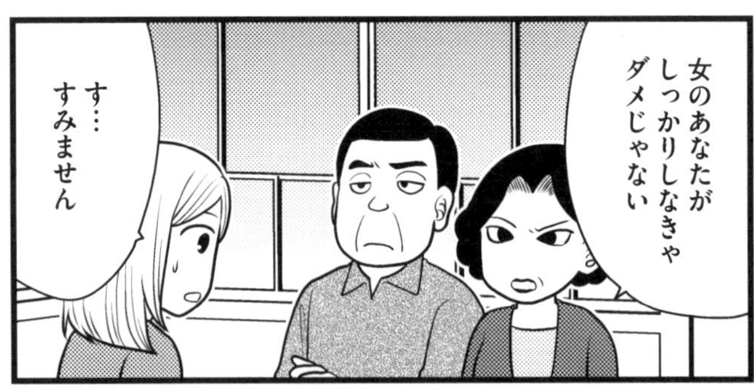
女のあなたがしっかりしなきゃダメじゃない
す…すみません

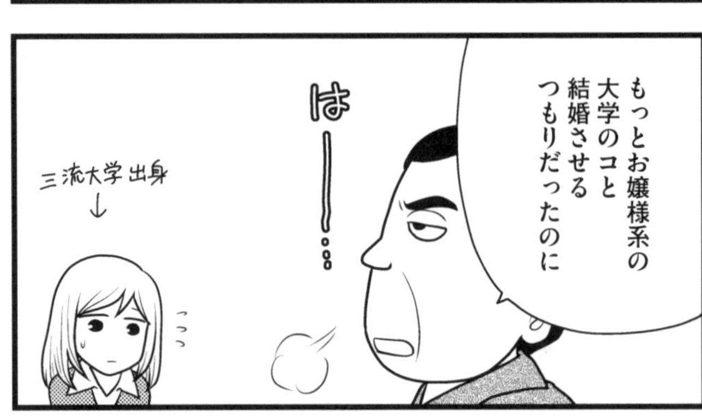
もっとお嬢様系の大学のコと結婚させるつもりだったのに
はーー…
三流大学出身

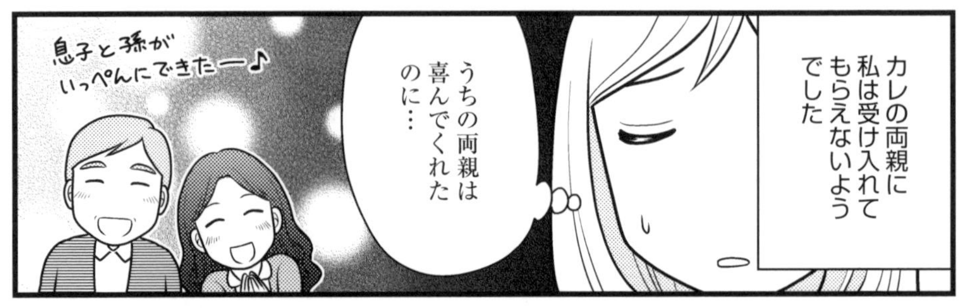
カレの両親に私は受け入れてもらえないようでした
うちの両親は喜んでくれたのに…
息子と孫がいっぺんにできたー♪

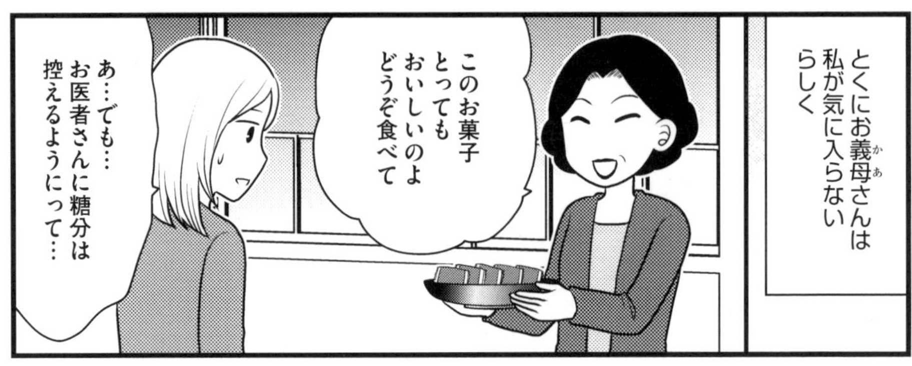
とくにお義母さんは私が気に入らないらしく
このお菓子とってもおいしいのよどうぞ食べて
あ…でも…お医者さんに糖分は控えるようにって…

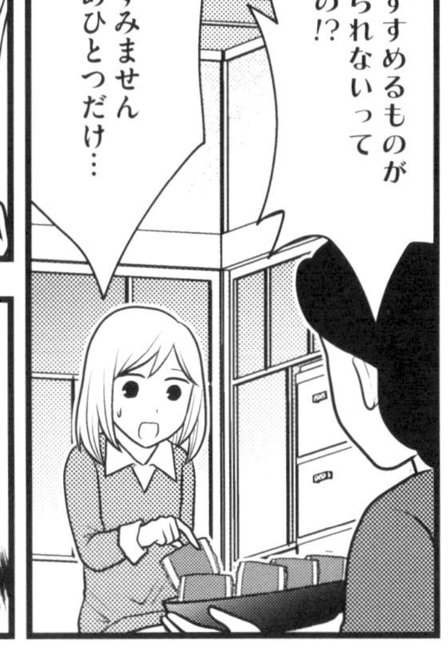
私がすすめるものが食べられないっていうの!?
す…すみませんじゃあひとつだけ…

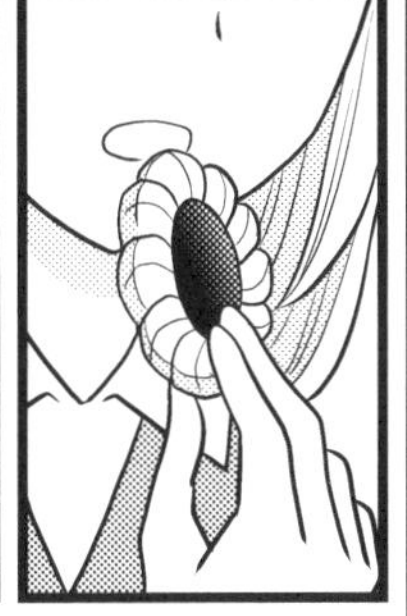

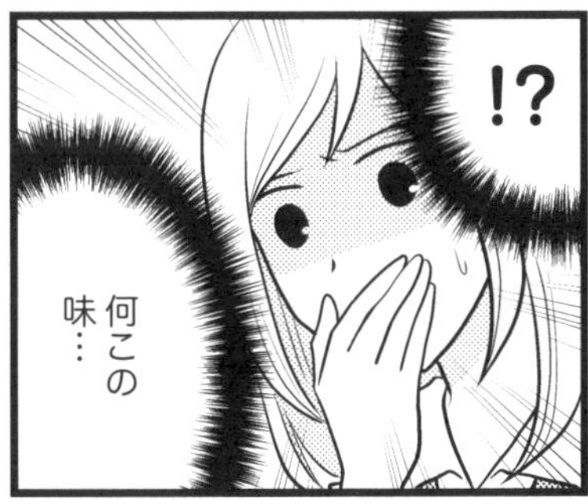
!?
何この味…

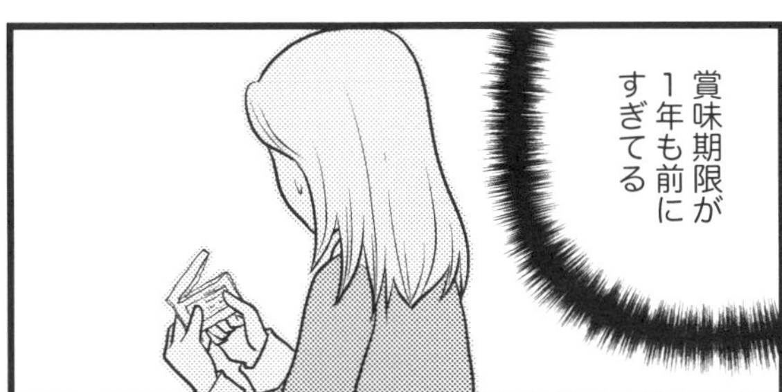
賞味期限が1年も前にすぎてる

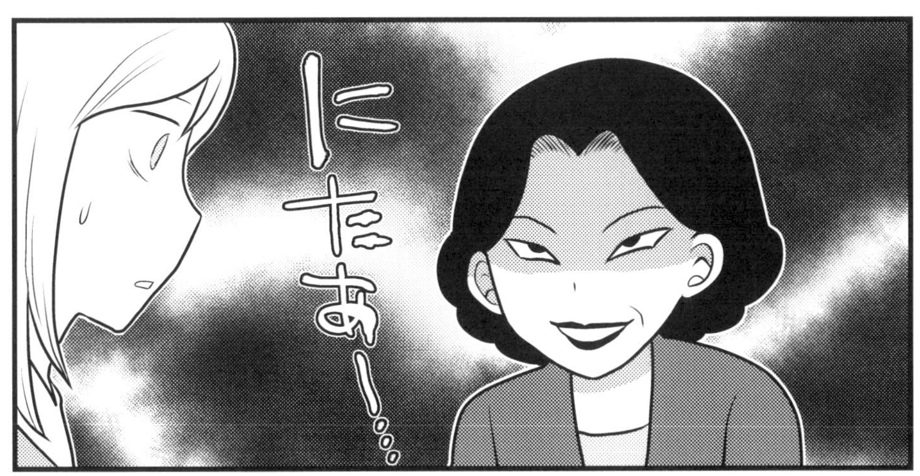
にたぁ～…

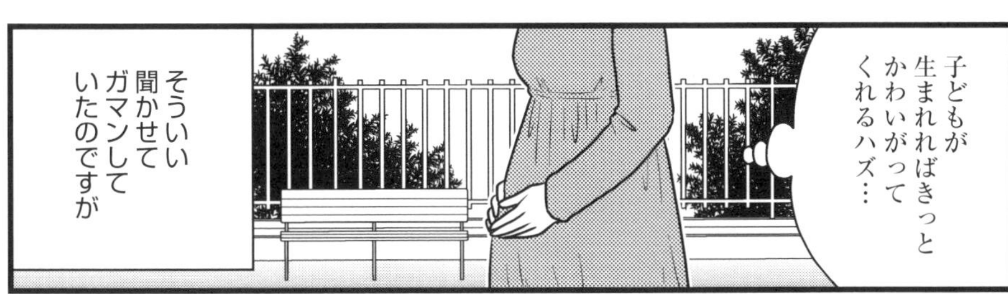
子どもが生まれればきっとかわいがってくれるハズ…
そういい聞かせてガマンしていたのですが

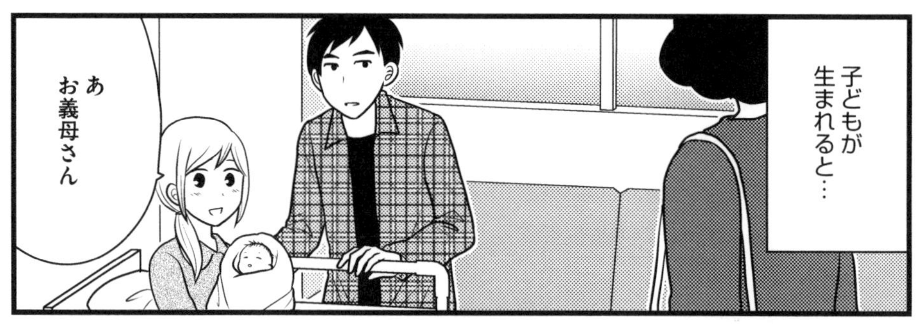
子どもが
生まれると…
あ
お義母さん

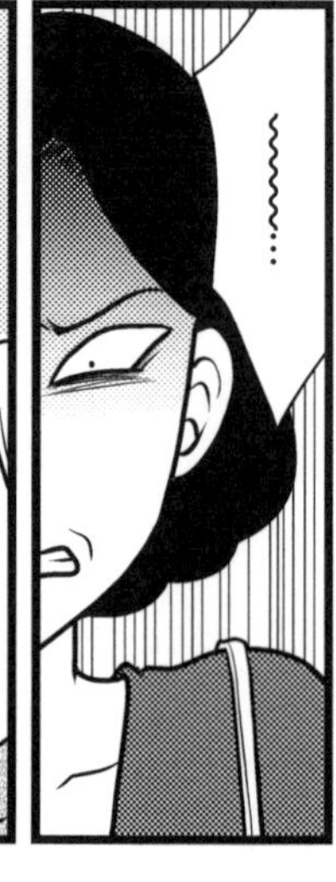
〰〰〰…

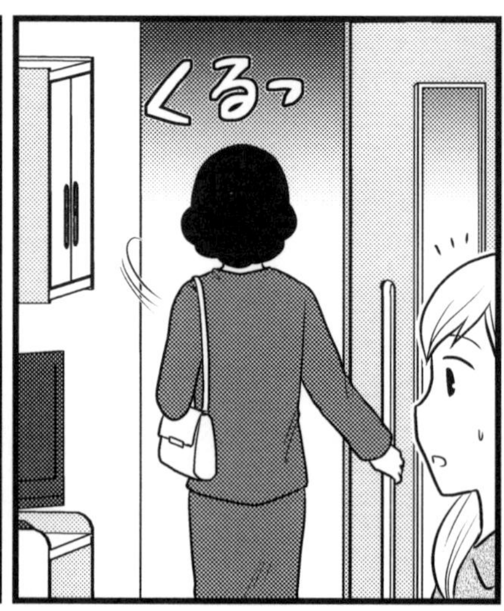
くるっ

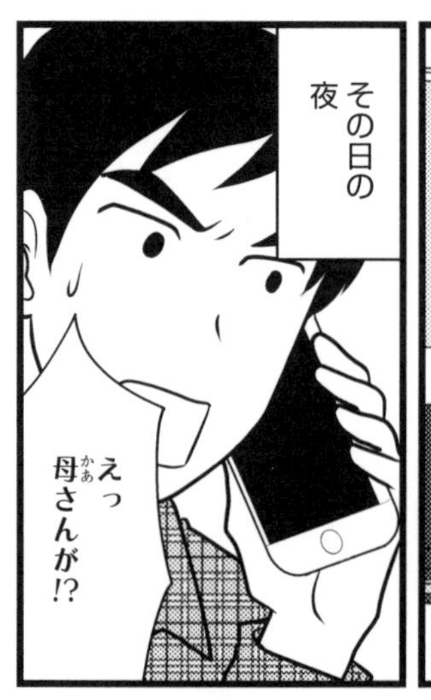
その日の
夜
えっ
母さんが!?

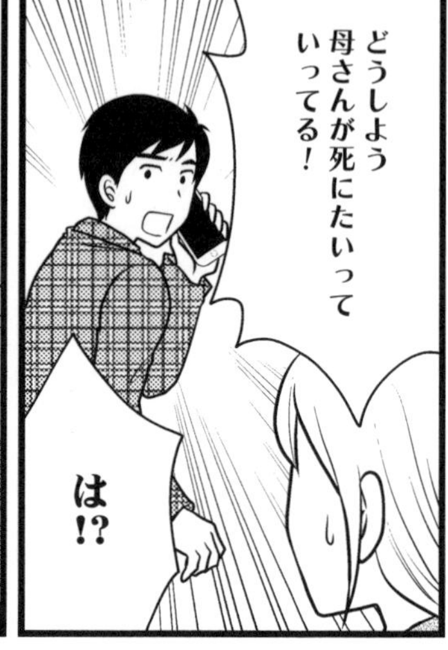
どうしよう
母さんが死にたいって
いってる!
は!?

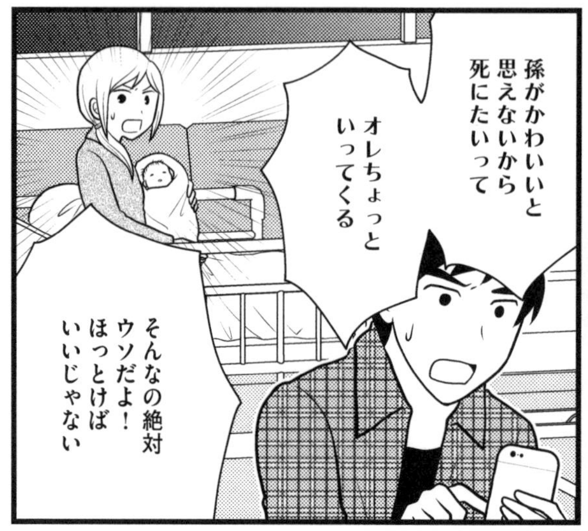
孫がかわいいと
思えないから
死にたいって
オレちょっと
いってくる
そんなの絶対
ウソだよ!
ほっとけば
いいじゃない

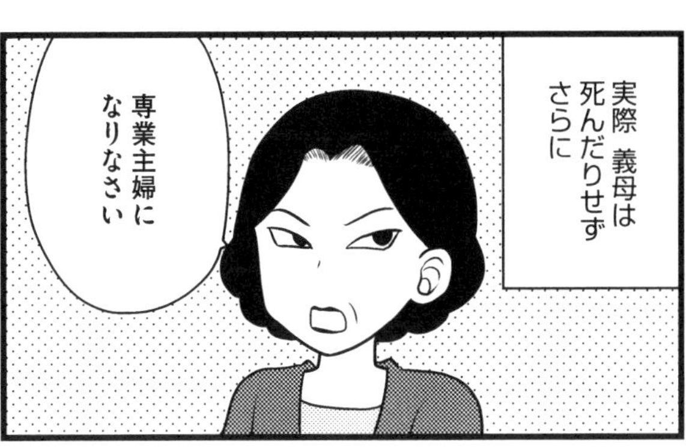
実際 義母は
死んだりせず
さらに
専業主婦に
なりなさい

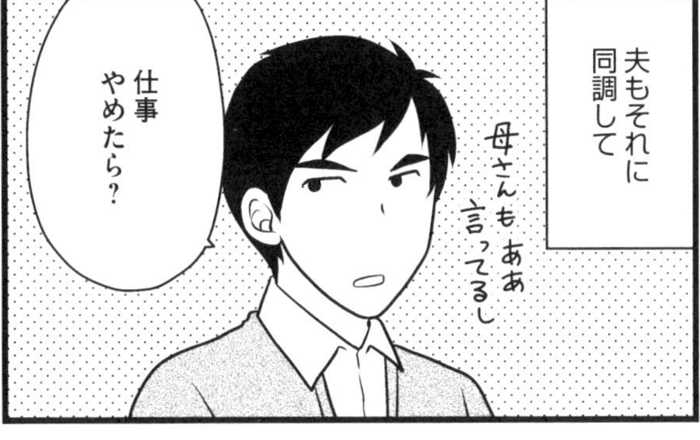
夫もそれに
同調して
母さんも ああ
言ってるし
仕事
やめたら？

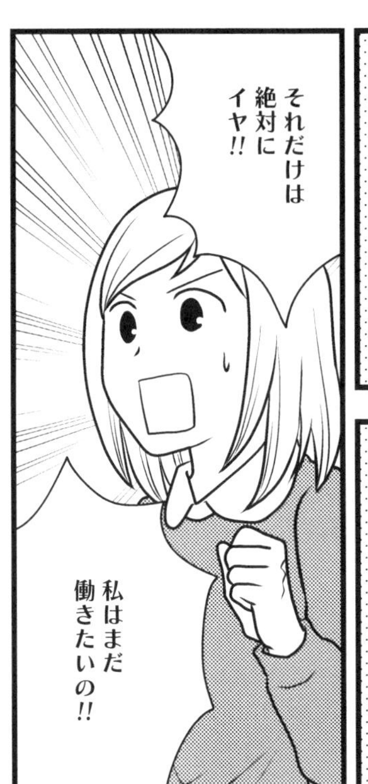
それだけは
絶対に
イヤ!!
私はまだ
働きたいの!!

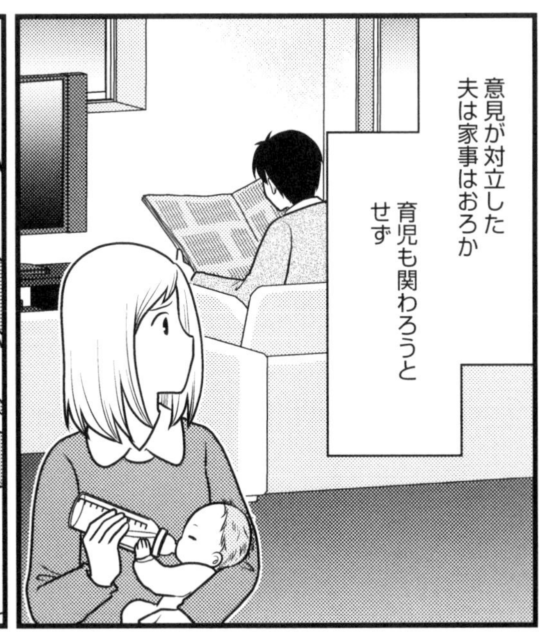
意見が対立した
夫は家事はおろか
育児も関わろうと
せず

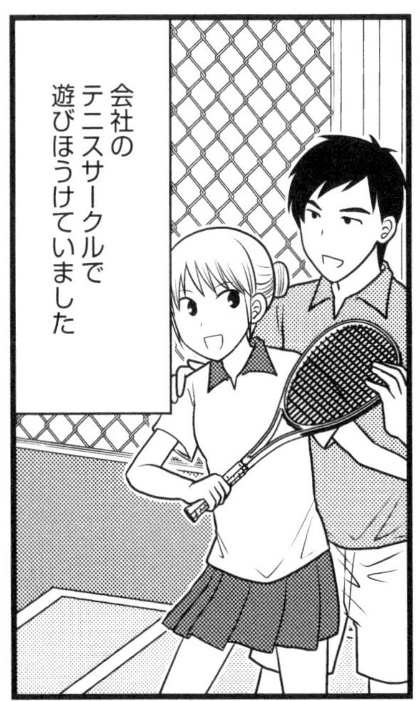
会社の
テニスサークルで
遊びほうけていました

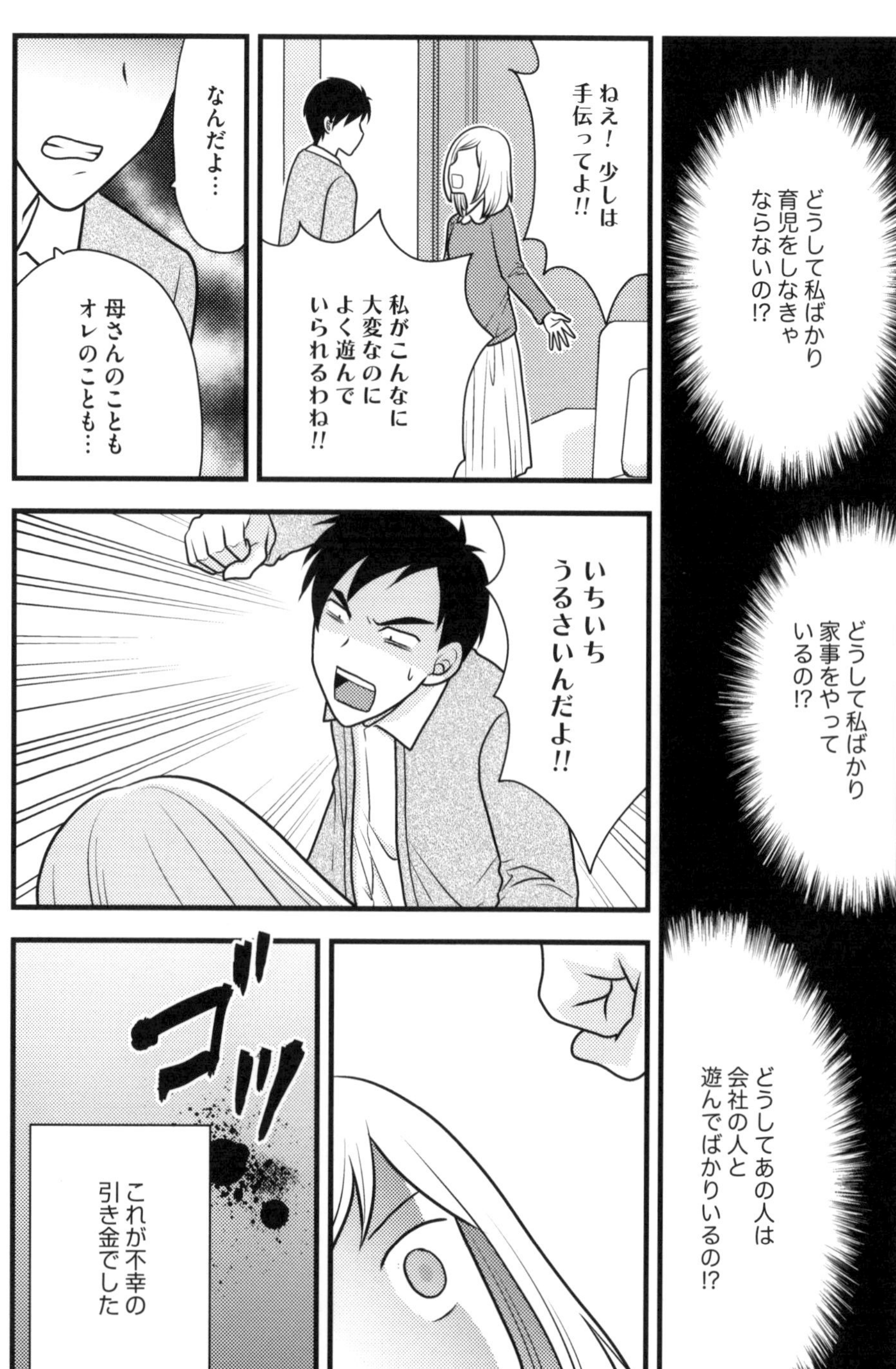
どうして私ばかり
育児をしなきゃ
ならないの!?
どうして私ばかり
家事をやって
いるの!?
どうしてあの人は
会社の人と
遊んでばかりいるの!?
ねえ！ 少しは
手伝ってよ!!
私がこんなに
大変なのに
よく遊んで
いられるわね!!
なんだよ…
母さんのことも
オレのことも…
いちいち
うるさいんだよ!!
ゴッ
これが不幸の
引き金でした

2・発作のはじまり

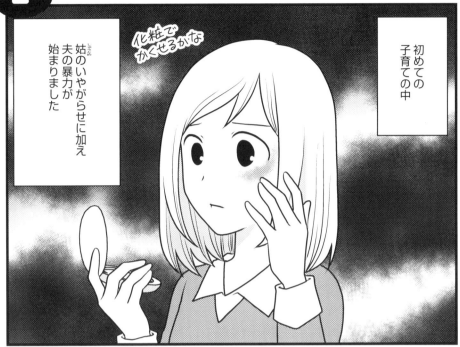

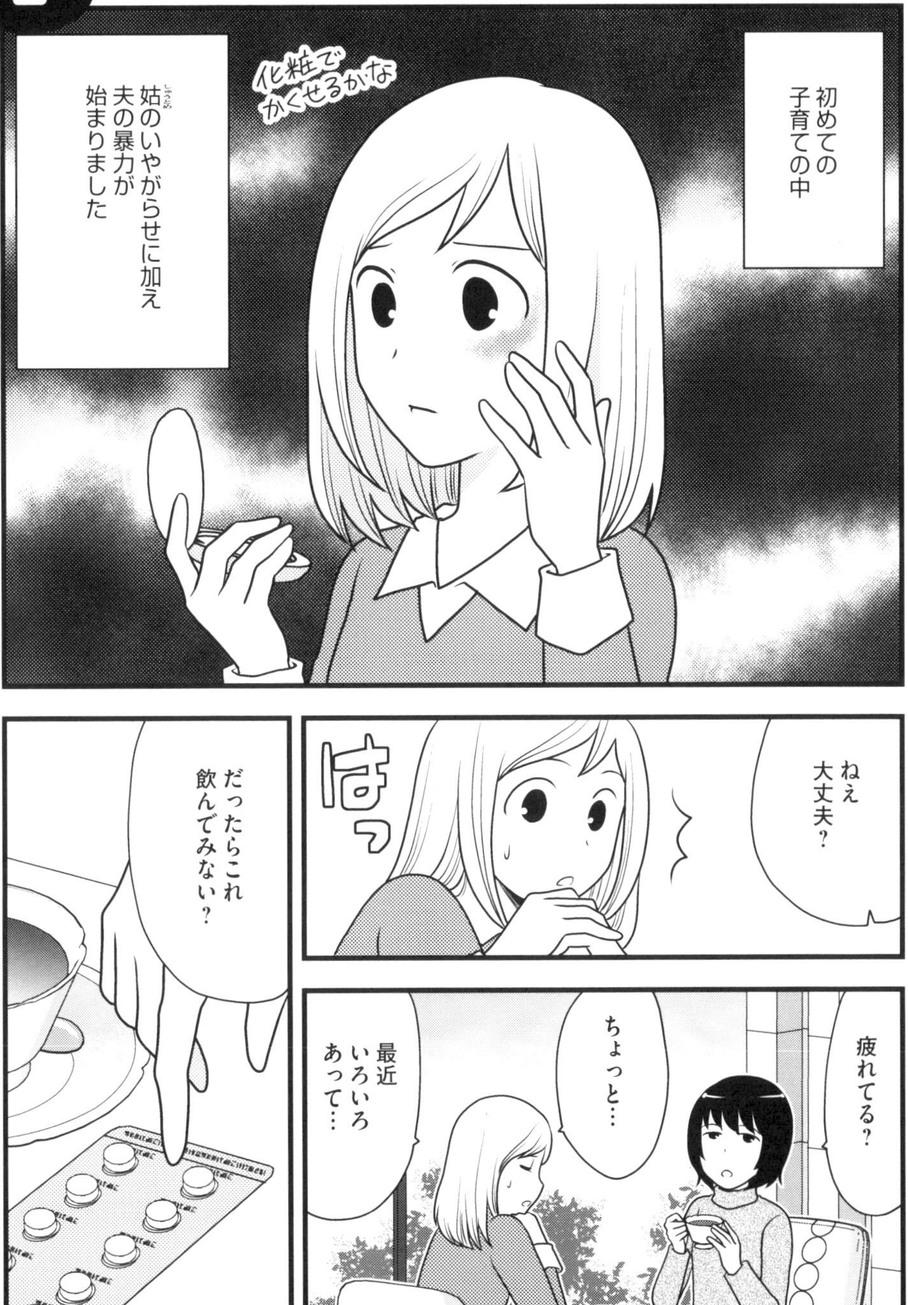

初めての
子育ての中

化粧で
かくせるかな

姑のいやがらせに加え
夫の暴力が
始まりました

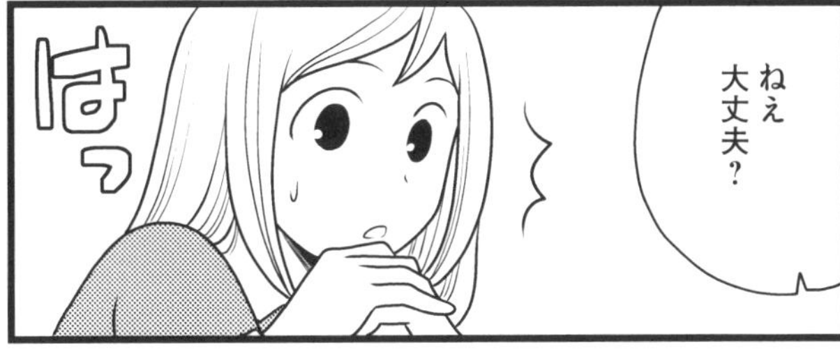
ねえ
大丈夫？
はっ

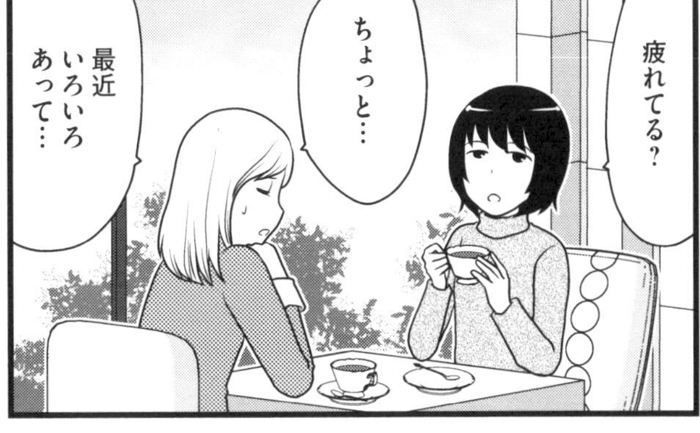
疲れてる？
ちょっと…
最近
いろいろ
あって…

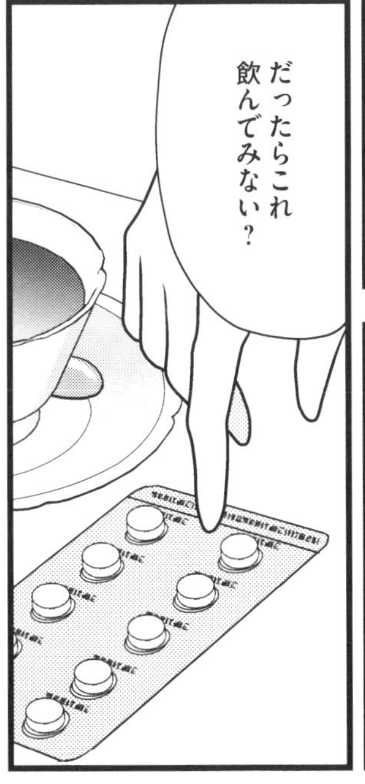
だったらこれ
飲んでみない？

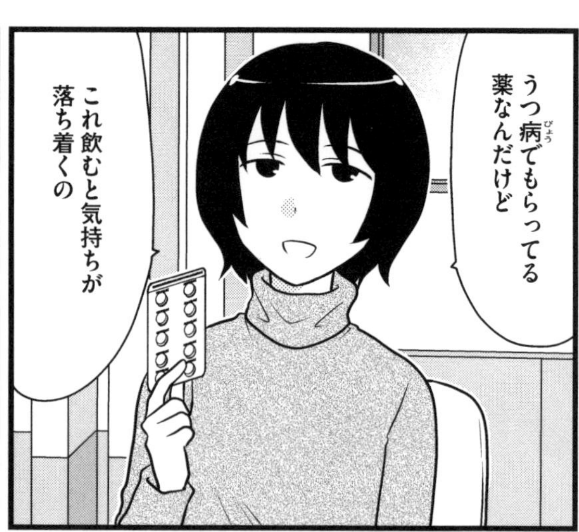
うつ病でもらってる薬なんだけど
これ飲むと気持ちが落ち着くの

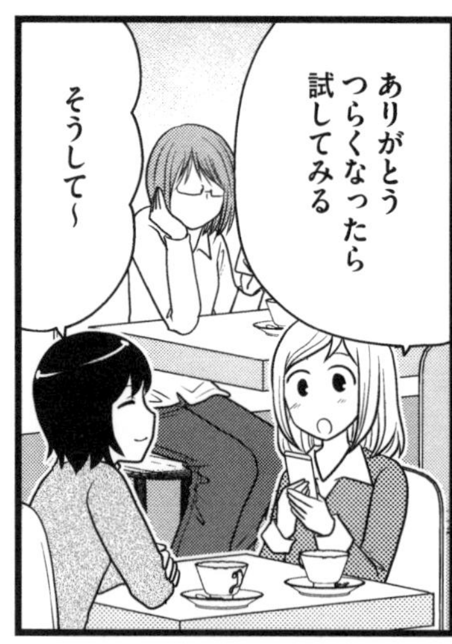
ありがとう
つらくなったら試してみる
そうして～

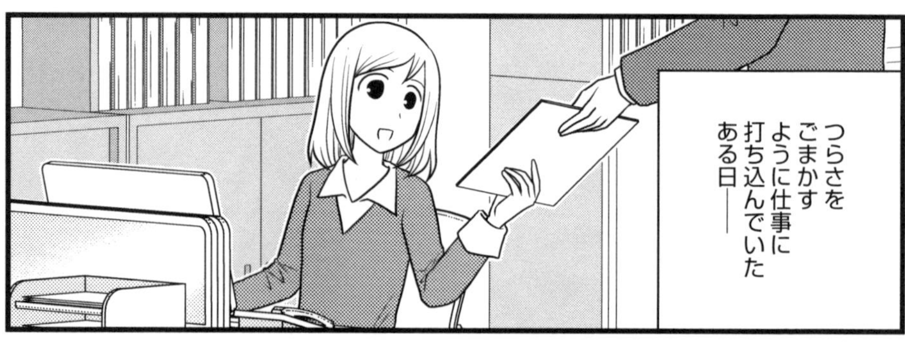
つらさをごまかすように仕事に打ち込んでいたある日——

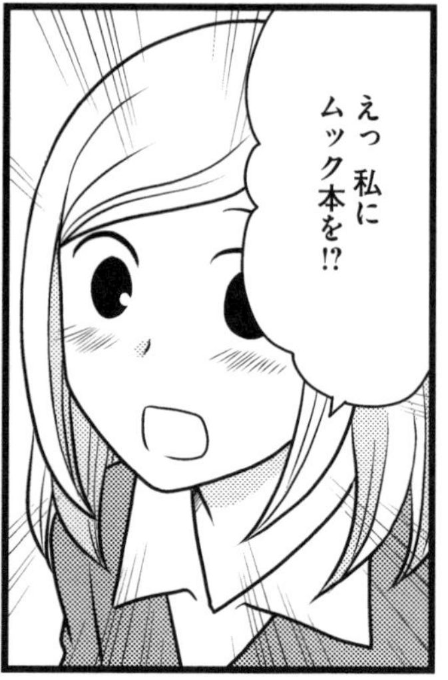
えっ 私にムック本を!?

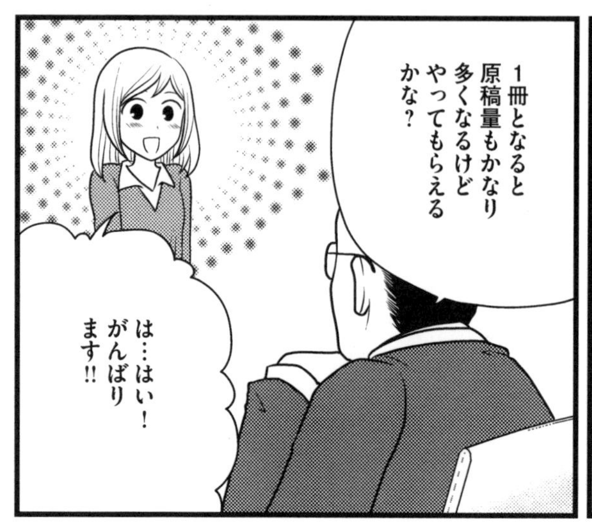
1冊となると原稿量もかなり多くなるけどやってもらえるかな？
は…はい！がんばります!!

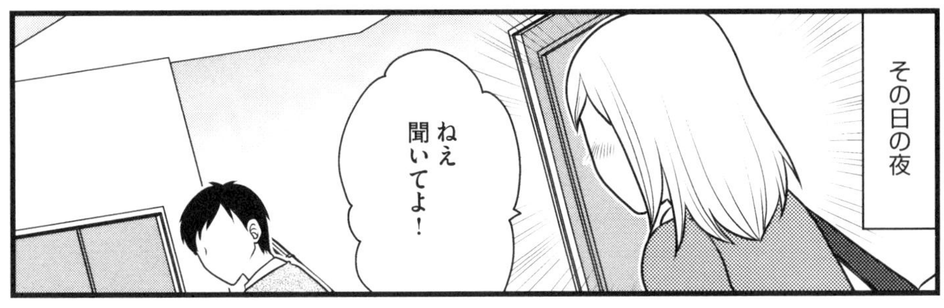
その日の夜
ねえ
聞いてよ！

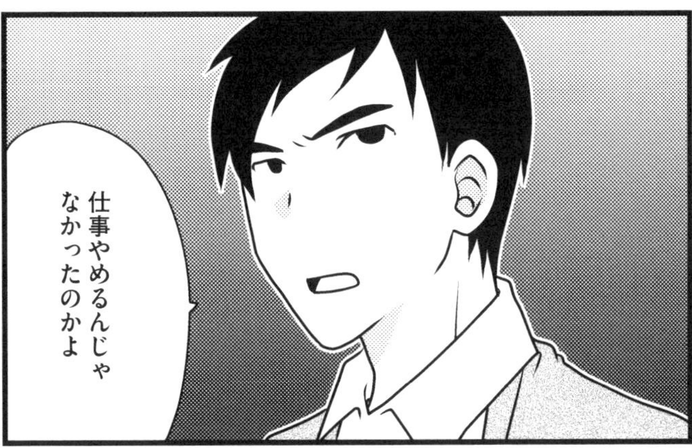
仕事やめるんじゃ
なかったのかよ

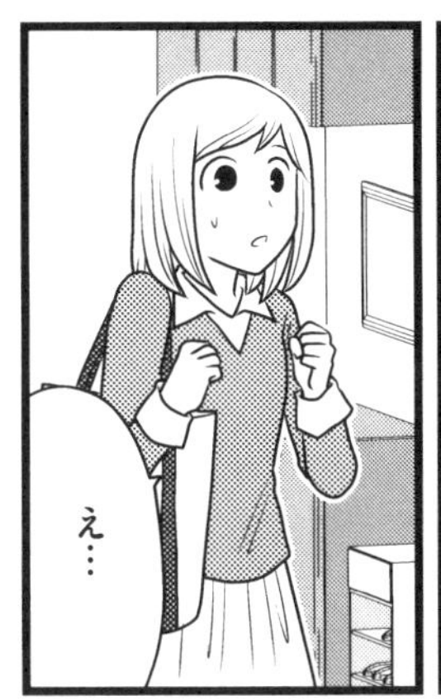
え…

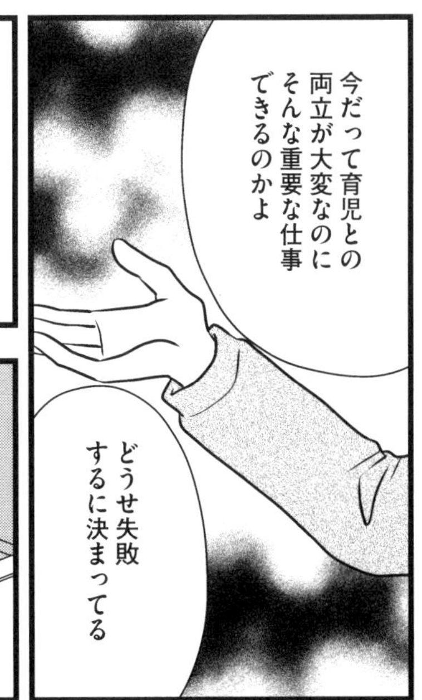
今だって育児との
両立が大変なのに
そんな重要な仕事
できるのかよ
どうせ失敗
するに決まってる

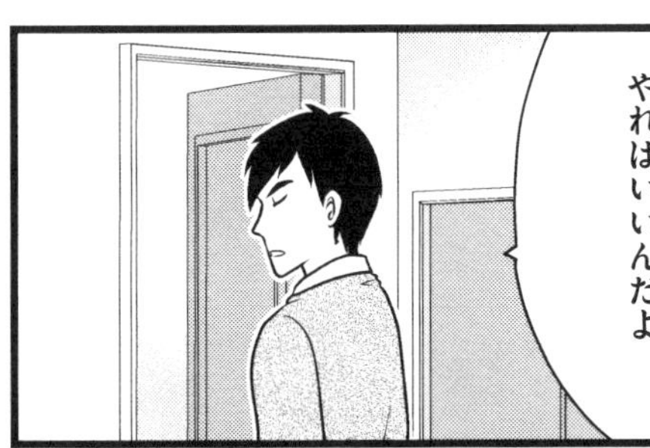
母さんのいうとおり
専業主婦
やればいいんだよ

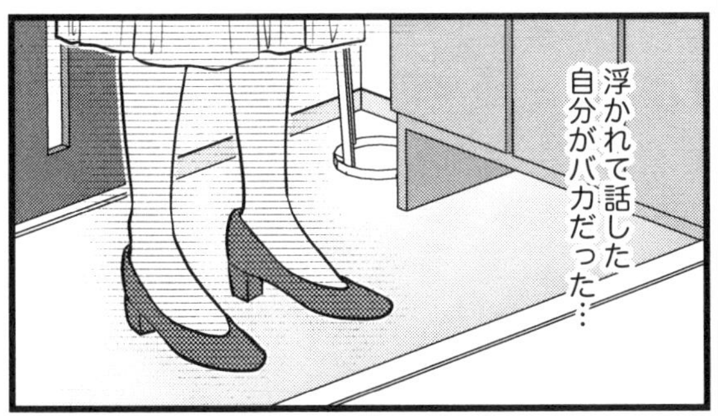
浮かれて話した
自分がバカだった…

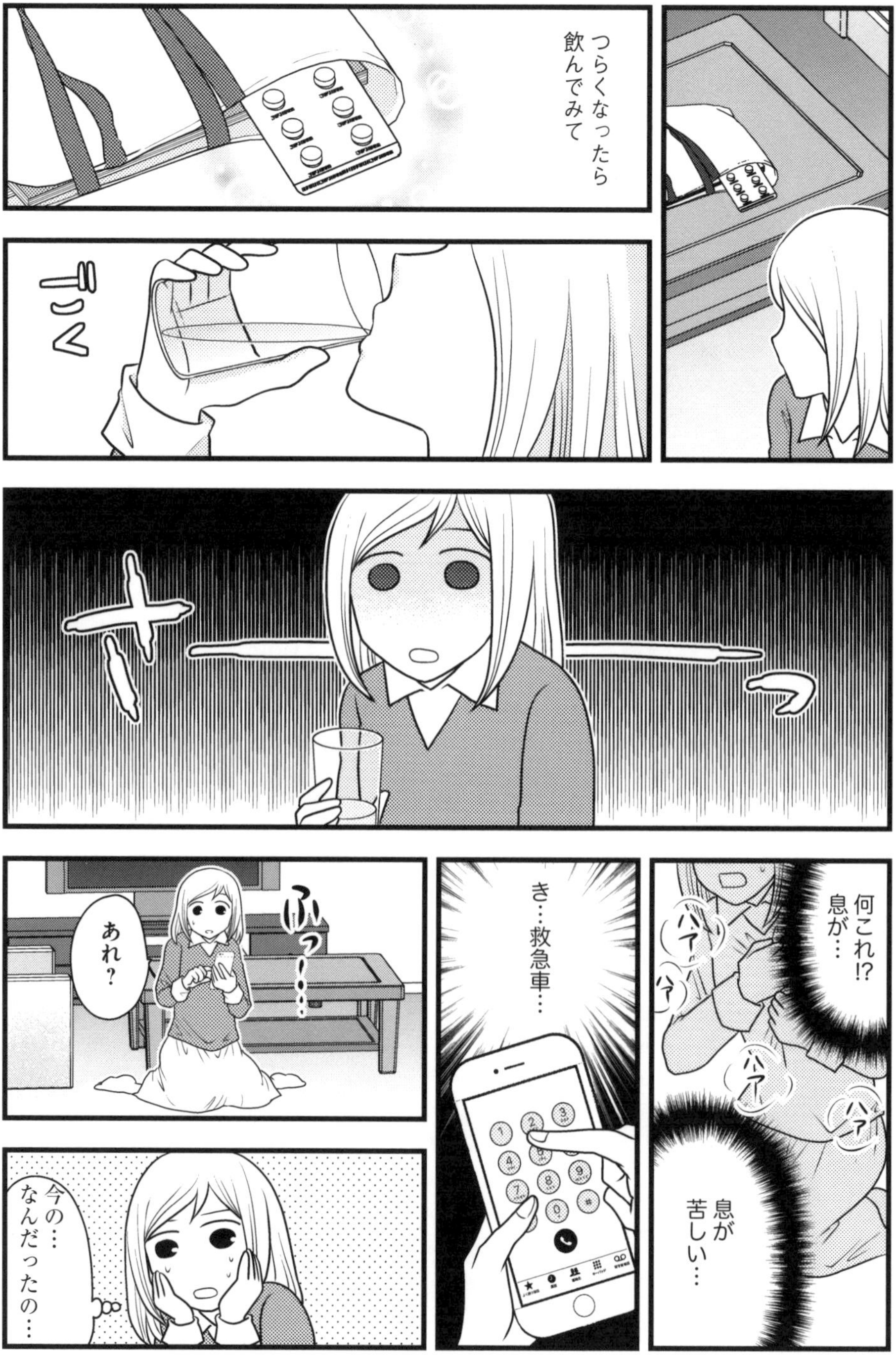

つらくなったら
飲んでみて

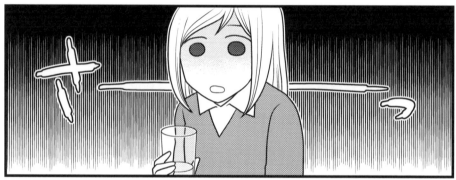

ごく

何これ!?
息が…
ハァ
ハァ
ハァ
ハァ
息が
苦しい…
き…救急車…
ふっ…
あれ?
今の…
なんだったの…

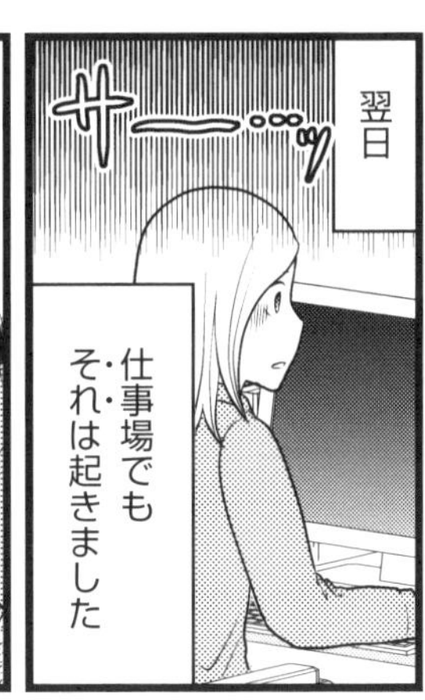
翌日
サーーッ
仕事場でも
それは起きました

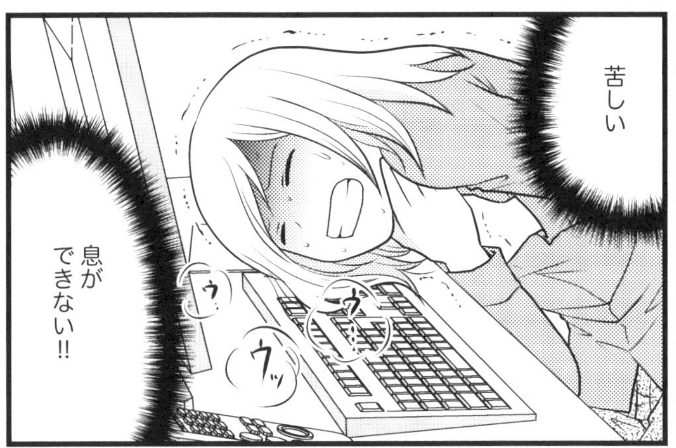
苦しい
息が
できない!!
ウ
ウ
ウッ

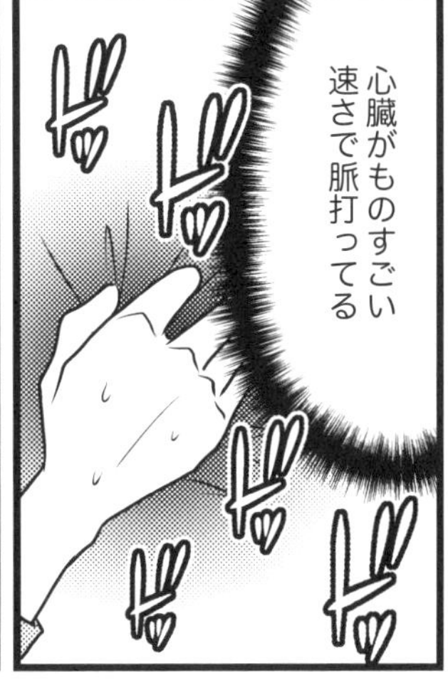
心臓がものすごい
速さで脈打ってる
ドッ
ドッ
ドッ
ドッ
ドッ
ドッ

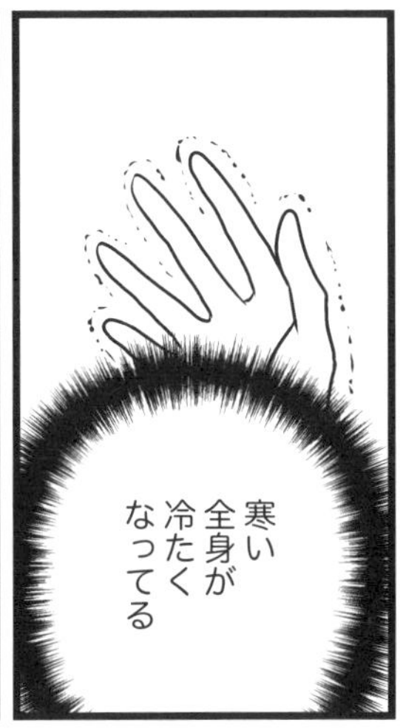
寒い
全身が
冷たく
なってる

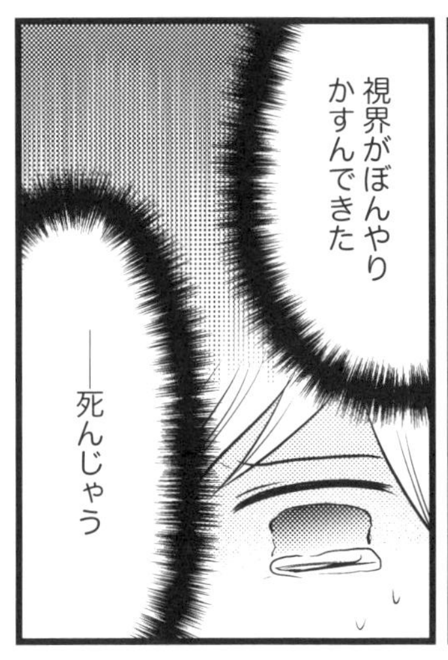
視界がぼんやり
かすんできた
——死んじゃう

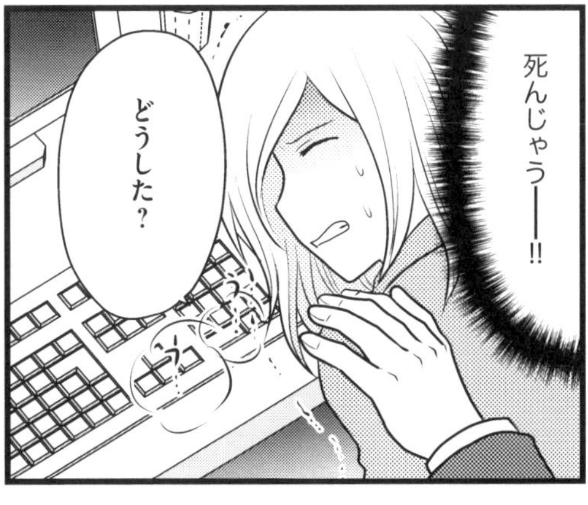
死んじゃう——!!
どうした?

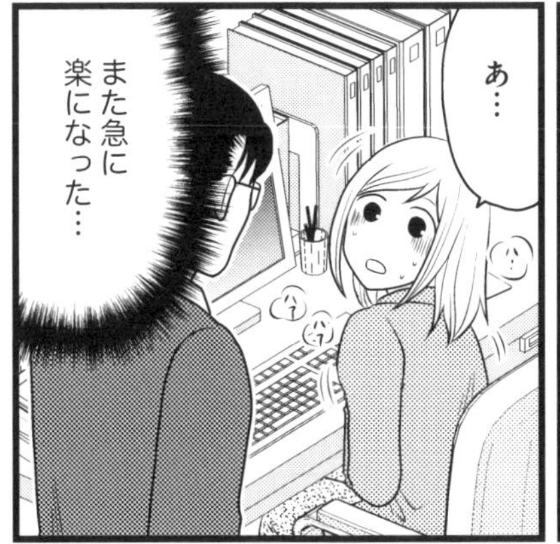
あ…
また急に
楽になった…

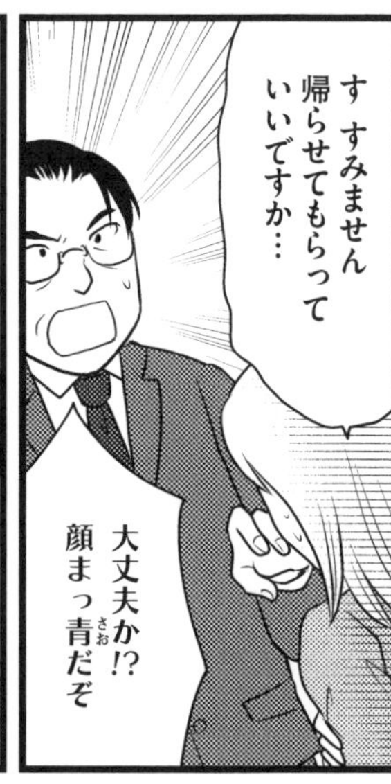
すすみません
帰らせてもらって
いいですか…
大丈夫か!?
顔まっ青だぞ

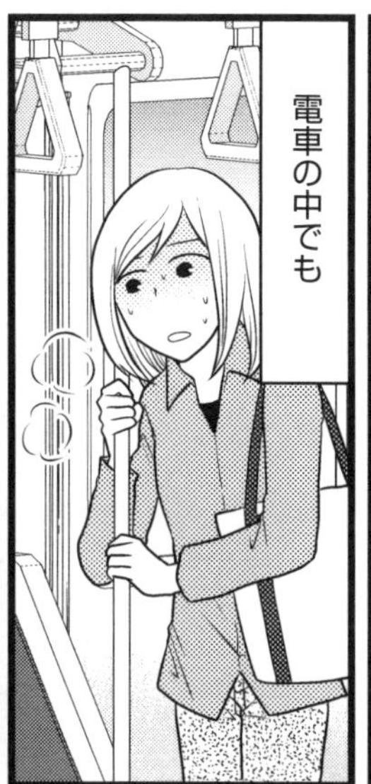
電車の中でも

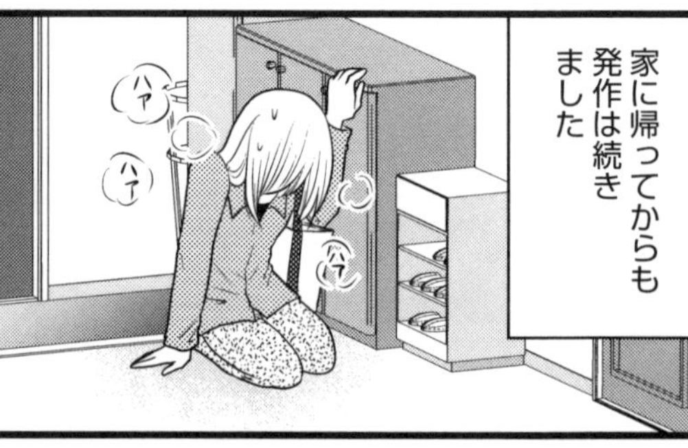
家に帰ってからも
発作は続き
ました
ハァ
ハァ
ハァ

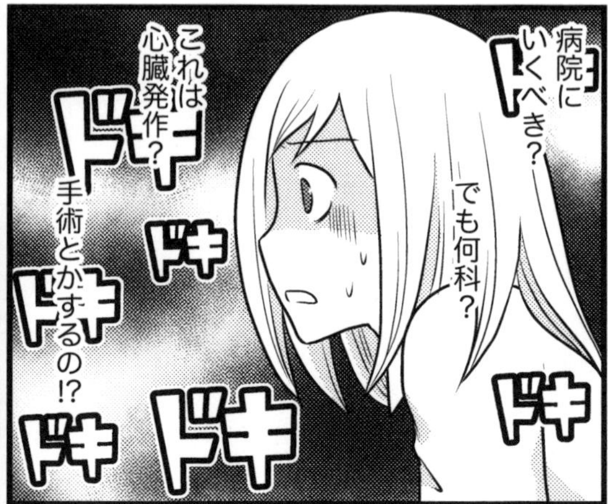
病院に
いくべき?
でも何科?
これは
心臓発作?
手術とかするの!?
ドキ
ドキ
ドキ
ドキ
ドキ
ドキ

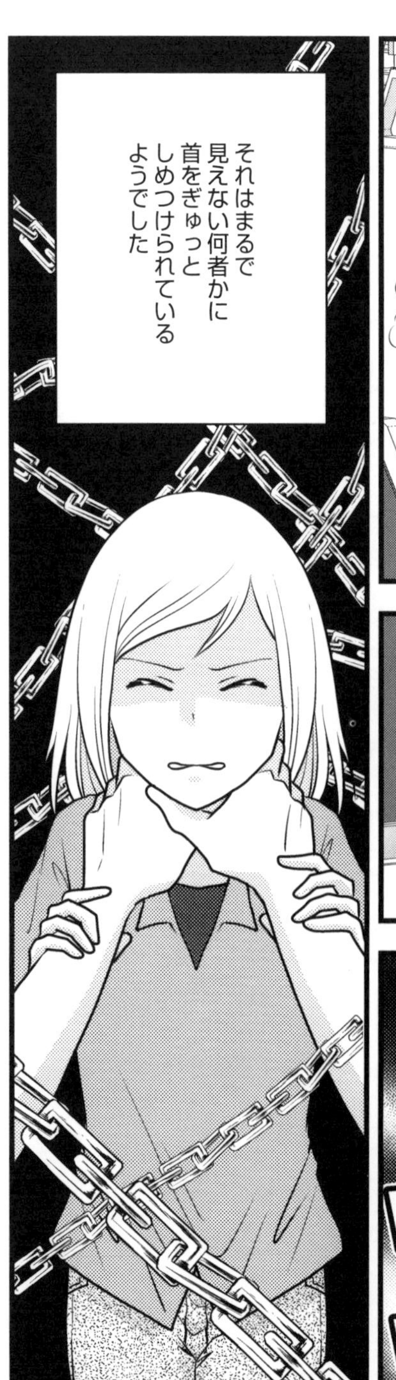
それはまるで
見えない何者かに
首をぎゅっと
しめつけられている
ようでした

3 これは、心臓病!?

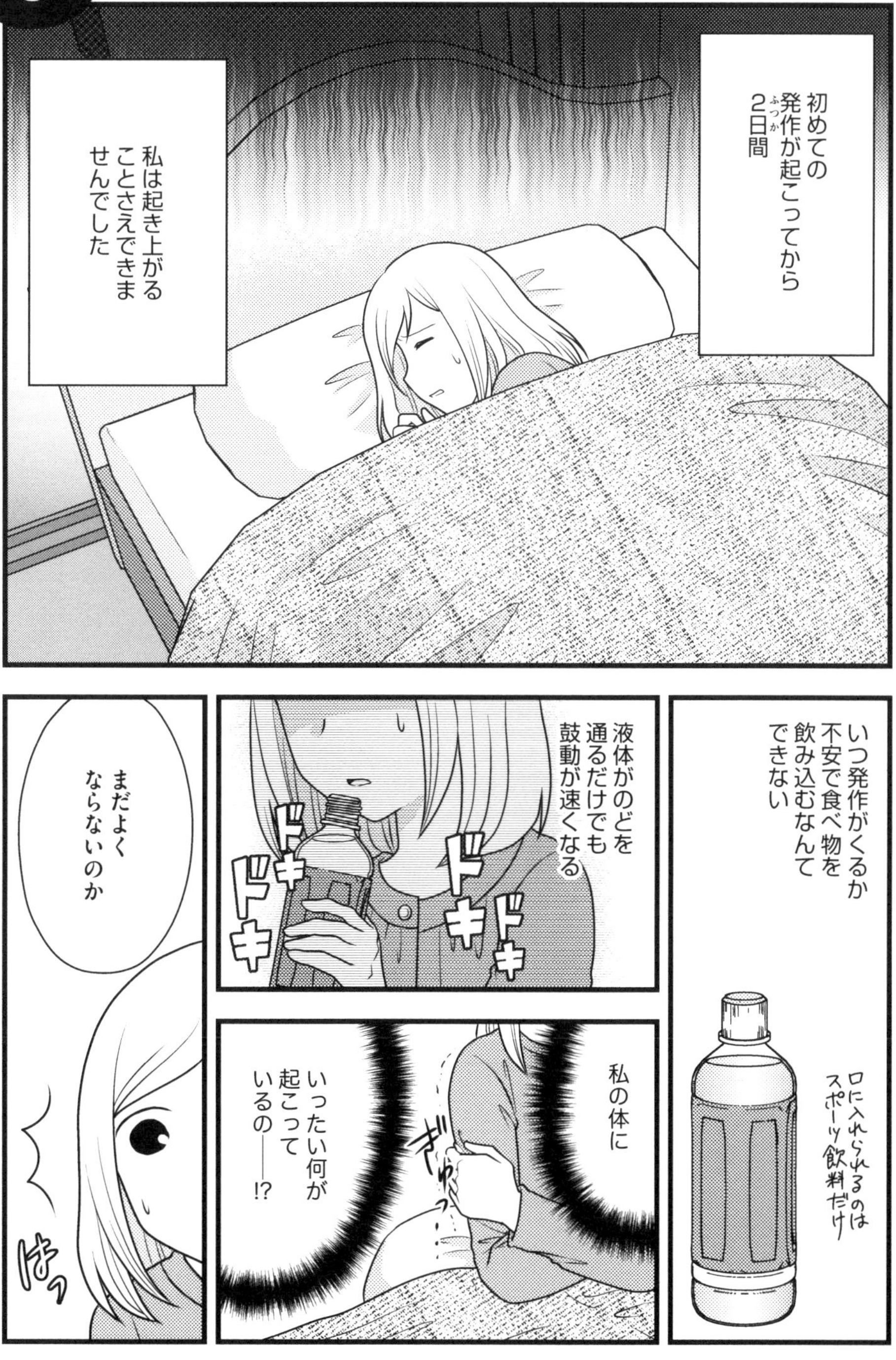

初めての発作(ほっさ)が起こってから2日間

私は起き上がることさえできませんでした

いつ発作がくるか不安で食べ物を飲み込むなんてできない

口に入れられるのはスポーツ飲料だけ

液体がのどを通るだけでも鼓動が速くなる

ドキ ドキ ドキ ドキ

私の体に

ぎゅっ

いったい何が起こっているの——!?

まだよくならないのか

はっ

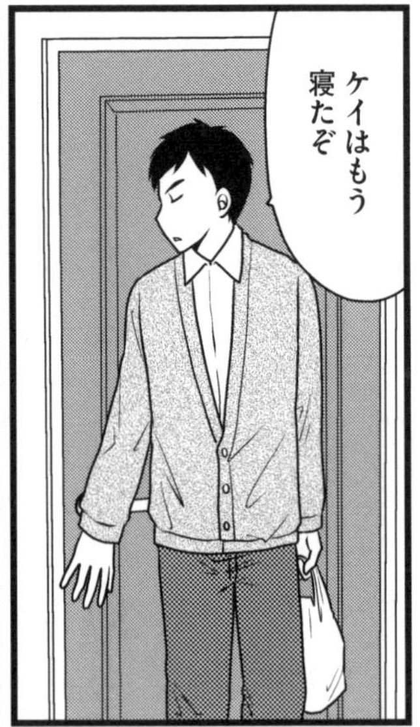
ケイはもう
寝たぞ

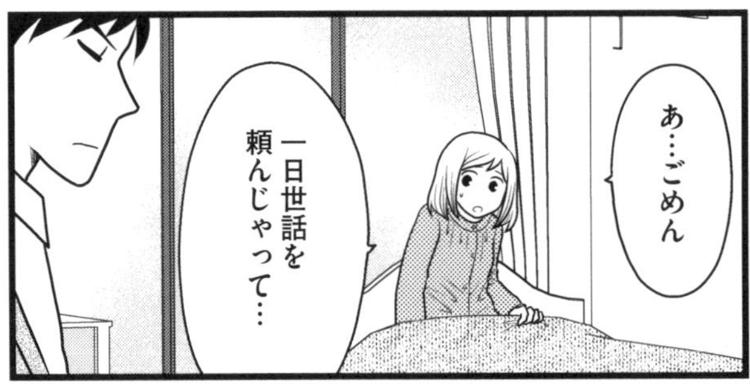
あ…ごめん
一日世話を
頼んじゃって…

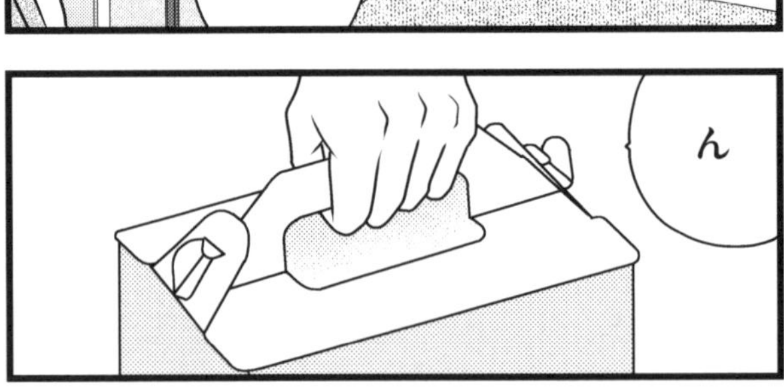
ん

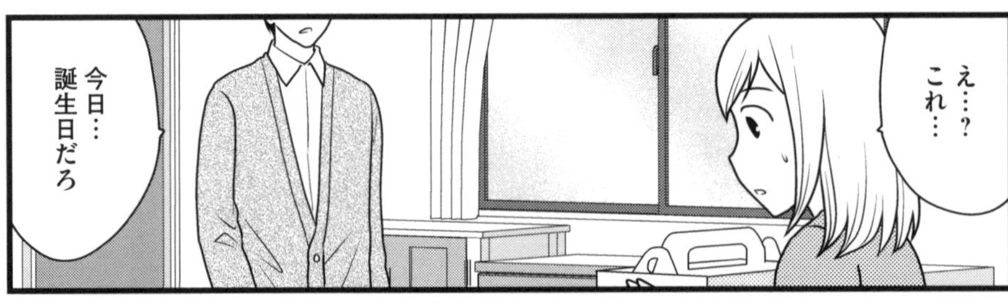
え…?
これ…
今日…
誕生日だろ

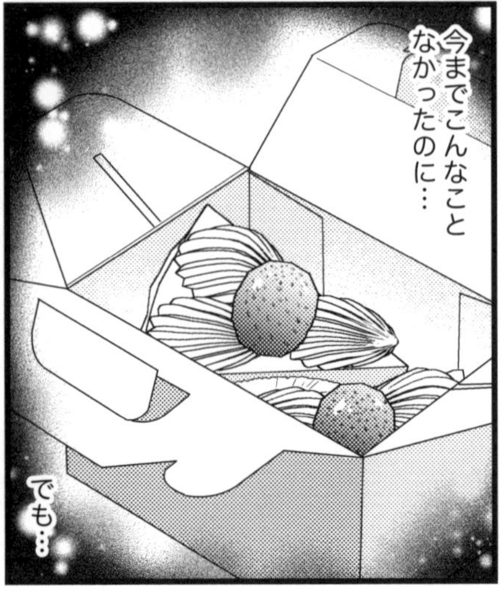
今までこんなこと
なかったのに…
でも…

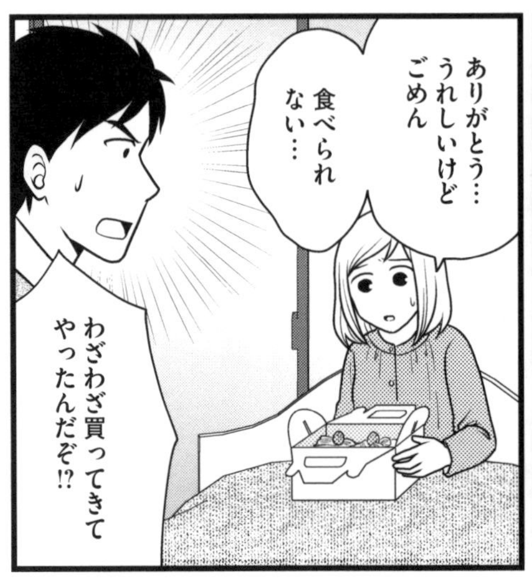
ありがとう…
うれしいけど
ごめん
食べられ
ない…
わざわざ買ってきて
やったんだぞ!?

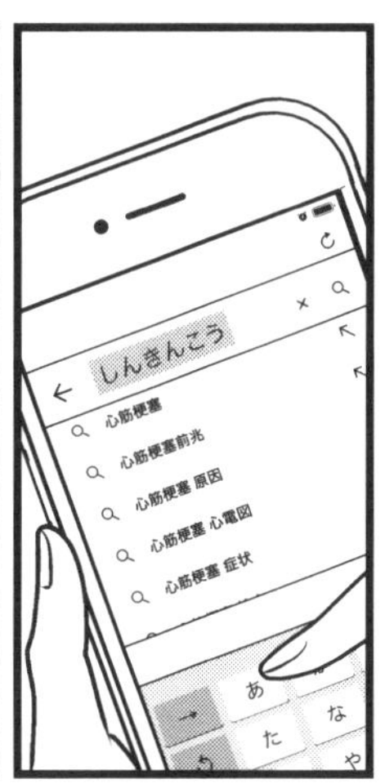

しんきんこう
心筋梗塞
心筋梗塞前兆
心筋梗塞 原因
心筋梗塞 心電図
心筋梗塞 症状

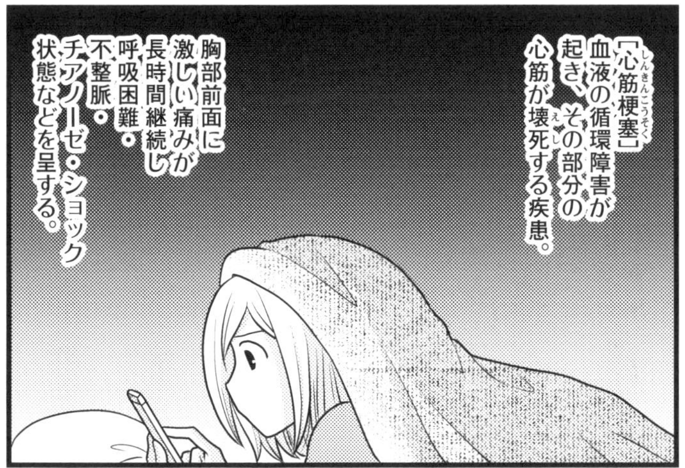

[心筋梗塞]
血液の循環障害が起き、その部分の心筋が壊死する疾患。
胸部前面に激しい痛みが長時間継続し呼吸困難・不整脈・チアノーゼ・ショック状態などを呈する。

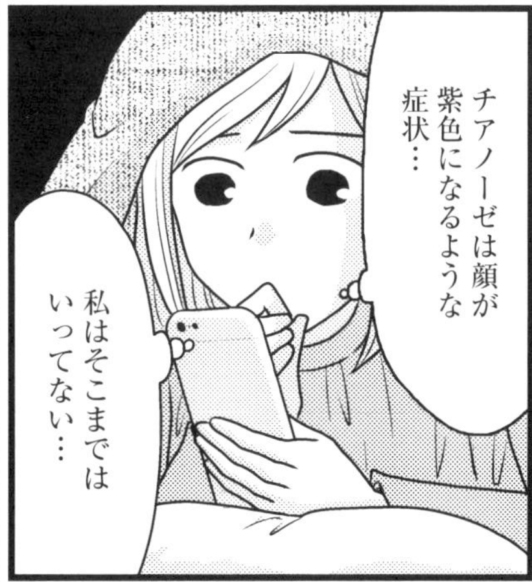

チアノーゼは顔が紫色になるような症状…
私はそこまではいってない…

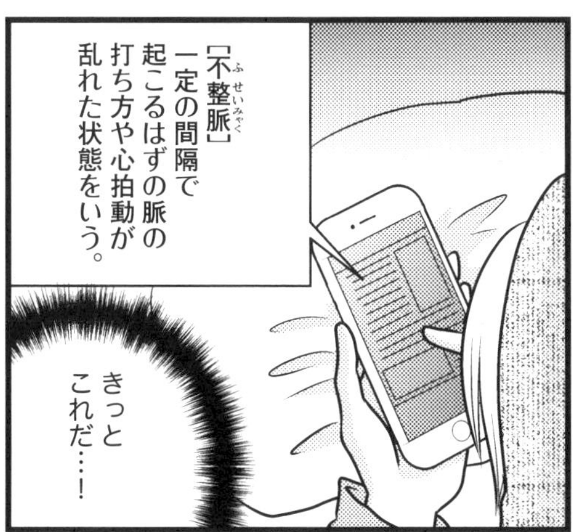

[不整脈]
一定の間隔で起こるはずの脈の打ち方や心拍動が乱れた状態をいう。
きっとこれだ…！

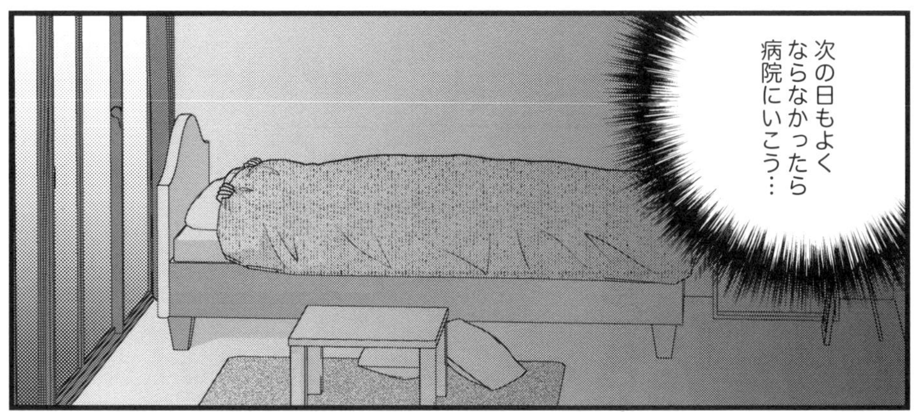

次の日もよくならなかったら病院にいこう…

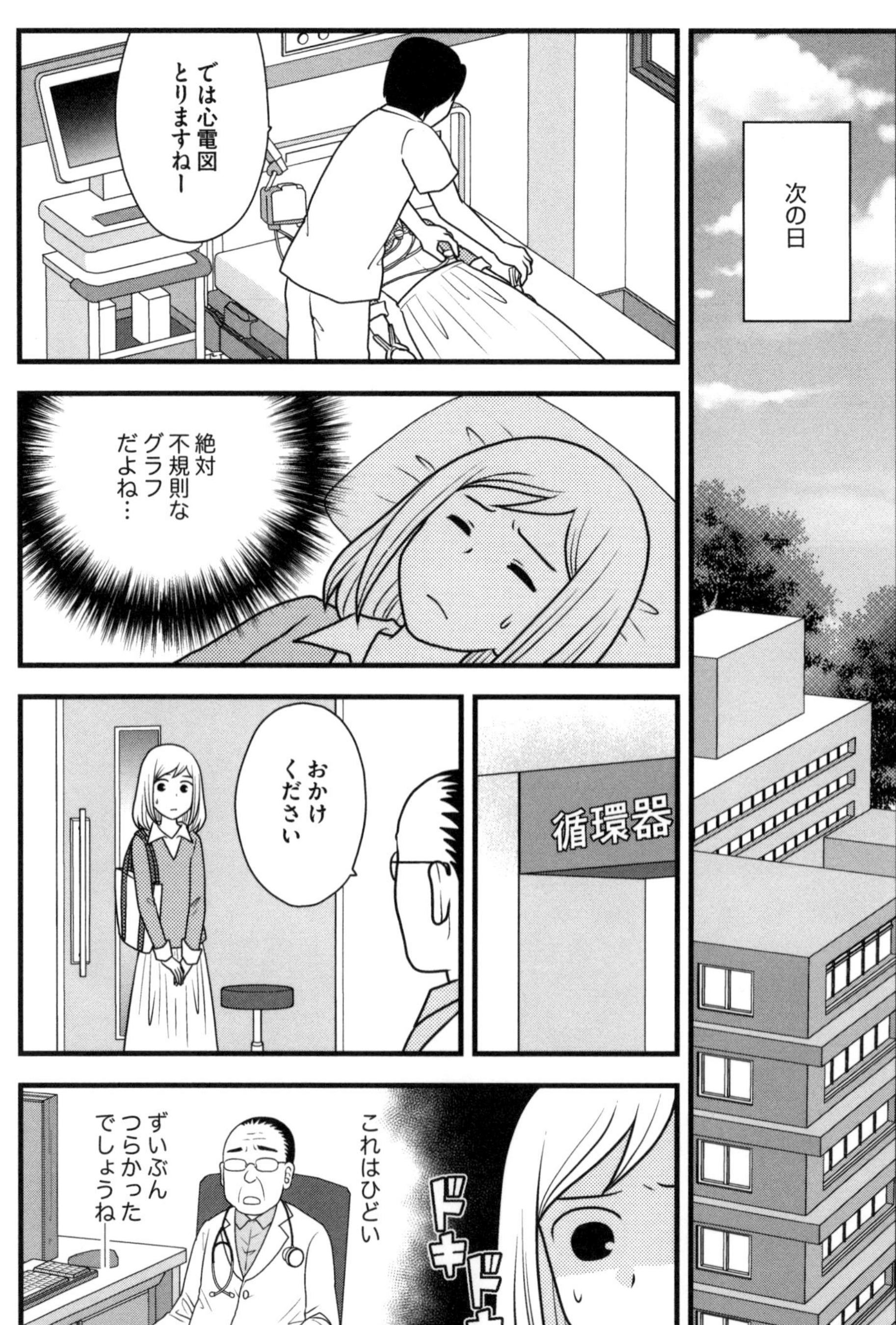
次の日
では心電図とりますねー
絶対不規則なグラフだよね…
循環器
おかけください
ドキ
ドキ
これはひどい
ずいぶんつらかったでしょうね―

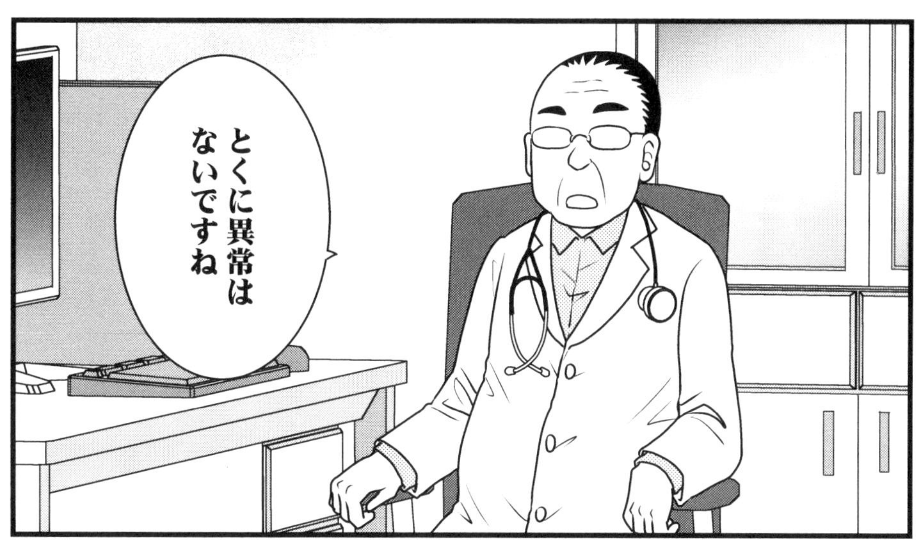
とくに異常は
ないですね

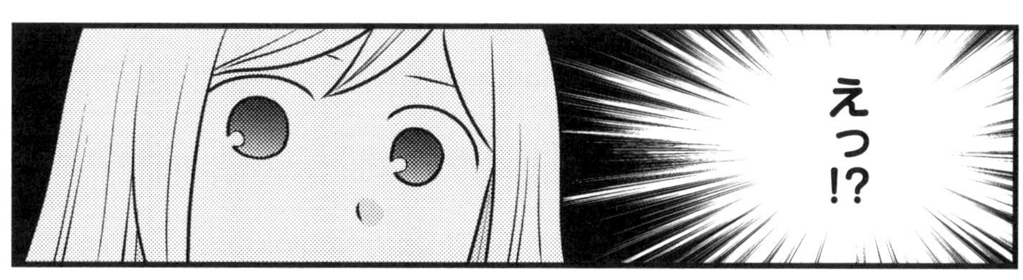
えっ!?

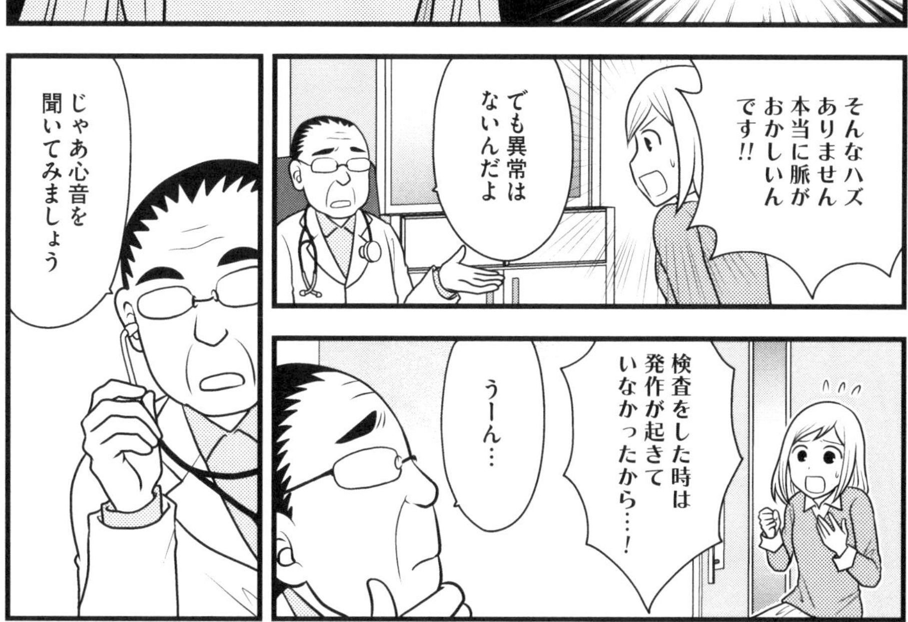
そんなハズ
ありません
本当に脈が
おかしいん
です!!
でも異常は
ないんだよ
じゃあ心音を
聞いてみましょう
検査をした時は
発作が起きて
いなかったから…!
うーん…

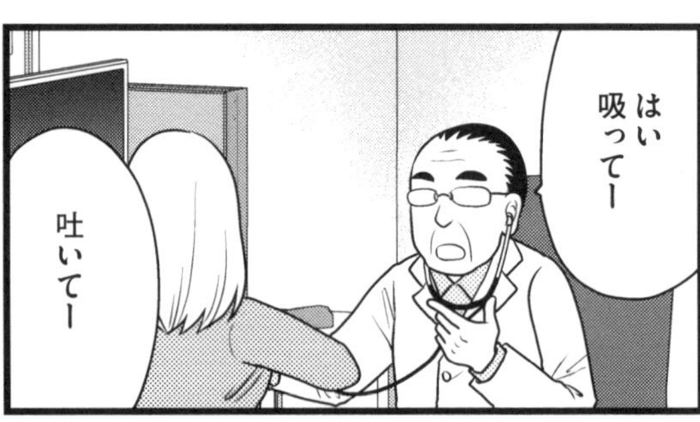
はい
吸ってー
吐いてー
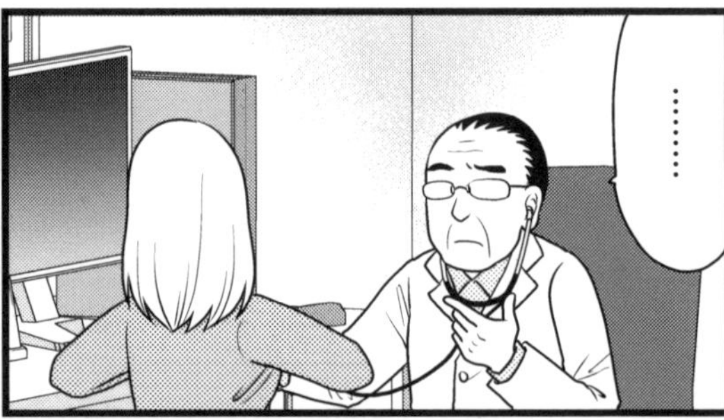
………
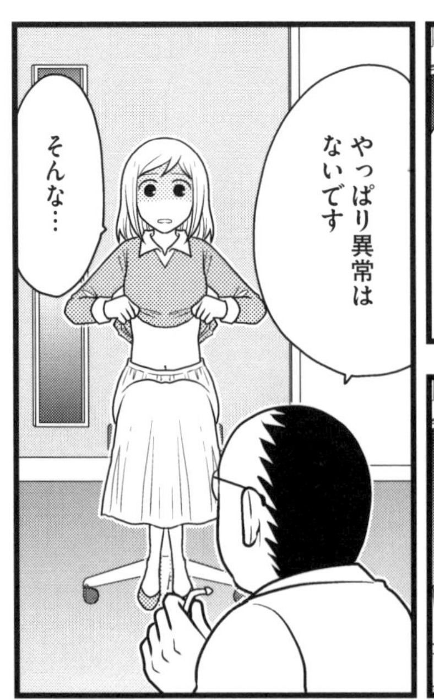
やっぱり異常は
ないです
そんな…
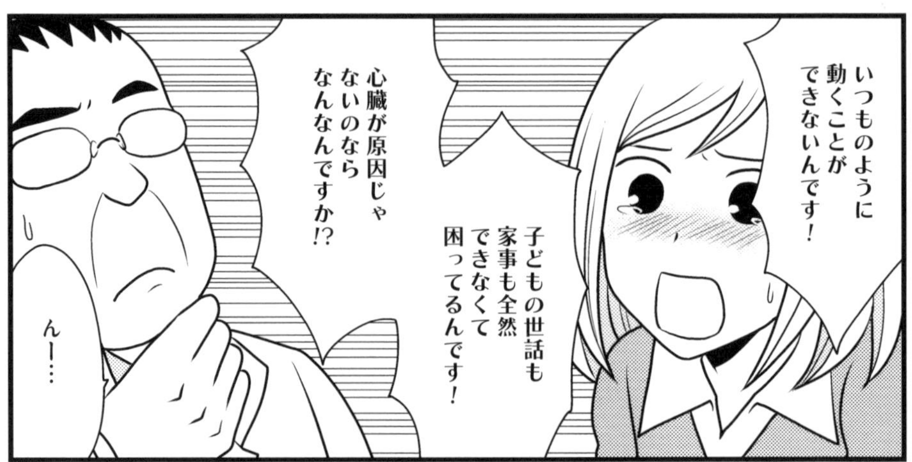
いつものように
動くことが
できないんです！
子どもの世話も
家事も全然
できなくて
困ってるんです！
心臓が原因じゃ
ないのなら
なんなんですか!?
んー…
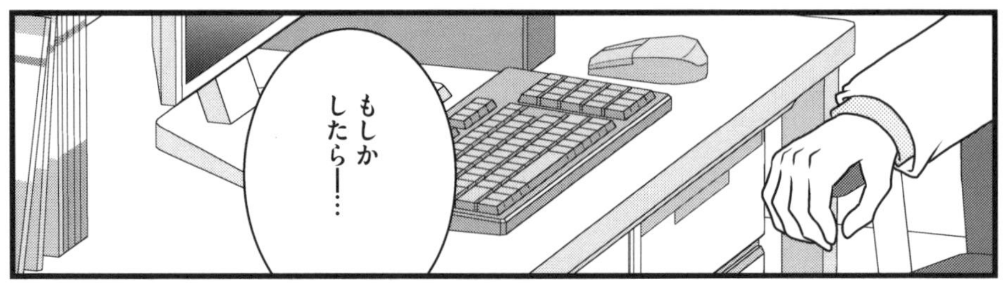
もしか
したらー…

4 ・薬が怖い!

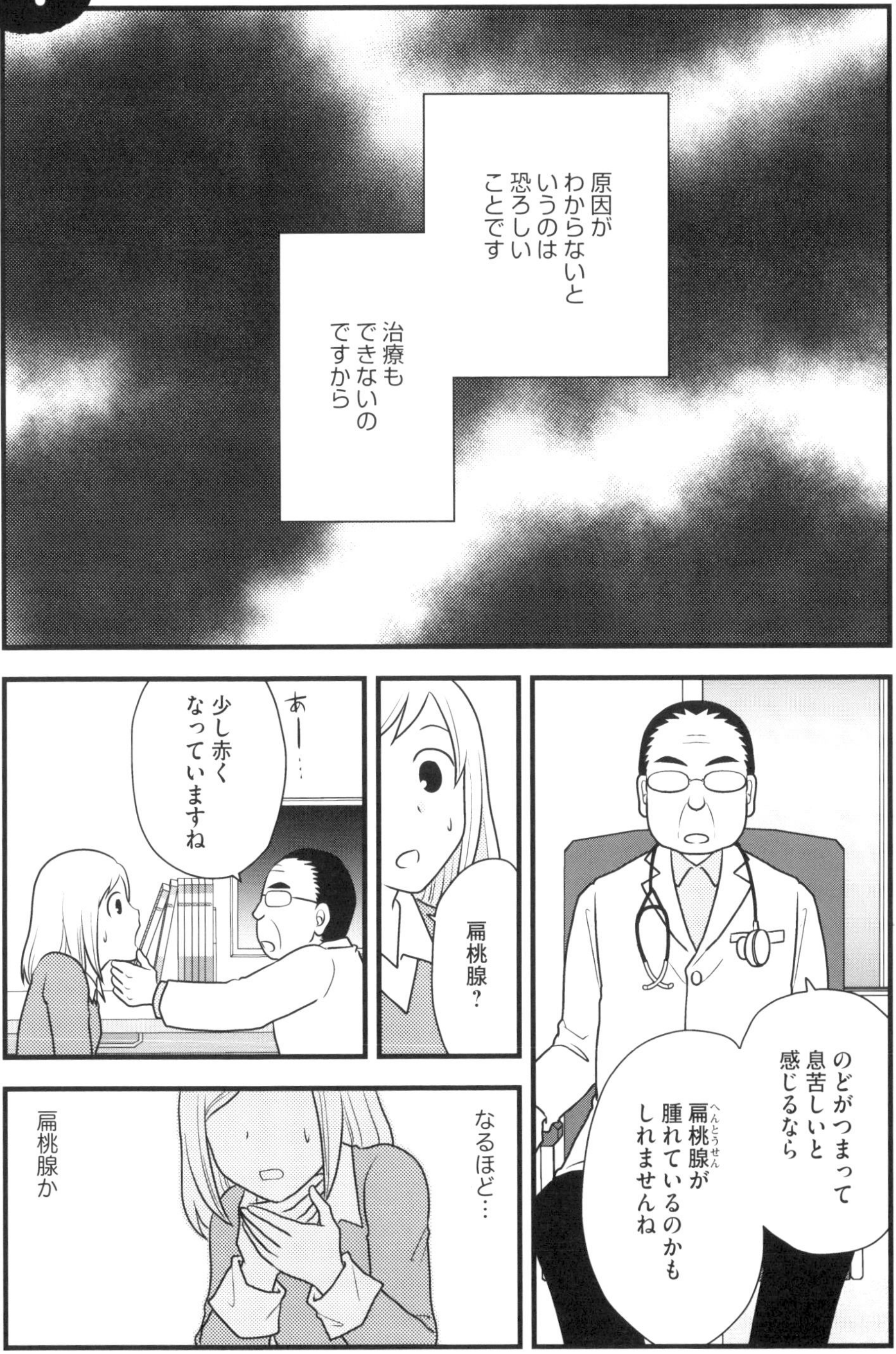

原因がわからないというのは恐ろしいことです

治療もできないのですから

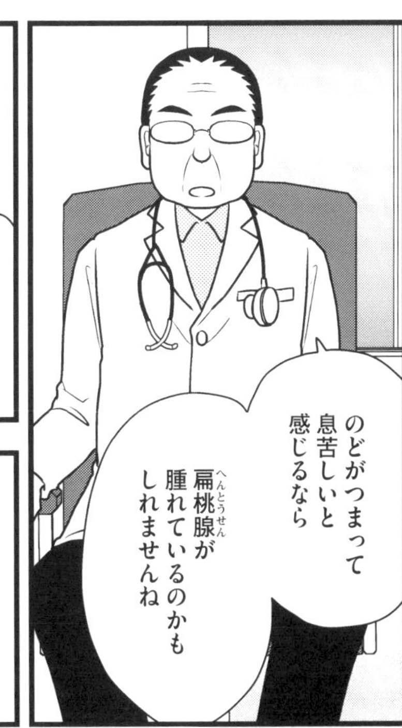
のどがつまって
息苦しいと
感じるなら
扁桃腺が
腫れているのかも
しれませんね

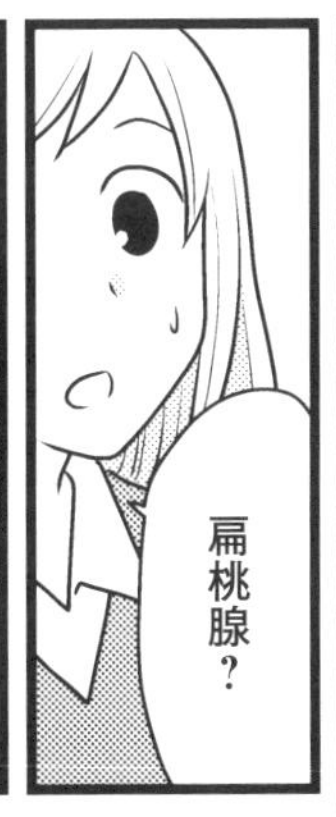
扁桃腺?

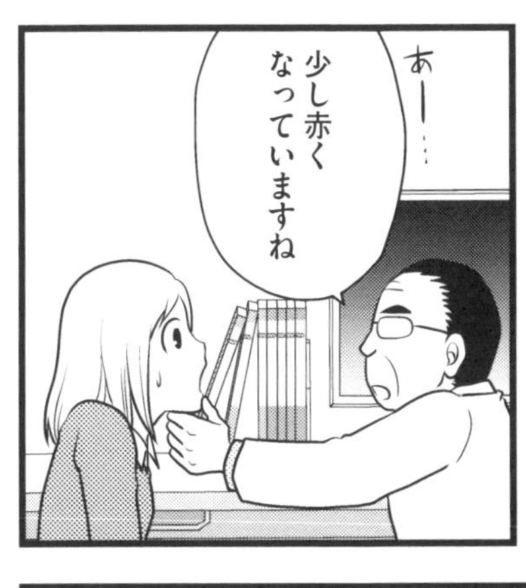
あー…
少し赤く
なっていますね

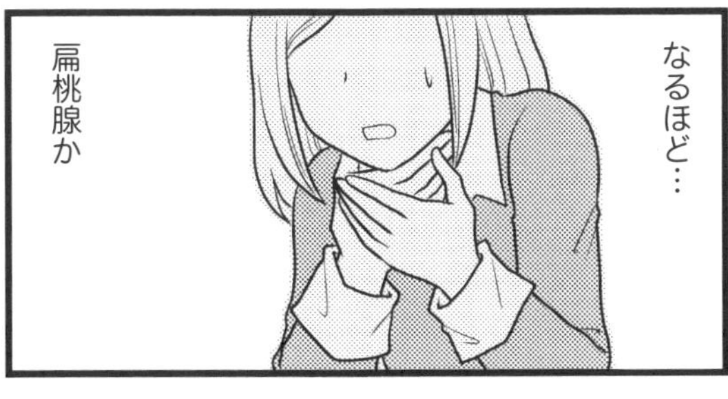
なるほど…
扁桃腺か

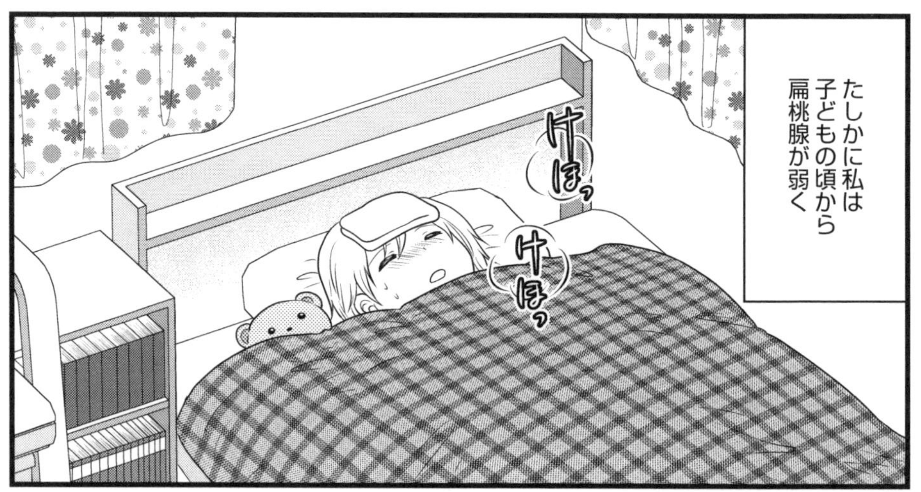
たしかに私は
子どもの頃から
扁桃腺が弱く
けほっ
けほっ

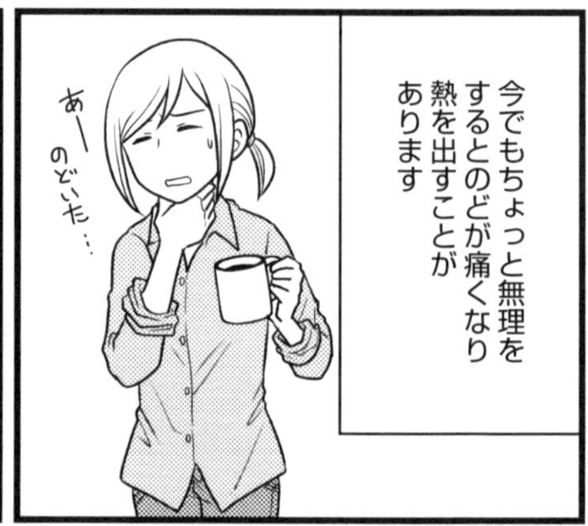
今でもちょっと無理を
するとのどが痛くなり
熱を出すことが
あります
あー
のどいた…

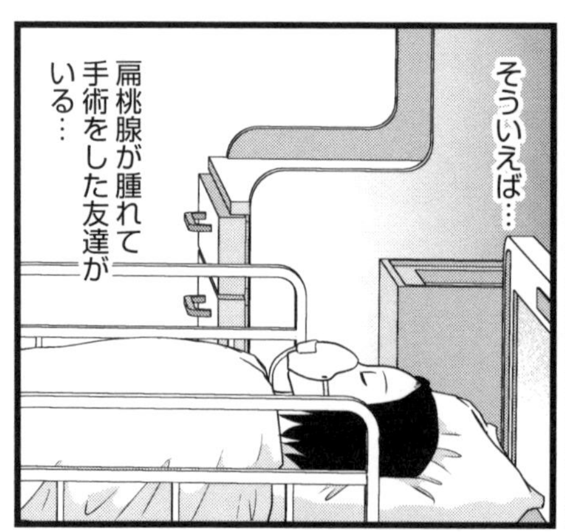
そういえば…
扁桃腺が腫れて
手術をした友達が
いる…

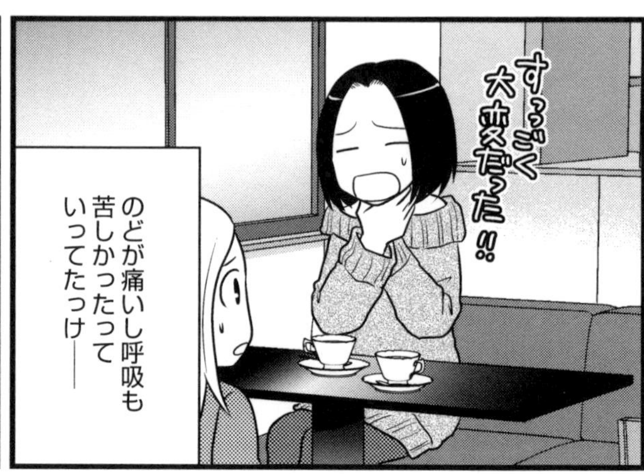
すっごく
大変だった!!
のどが痛いし呼吸も
苦しかったって
いってたっけ――

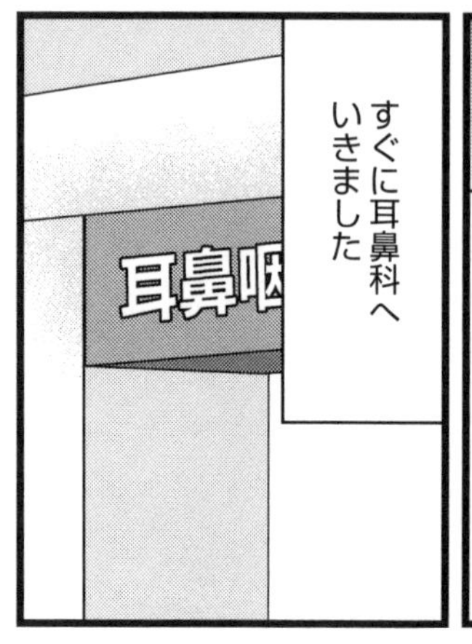
すぐに耳鼻科へ
いきました
耳鼻咽

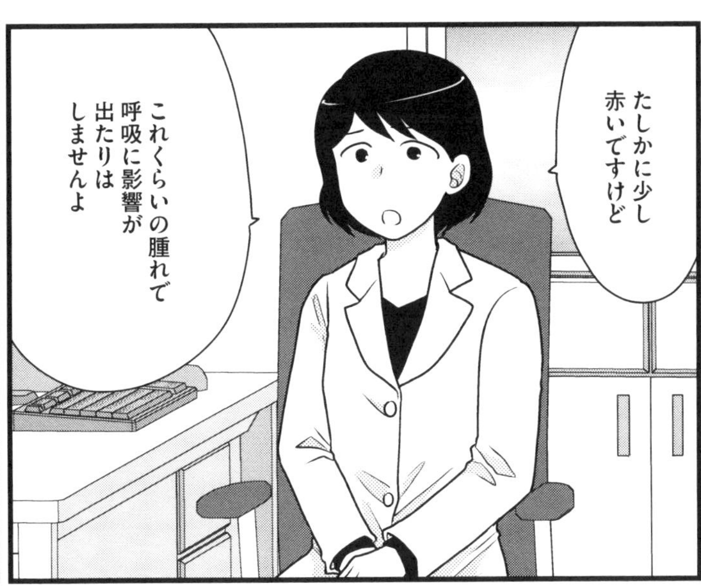
たしかに少し赤いですけど
これくらいの腫れで呼吸に影響が出たりはしませんよ

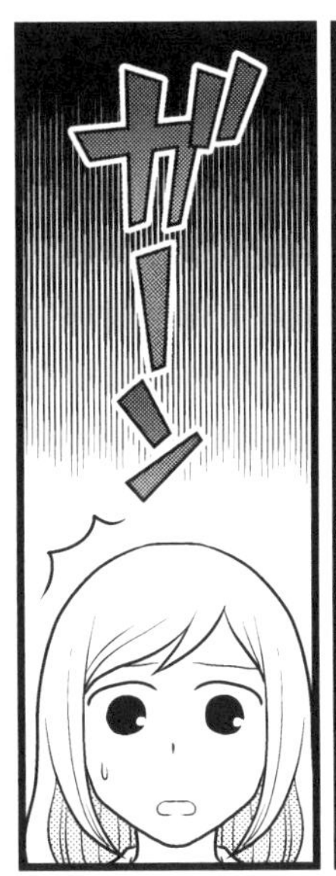
ガーン

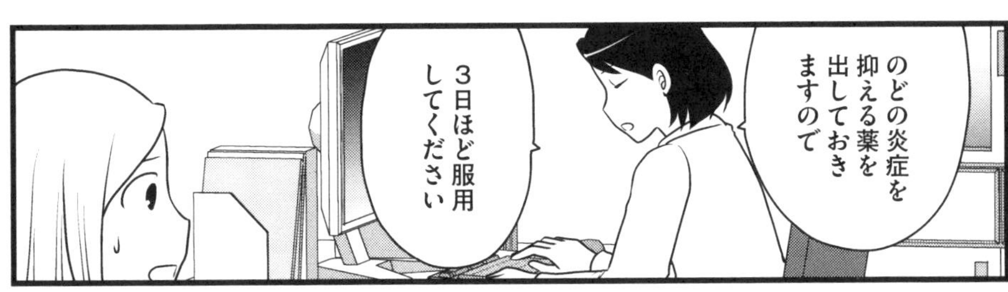
のどの炎症を抑える薬を出しておきますので
3日ほど服用してください

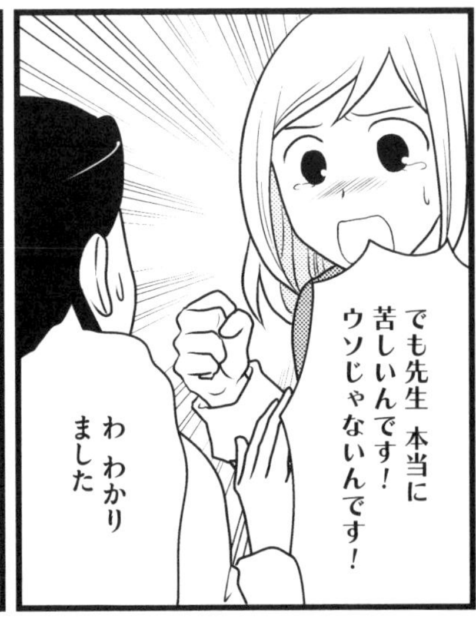
でも先生 本当に苦しいんです！ウソじゃないんです！
わ わかりました

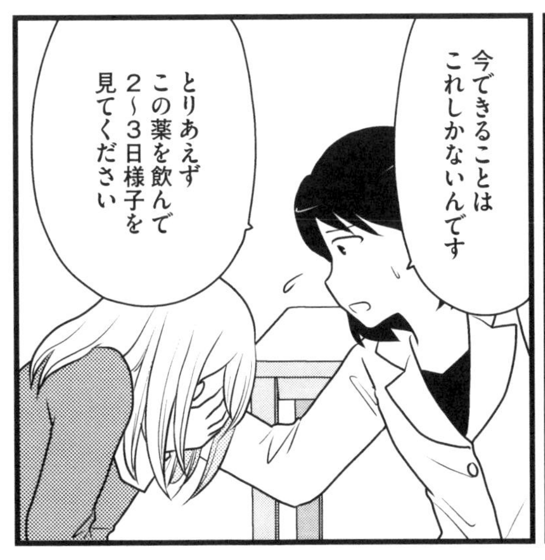
今できることはこれしかないんです
とりあえずこの薬を飲んで2～3日様子を見てください

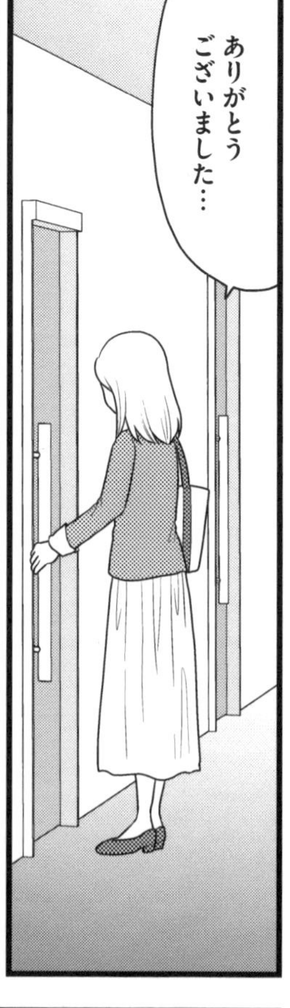
ありがとう
ございました…

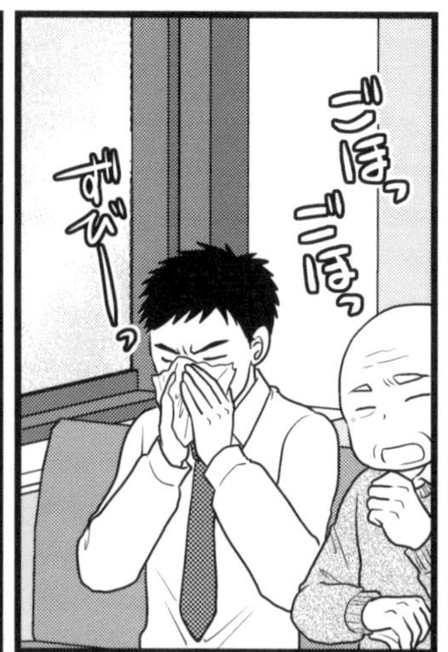
ごほっ
ごほっ
ずびーーっ

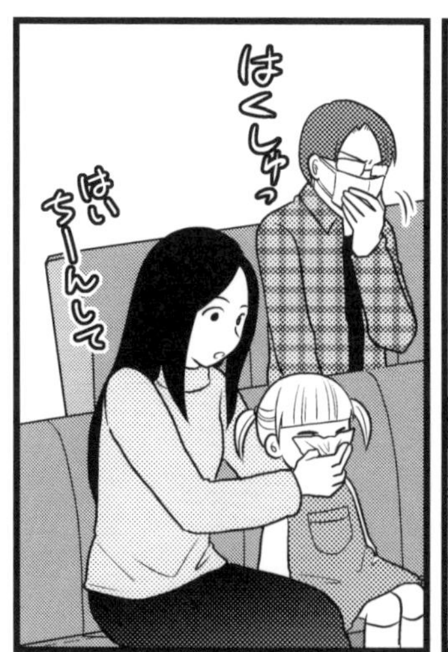
はくしゅっ
はい
ちーんして

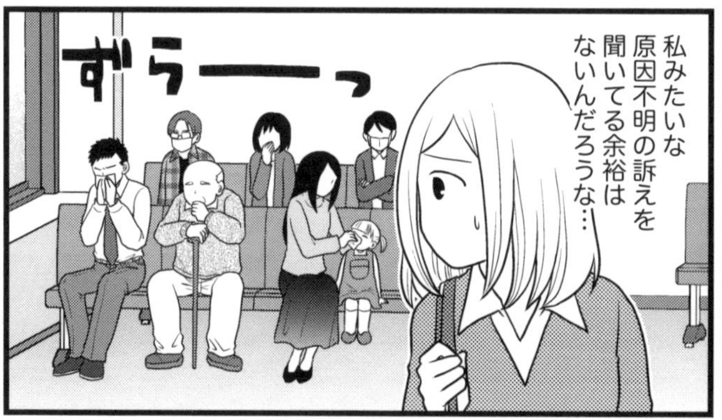
私みたいな
原因不明の訴えを
聞いてる余裕は
ないんだろうな…
ずらーーーっ

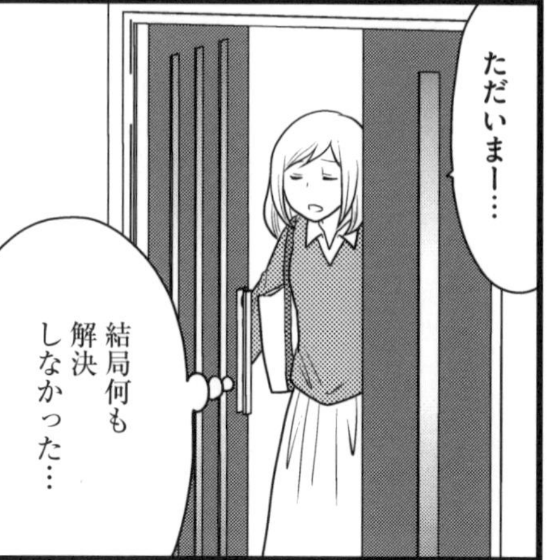
ただいまー…
結局何も
解決
しなかった…

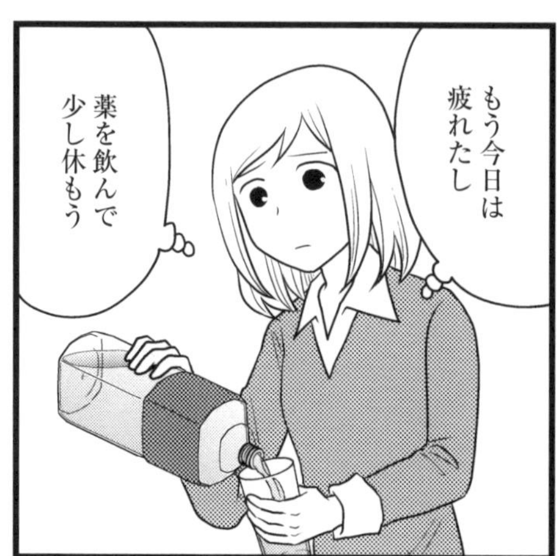
もう今日は
疲れたし
薬を飲んで
少し休もう

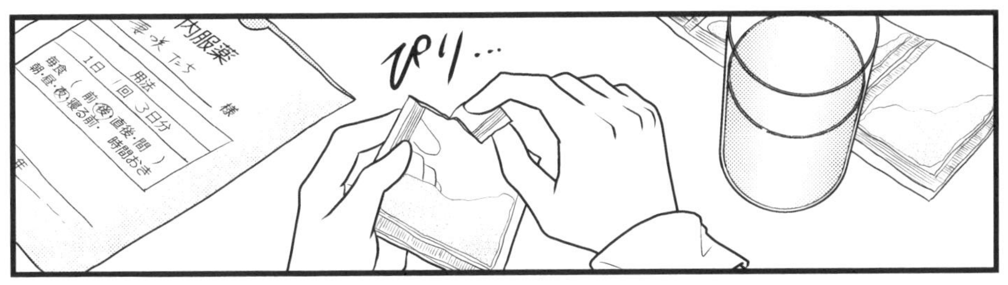
内服薬
様
用法
1日 1回 3日分
毎食（前・後・直後・間）
朝・昼・夜・寝る前・ 時間おき
ぴり…

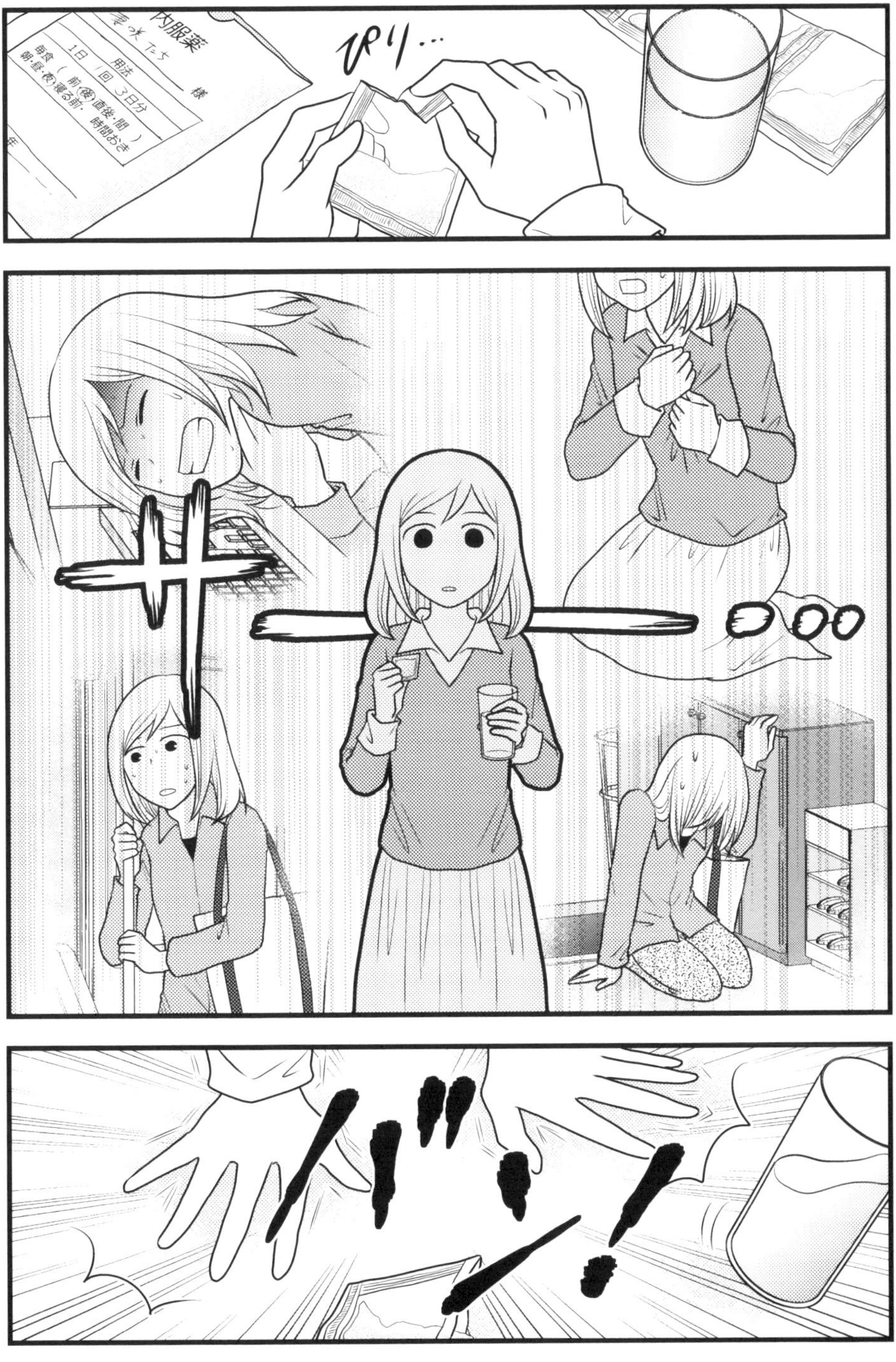

サー…

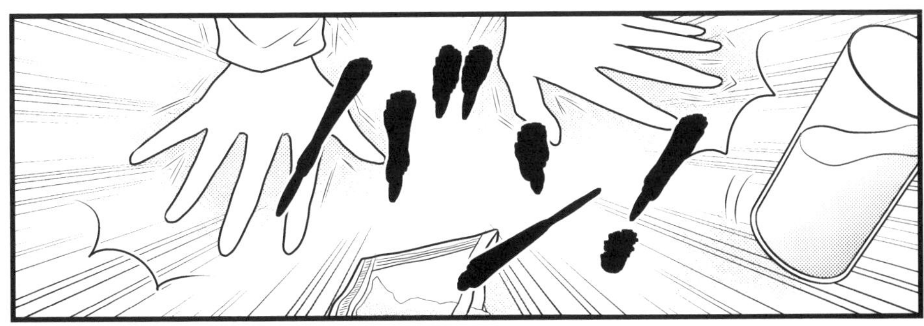
バッ!

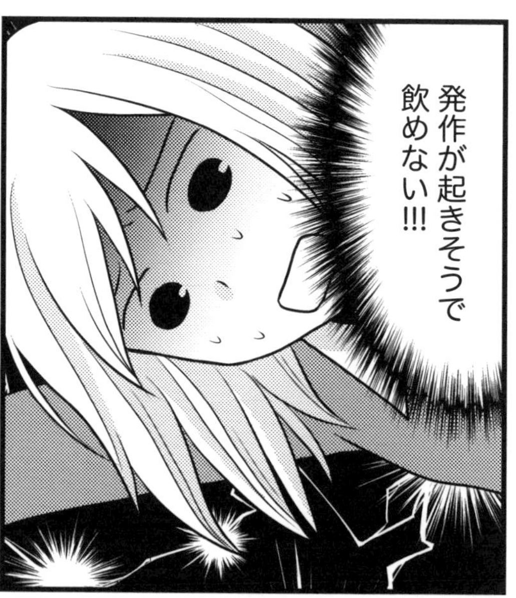
発作が起きそうで
飲めない!!!

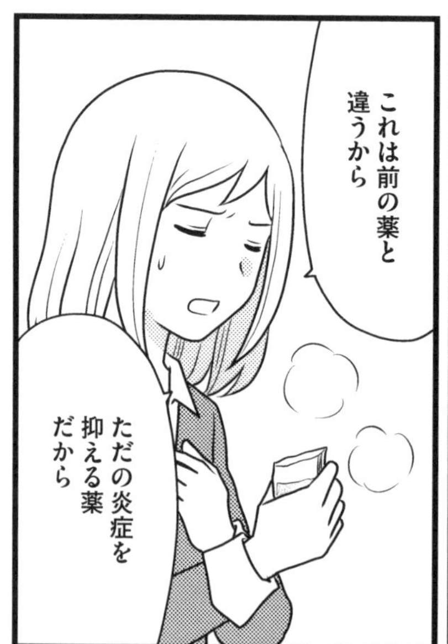
これは前の薬と
違うから
ただの炎症を
抑える薬
だから

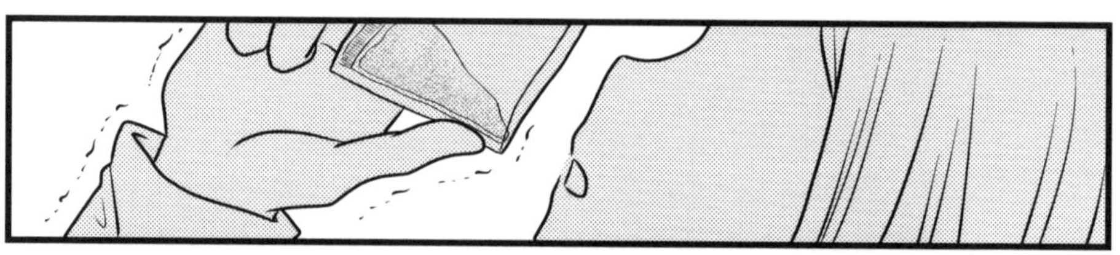

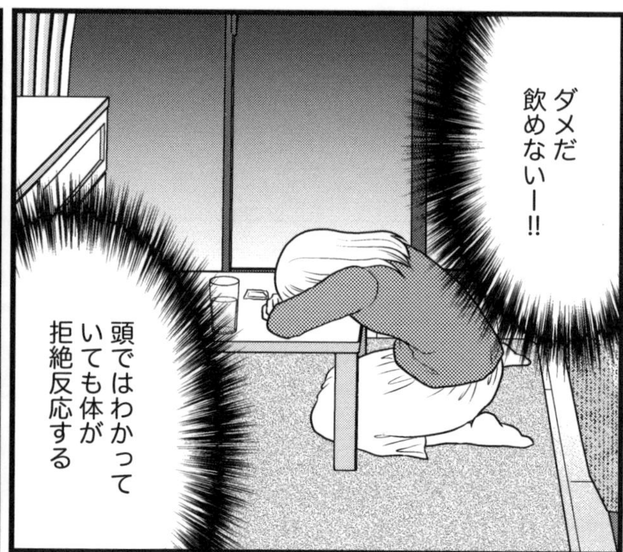
ダメだ
飲めないー!!
頭ではわかって
いても体が
拒絶反応する

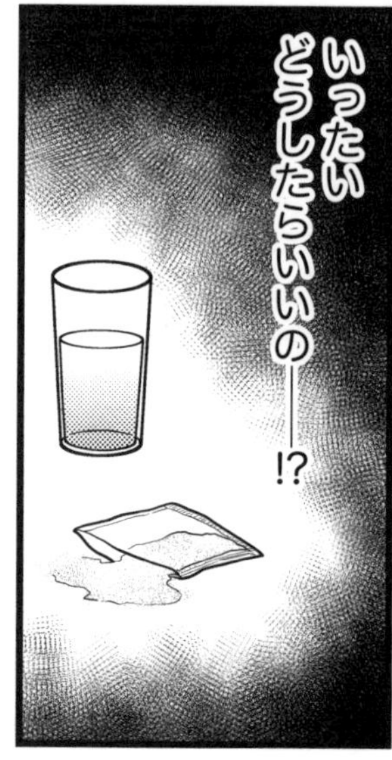
いったい
どうしたらいいの——!?

5 きっと、ぜんそくだ

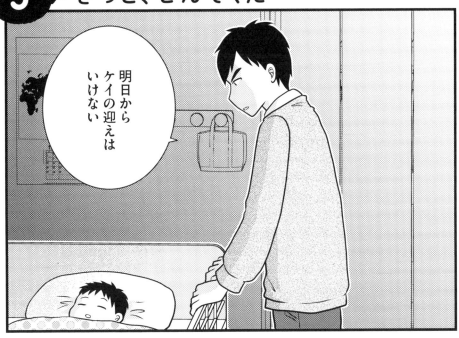

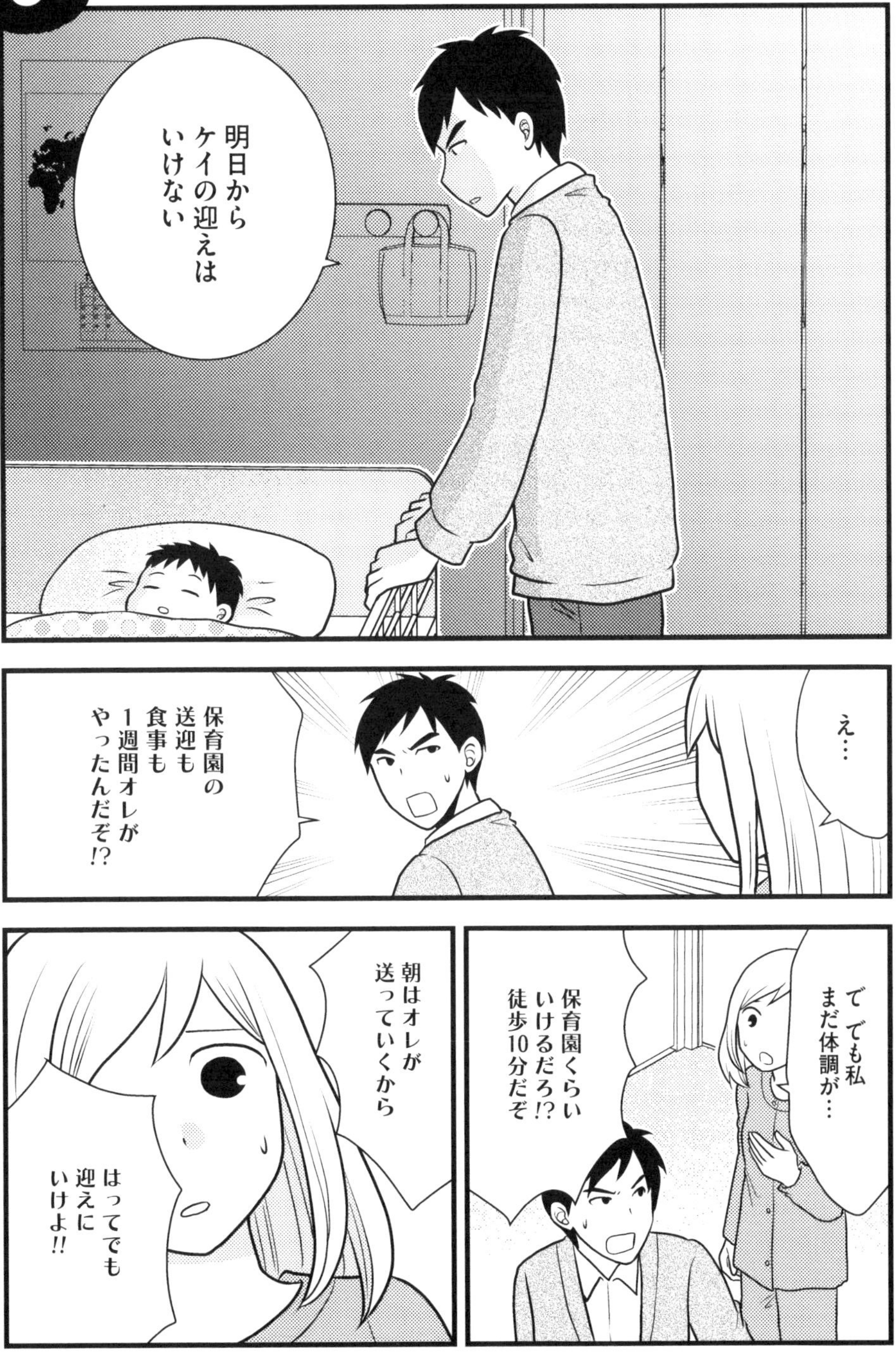

明日から
ケイの迎えは
いけない

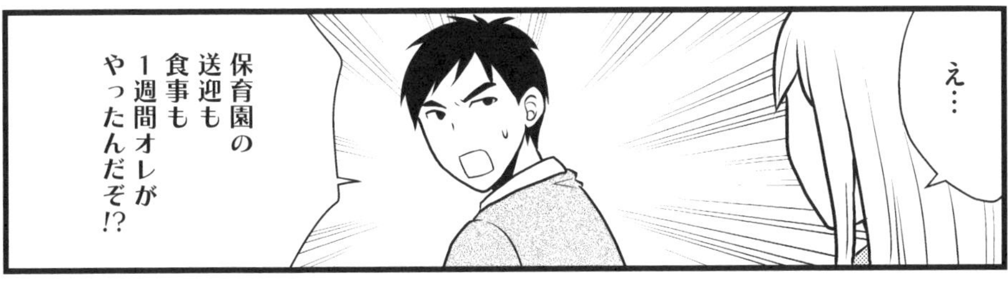
え…
保育園の
送迎も
食事も
1週間オレが
やったんだぞ!?

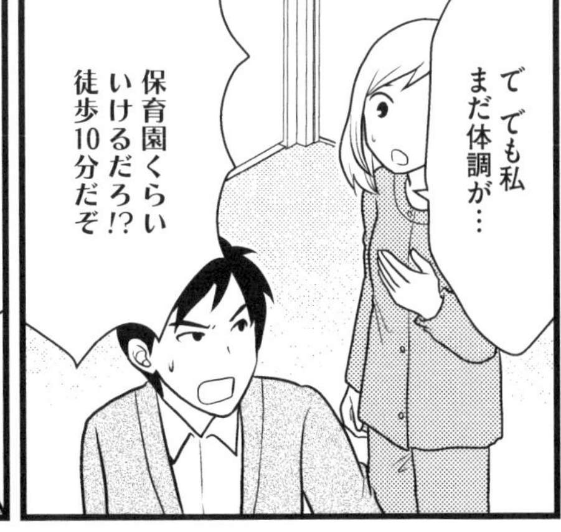
で でも私
まだ体調が…
保育園くらい
いけるだろ!?
徒歩10分だぞ

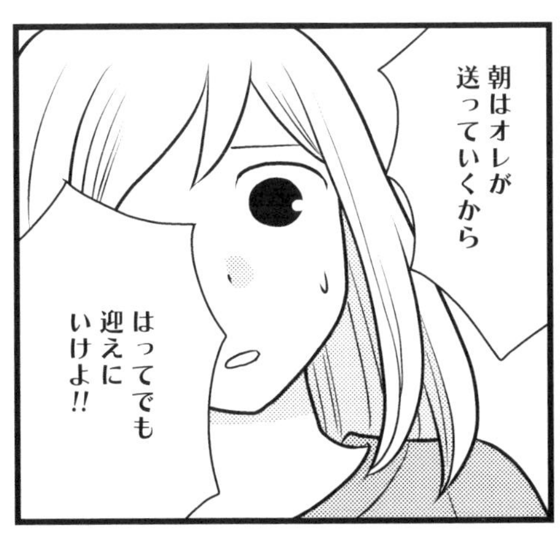
朝はオレが
送っていくから
はってでも
迎えに
いけよ!!

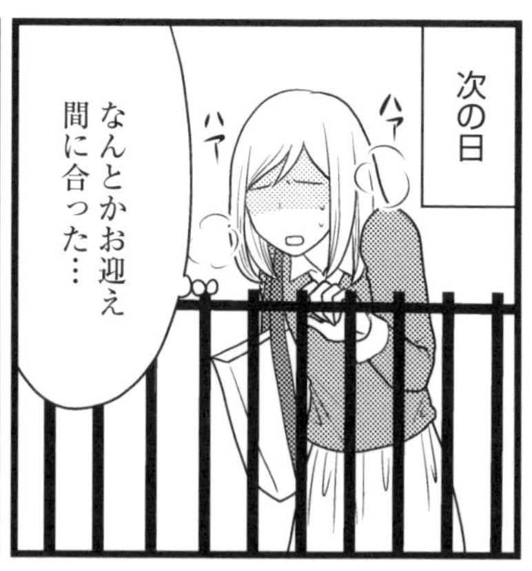
次の日
ハァ
ハァ
なんとかお迎え間に合った…

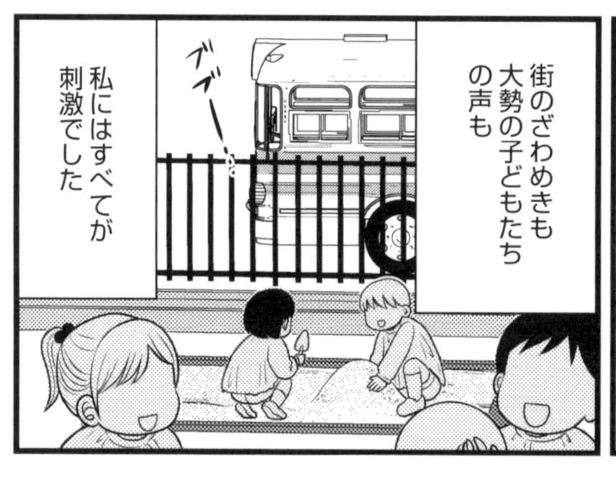
街のざわめきも大勢の子どもたちの声も
ブブーー…
私にはすべてが刺激でした

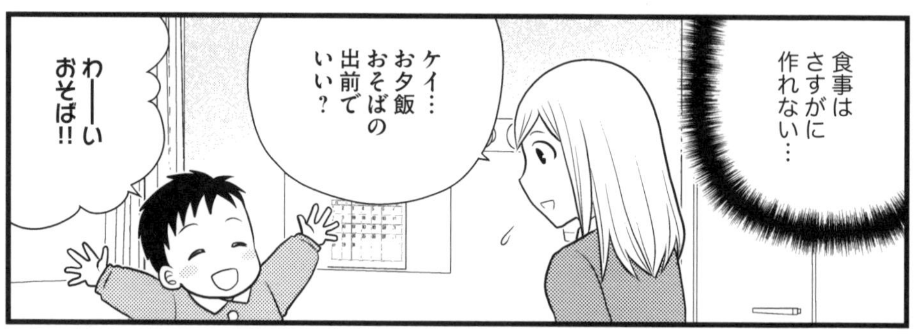
食事はさすがに作れない…
ケイ…お夕飯おそばの出前でいい？
わーーいおそば!!

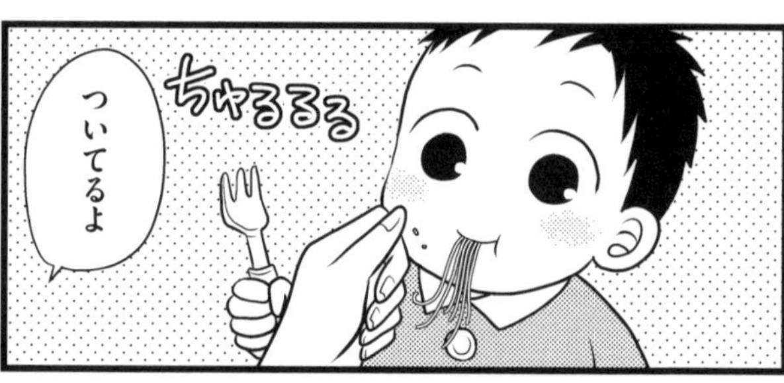
ちゅるるる
ついてるよ

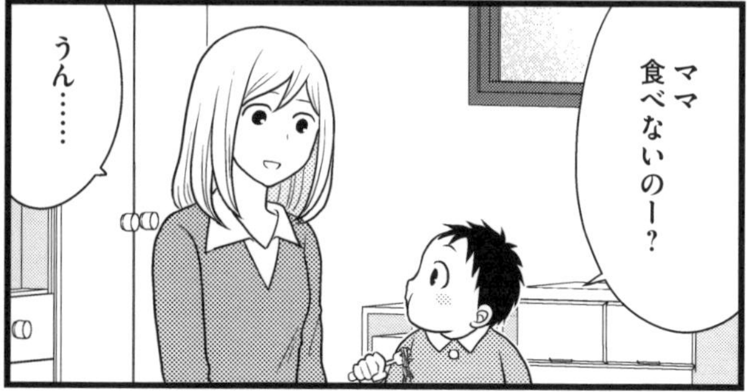
ママ食べないのー？
うん……

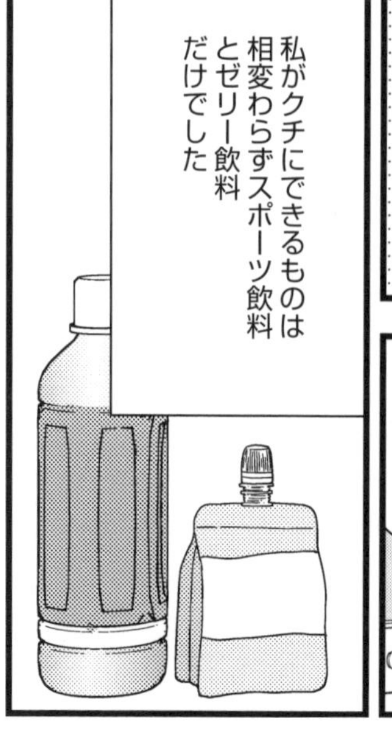
私がクチにできるものは相変わらずスポーツ飲料とゼリー飲料だけでした

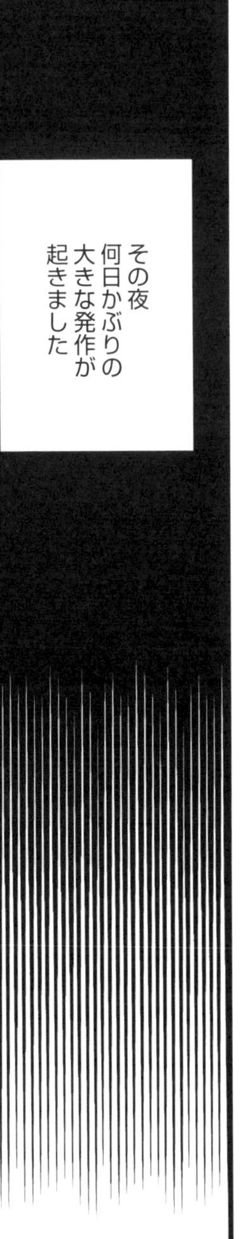
その夜
何日かぶりの
大きな発作が
起きました

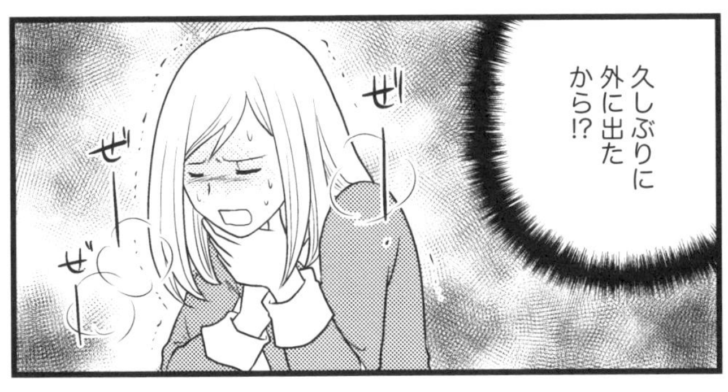
久しぶりに
外に出た
から!?
ゼー
ゼー
ゼー

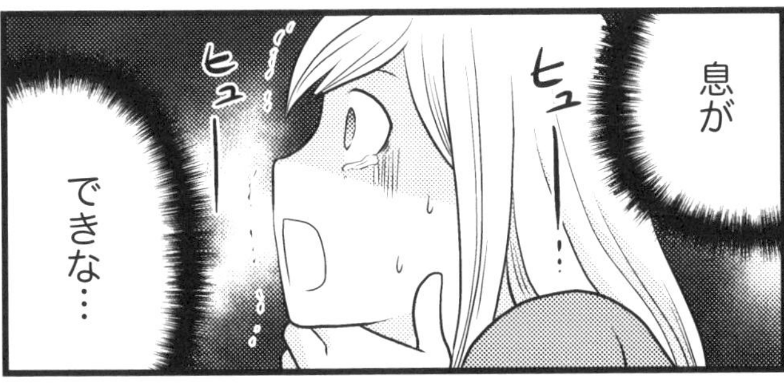
ヒュー…
息が
ヒュー
できな…

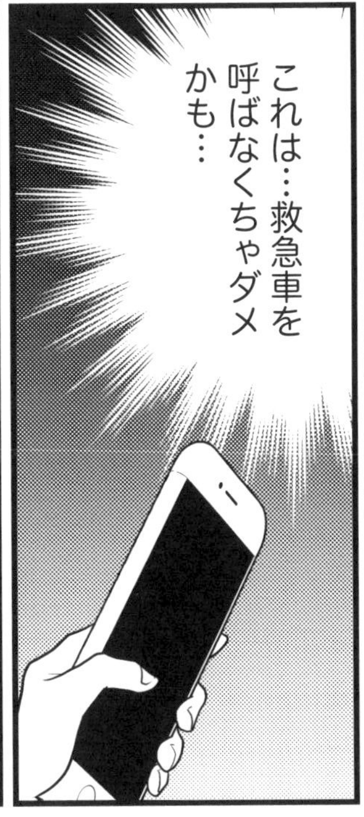
これは…救急車を
呼ばなくちゃダメ
かも…

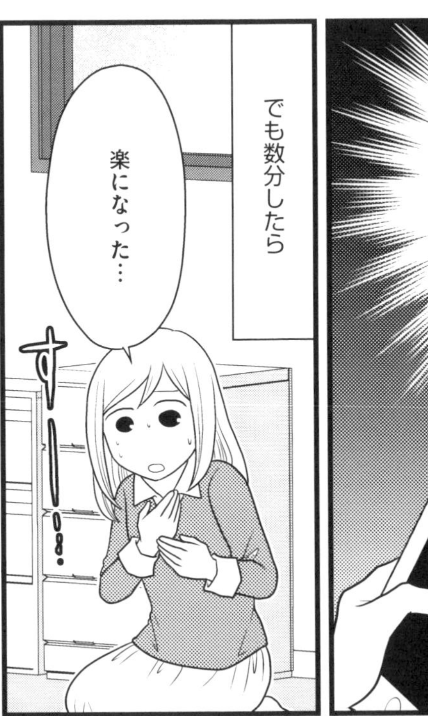
でも数分したら
楽になった…
すー…

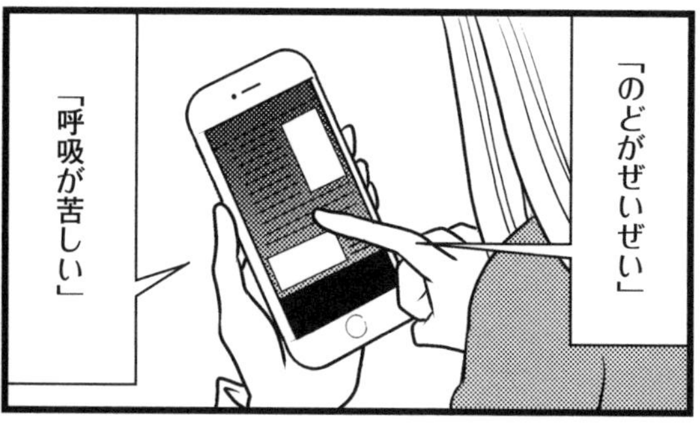
「のどがぜいぜい」
「呼吸が苦しい」

ぜん - そく[喘息]

1 あえぐこと。息のせくこと。
2 息を出すのが困難で、喘鳴(ぜんめい)を伴う
発作性の呼吸困難を主とした症候群。

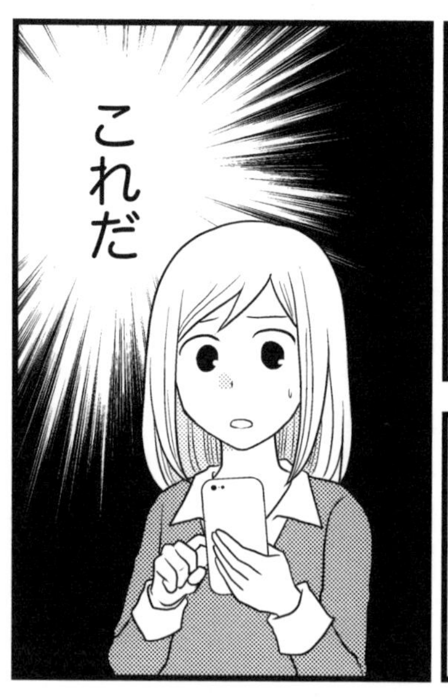
これだ

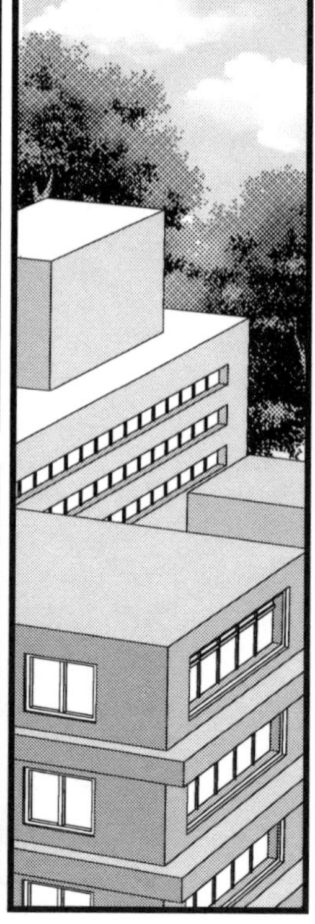

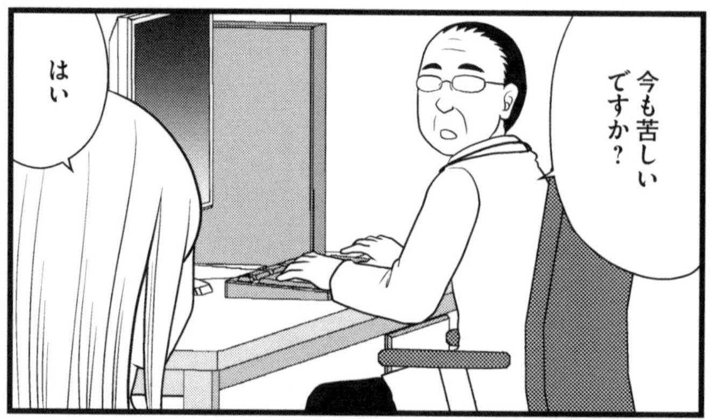
今も苦しいですか?
はい

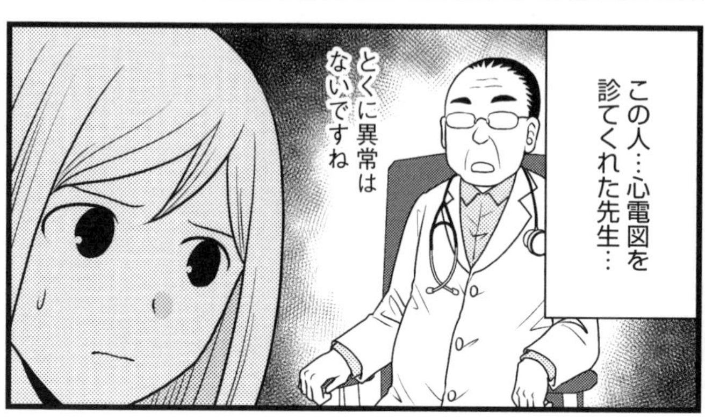
この人…心電図を診てくれた先生…
とくに異常はないですね

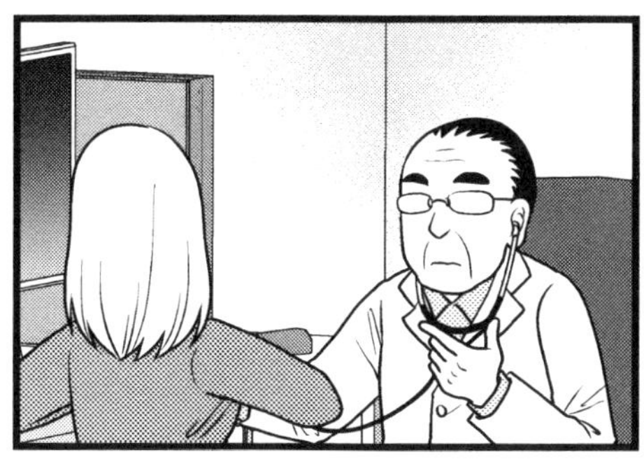
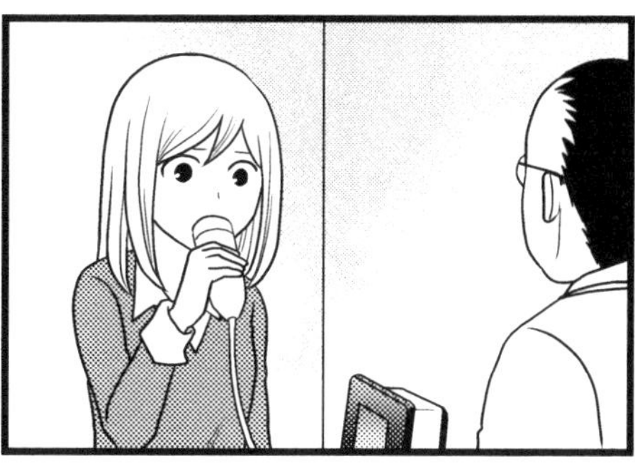
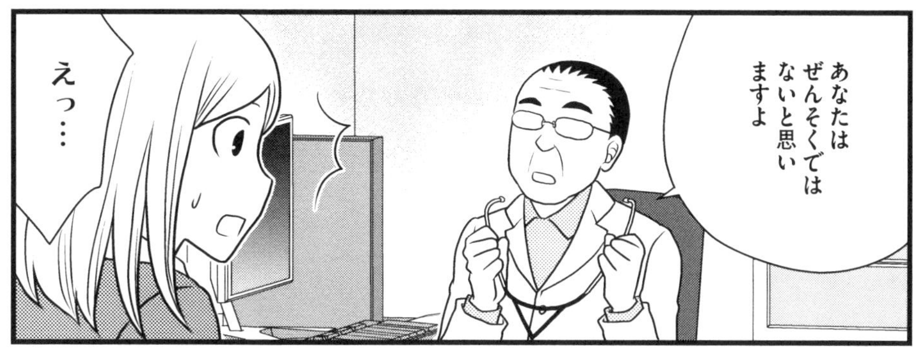
あなたは
ぜんそくでは
ないと思い
ますよ
えっ…
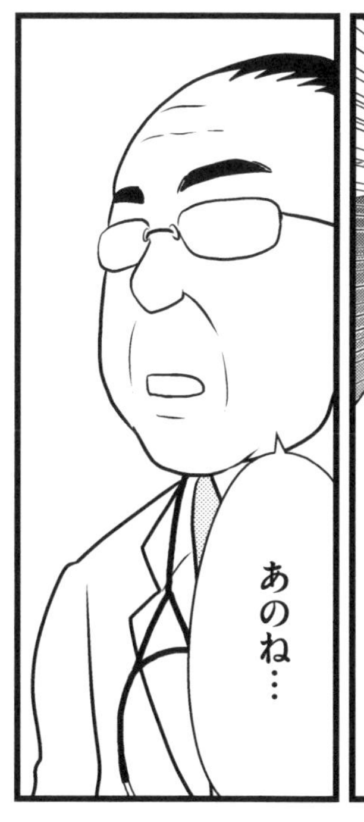
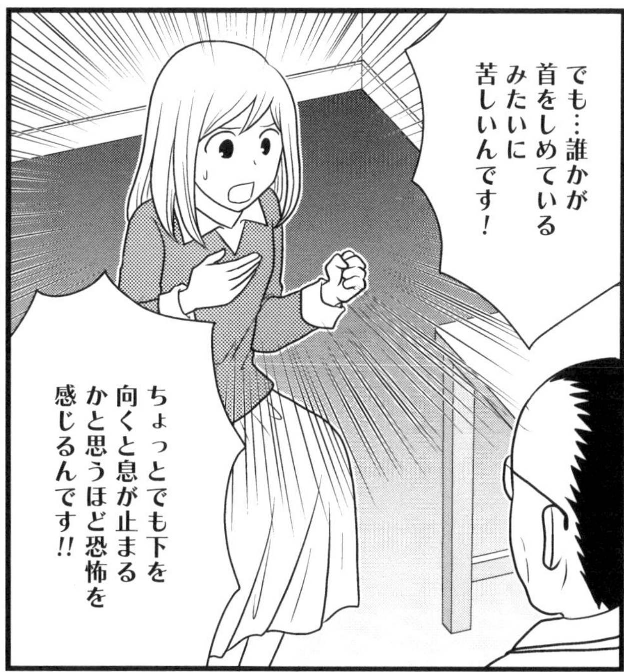
でも…誰かが
首をしめている
みたいに
苦しいんです！
ちょっとでも下を
向くと息が止まる
かと思うほど恐怖を
感じるんです!!
あのね…

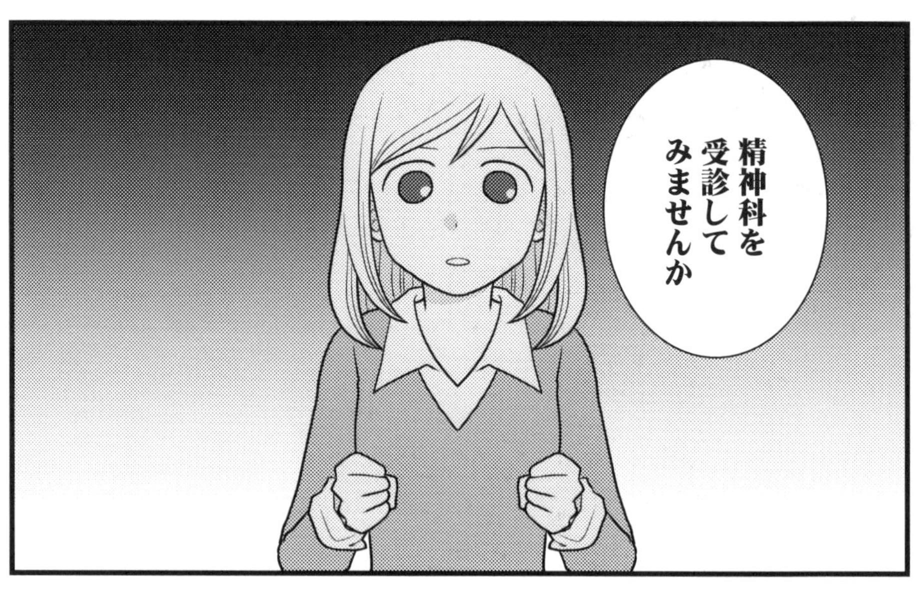
精神科を
受診して
みませんか

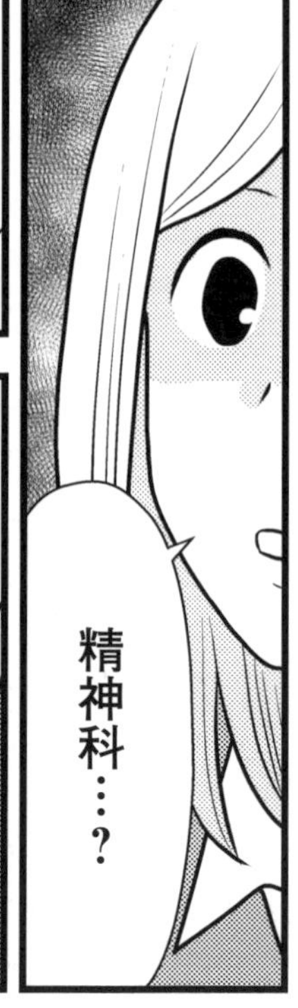
精神科…？

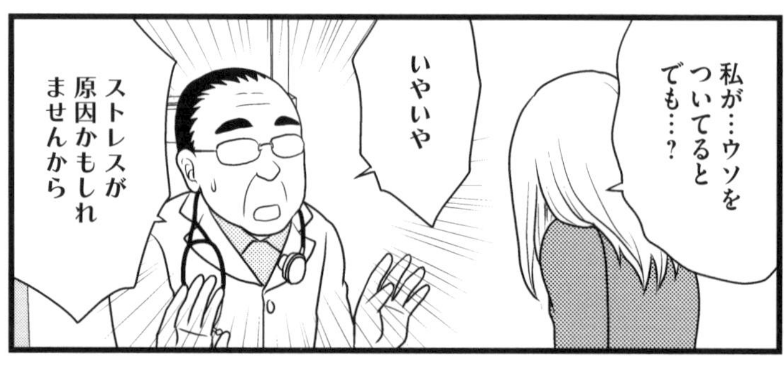
私が…ウソを
ついてると
でも…？
いやいや
ストレスが
原因かもしれ
ませんから

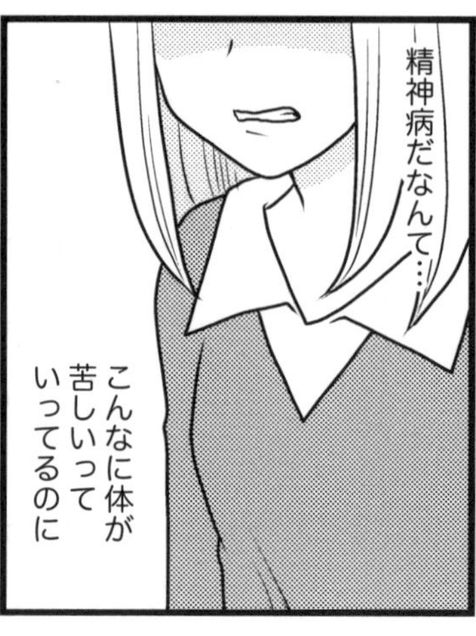
精神病だなんて…
こんなに体が
苦しいって
いってるのに

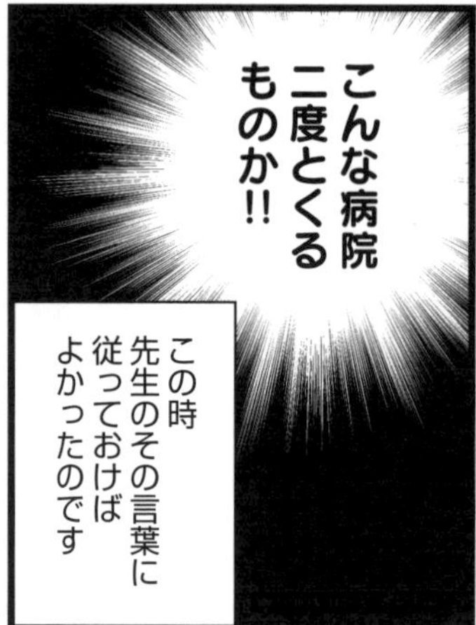
こんな病院
二度とくる
ものか!!
この時
先生のその言葉に
従っておけば
よかったのです

6・食べ物が怖い！

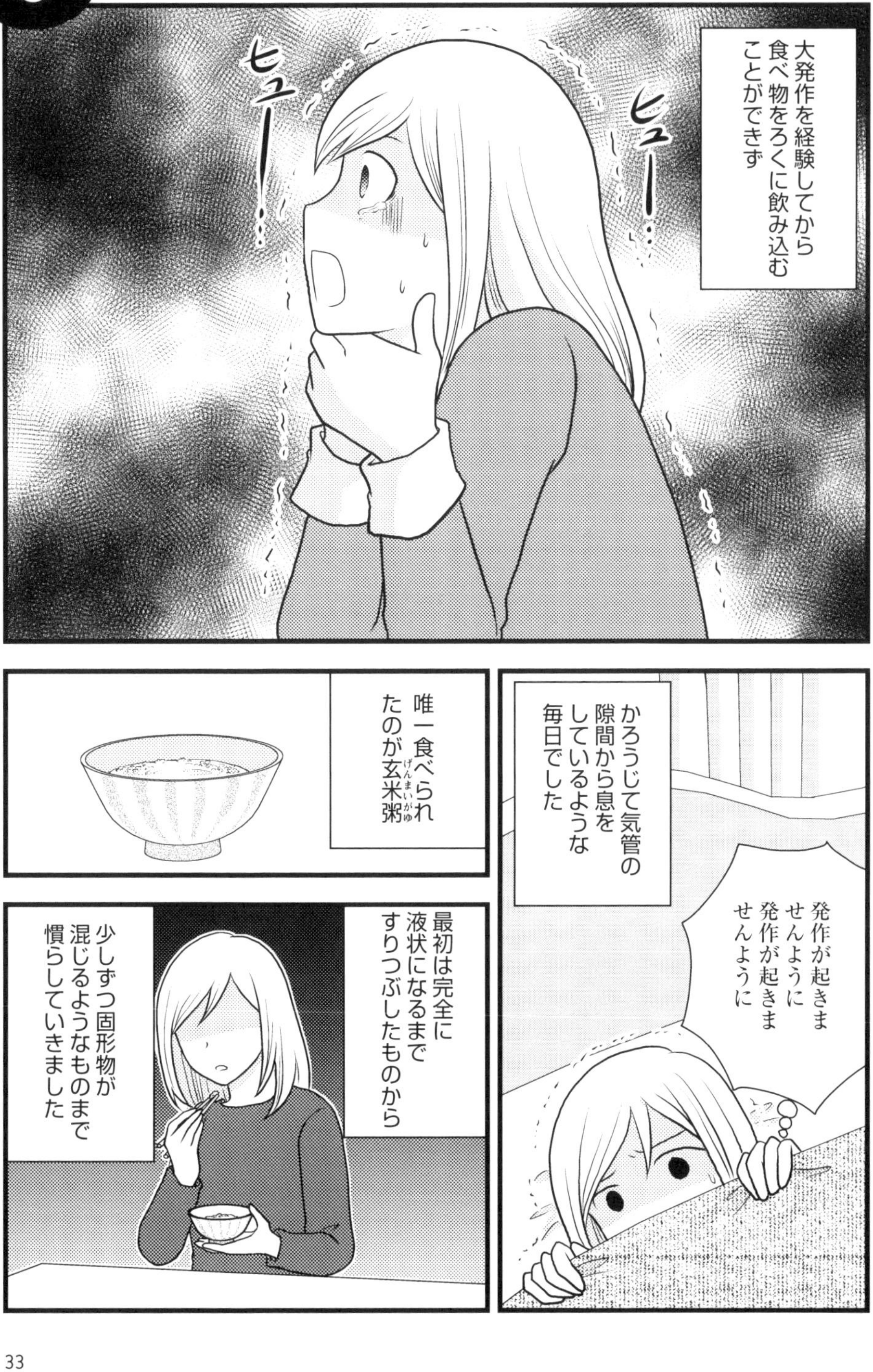

大発作を経験してから食べ物をろくに飲み込むことができず

ヒュー…

ヒュー…

かろうじて気管の隙間から息をしているような毎日でした

発作が起きませんように
発作が起きませんように

唯一食べられたのが玄米粥（げんまいがゆ）

最初は完全に液状になるまですりつぶしたものから

少しずつ固形物が混じるようなものまで慣らしていきました

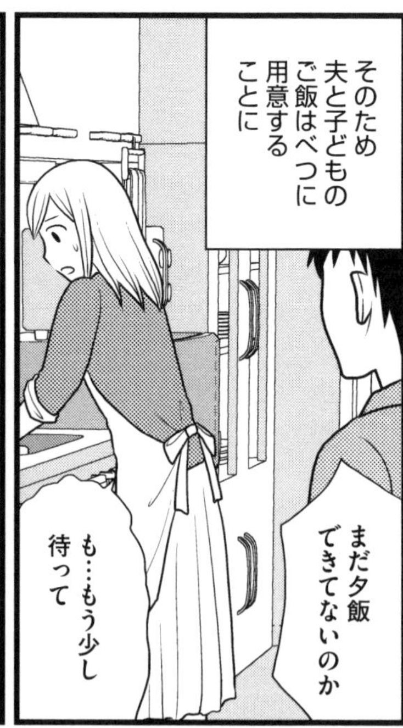
そのため
夫と子どもの
ご飯はべつに
用意する
ことに
まだ夕飯
できてないのか
も…もう少し
待って

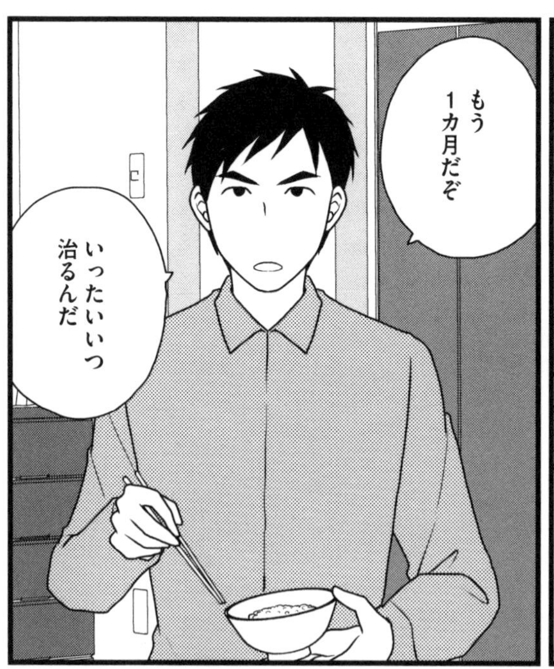
もう
1カ月だぞ
いったいいつ
治るんだ

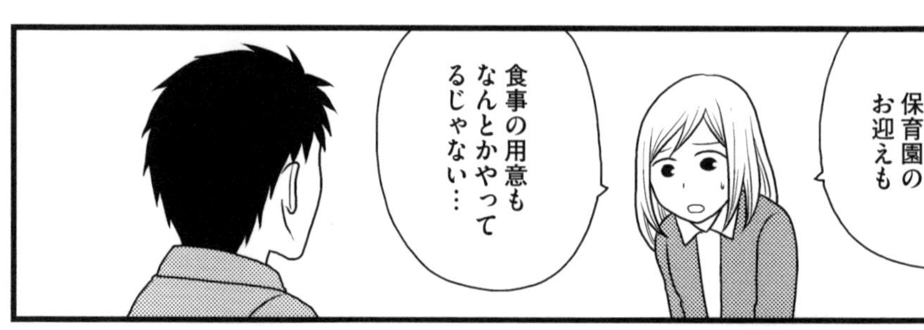
ほ…
保育園の
お迎えも
食事の用意も
なんとかやって
るじゃない…

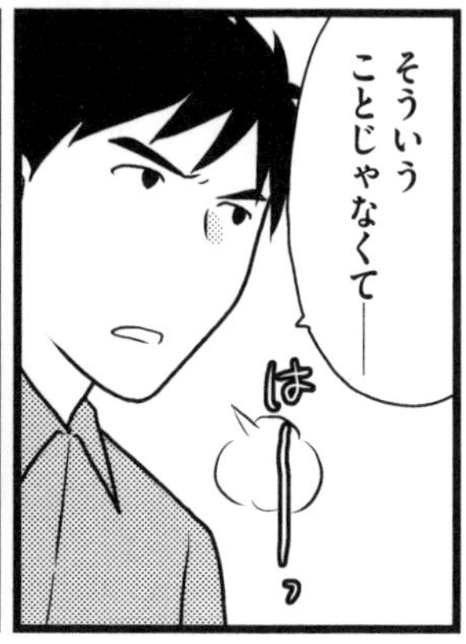
そういう
ことじゃなくて——
はーーっ

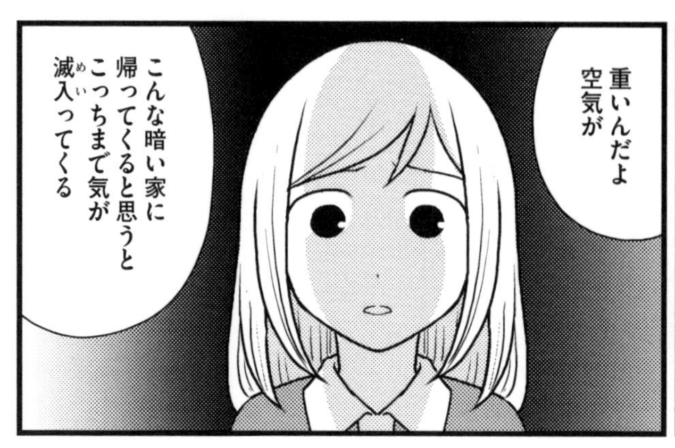
重いんだよ
空気が
こんな暗い家に
帰ってくると思うと
こっちまで気が
滅入ってくる

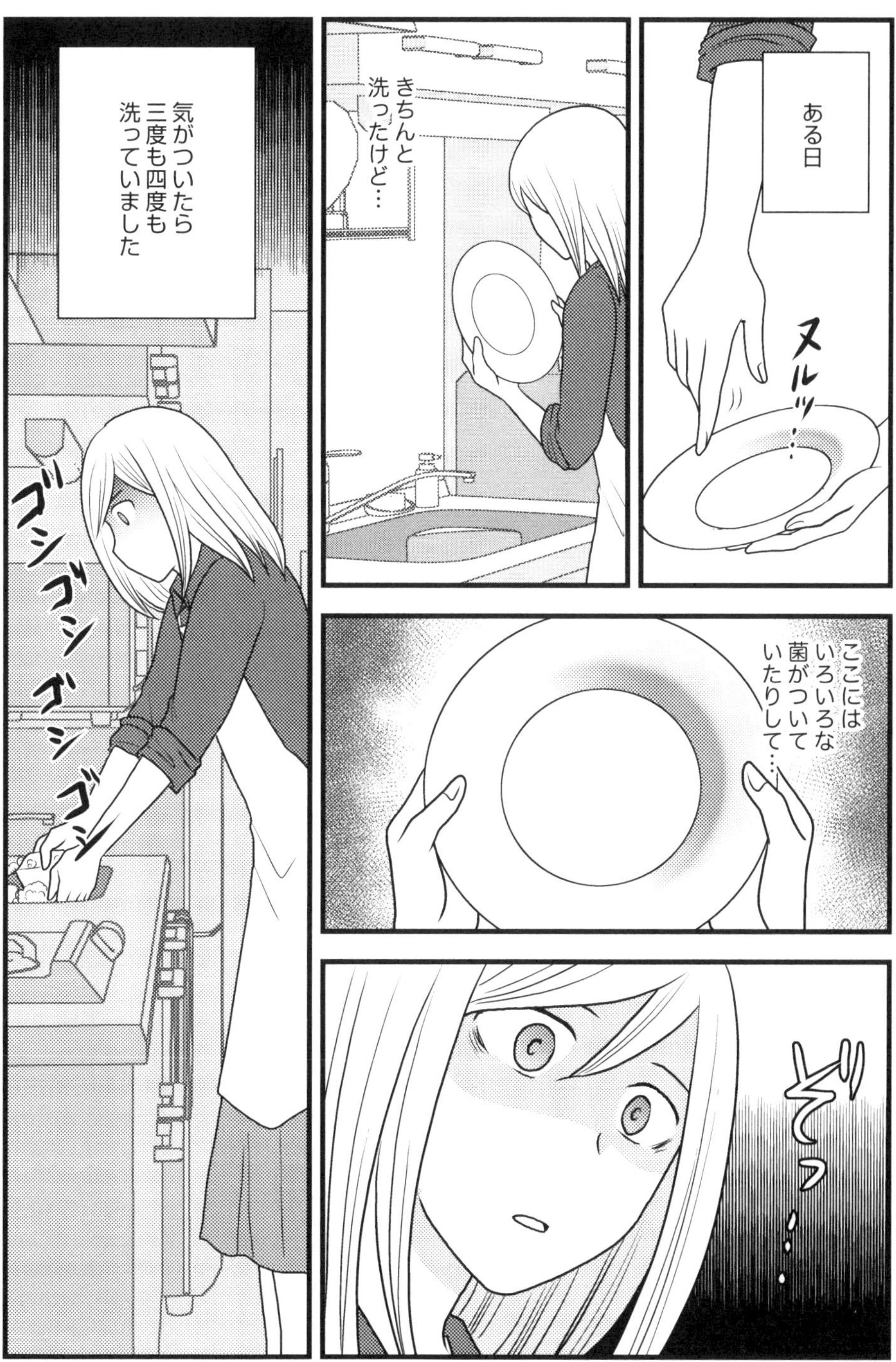
ある日
ヌルッ…
きちんと洗ったけど…
気がついたら三度も四度も洗っていました
ゴシゴシゴシゴシゴシゴシ
ここにはいろいろな菌がついていたりして…
どきっ…

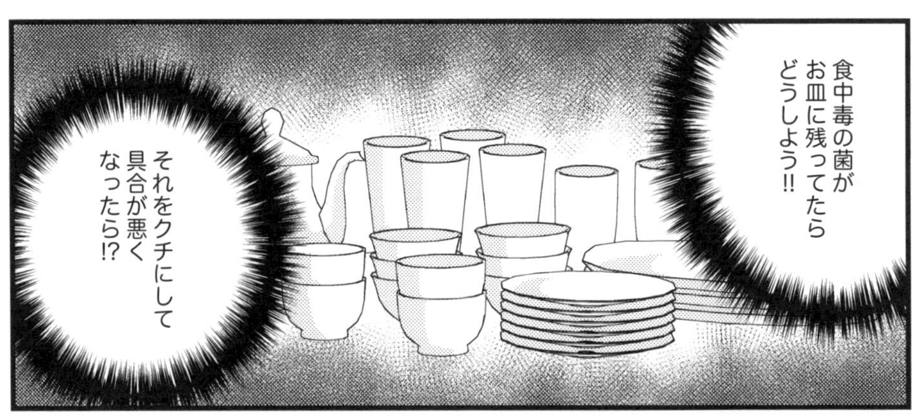
食中毒の菌が
お皿に残ってたら
どうしよう!!
それをクチにして
具合が悪く
なったら!?
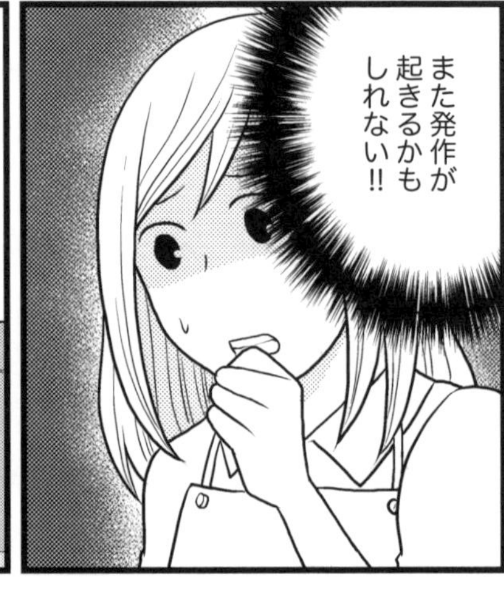
また発作が
起きるかも
しれない!!
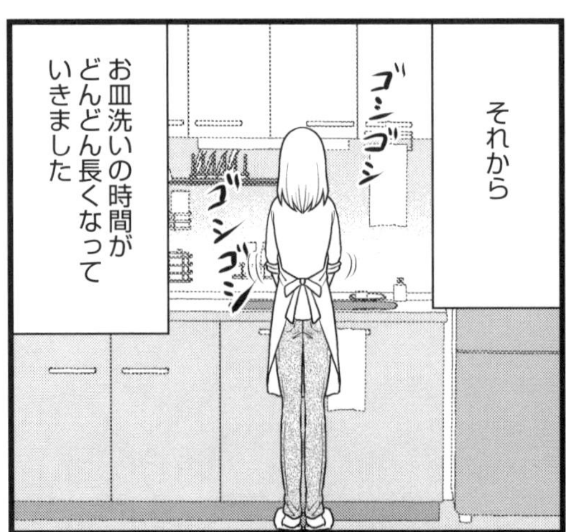
それから
ゴシゴシ
ゴシゴシ
お皿洗いの時間が
どんどん長くなって
いきました
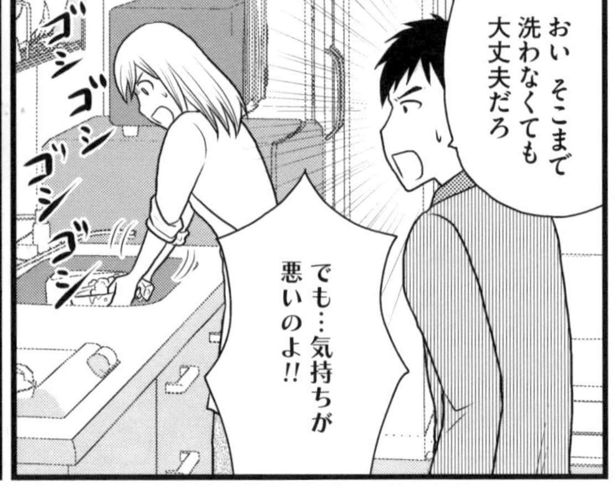
おい そこまで
洗わなくても
大丈夫だろ
ゴシゴシ
ゴシゴシ
でも…気持ちが
悪いのよ!!
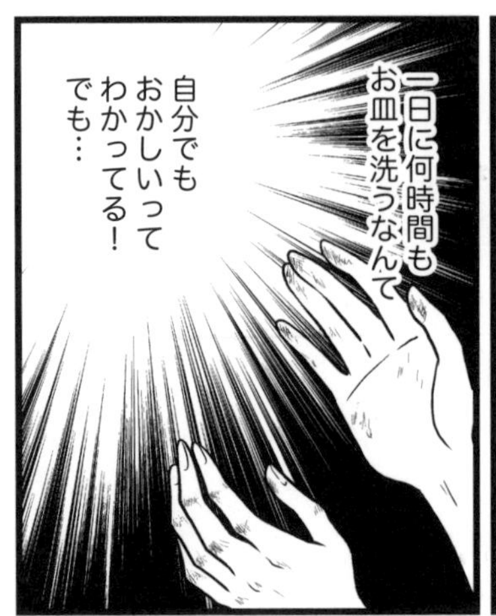
一日に何時間も
お皿を洗うなんて
自分でも
おかしいって
わかってる!
でも…

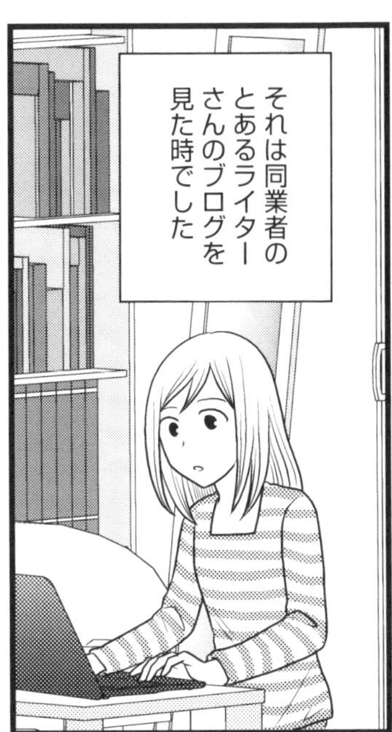
それは同業者のとあるライターさんのブログを見た時でした

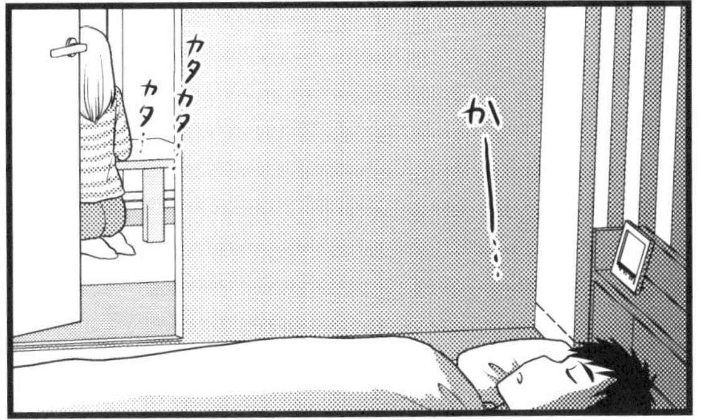
カタカタ
カタ…
かー…

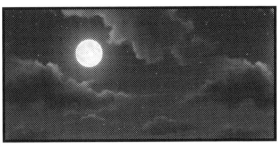

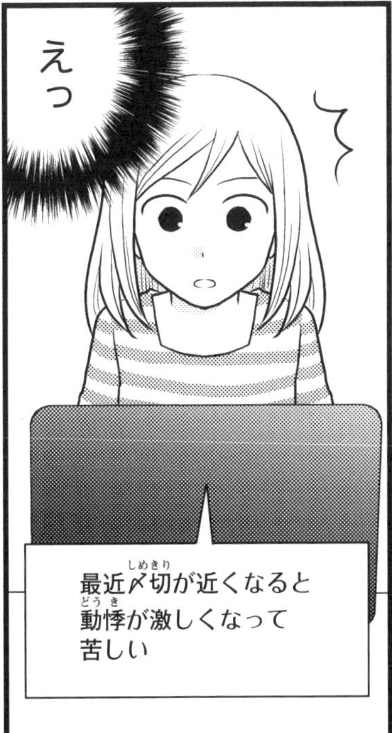
えっ
最近〆切が近くなると動悸が激しくなって苦しい

あまりにひどいので病院にいったけれど異常はなかった

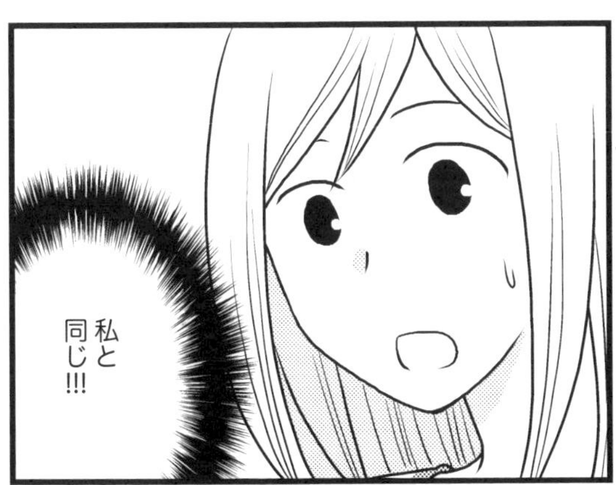
私と同じ!!!

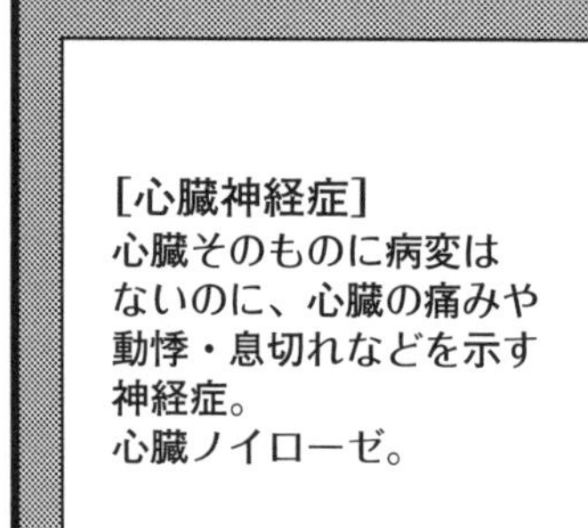
[心臓神経症]
心臓そのものに病変はないのに、心臓の痛みや動悸・息切れなどを示す神経症。
心臓ノイローゼ。

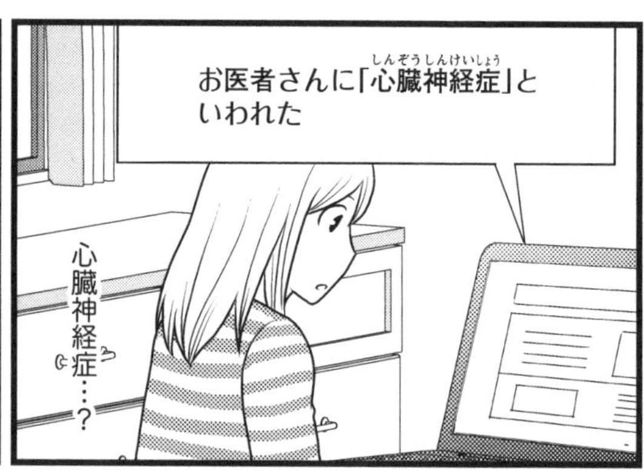
お医者さんに「心臓神経症」といわれた
心臓神経症…？

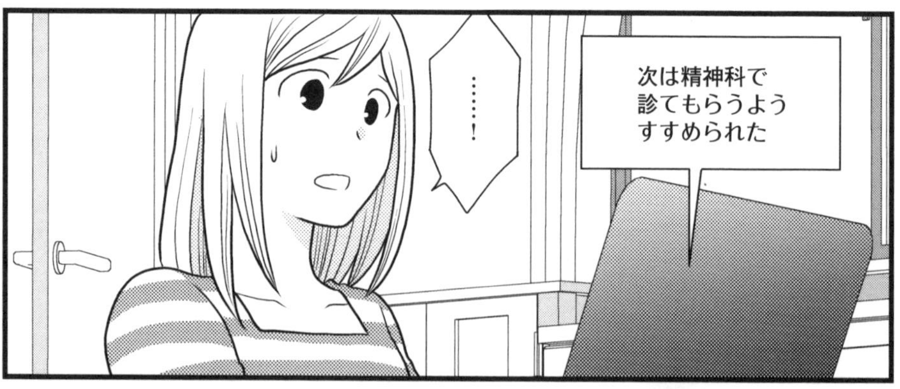
次は精神科で診てもらうようすすめられた
……！

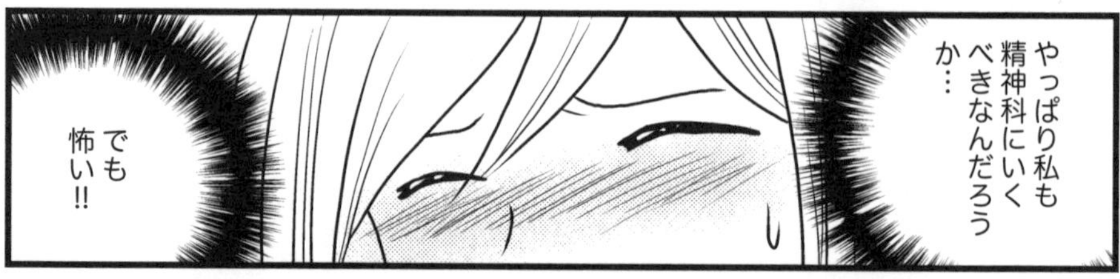
やっぱり私も精神科にいくべきなんだろうか…
でも怖い!!

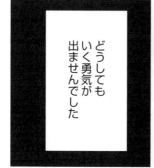

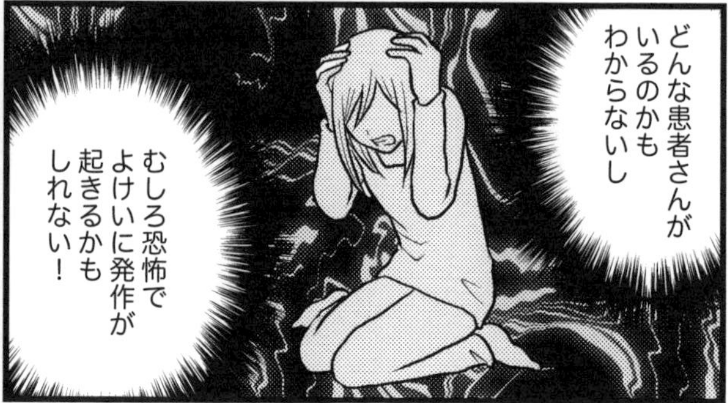
どんな患者さんがいるのかもわからないし
むしろ恐怖でよけいに発作が起きるかもしれない！

どうしてもいく勇気が出ませんでした

7 人前が怖い!

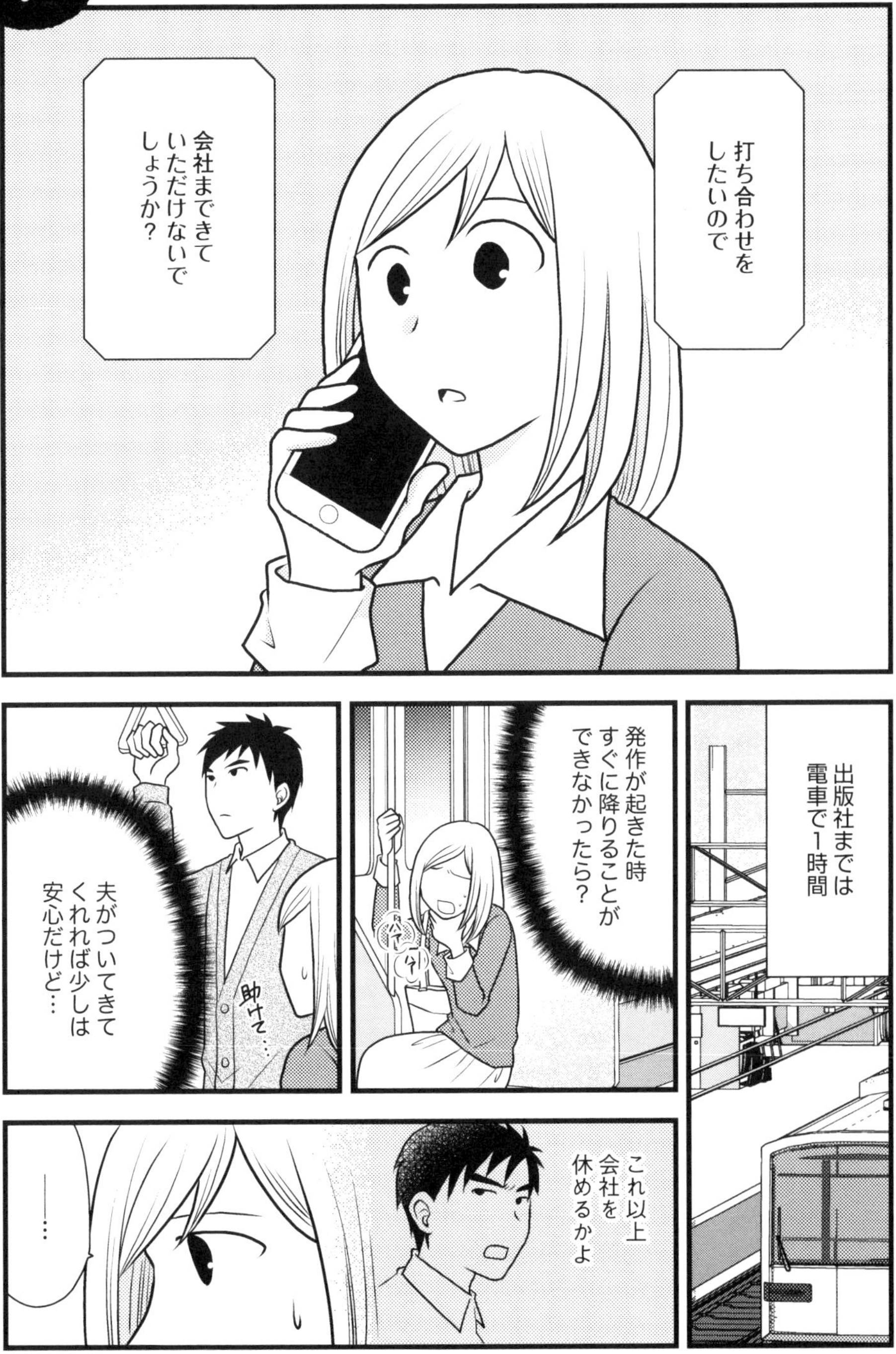

打ち合わせをしたいので

会社まできていただけないでしょうか?

出版社までは電車で1時間

発作が起きた時すぐに降りることができなかったら?

夫がついてきてくれれば少しは安心だけど…

助けて…

これ以上会社を休めるかよ

――…

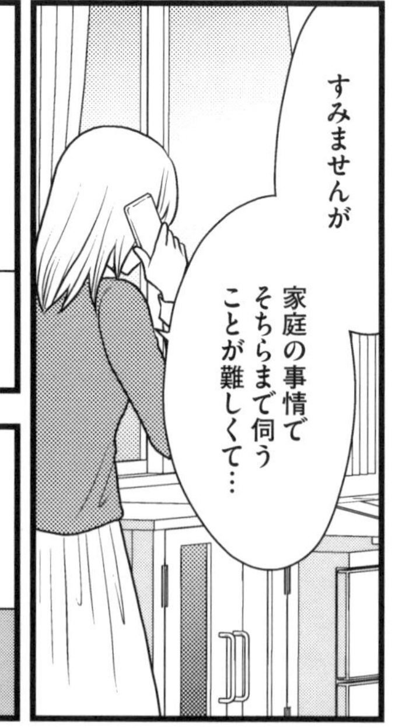
すみませんが
家庭の事情で
そちらまで伺う
ことが難しくて…

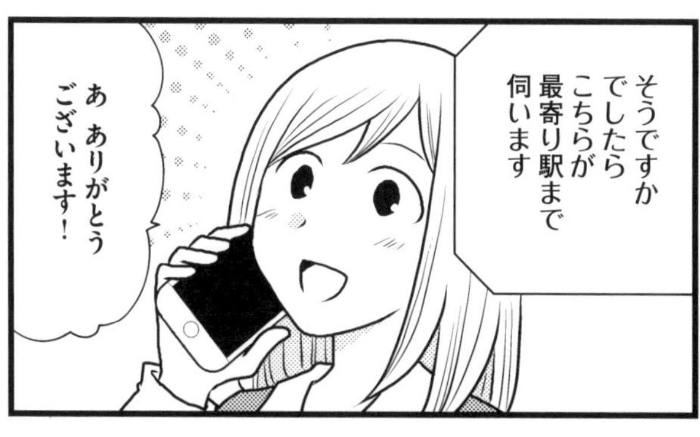
そうですか
でしたら
こちらが
最寄り駅まで
伺います
あ ありがとう
ございます！

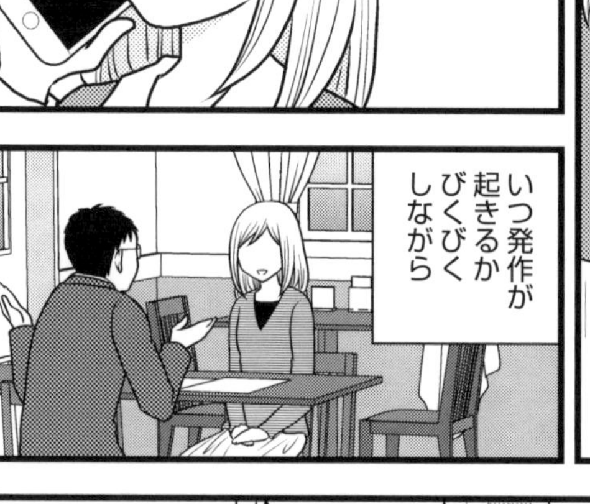
いつ発作が
起きるか
びくびく
しながら
1時間ほど
打ち合わせをし…

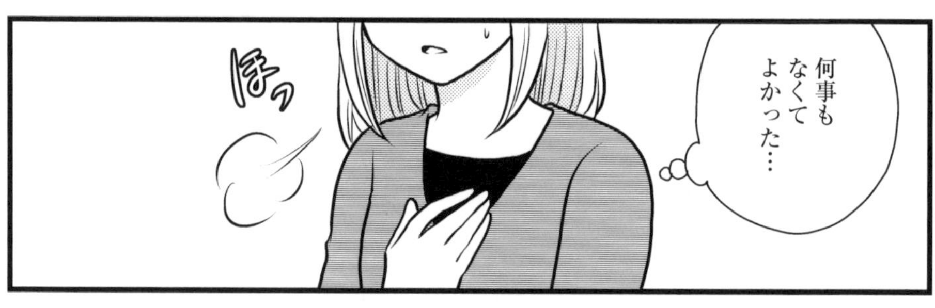
何事も
なくて
よかった…
ほっ

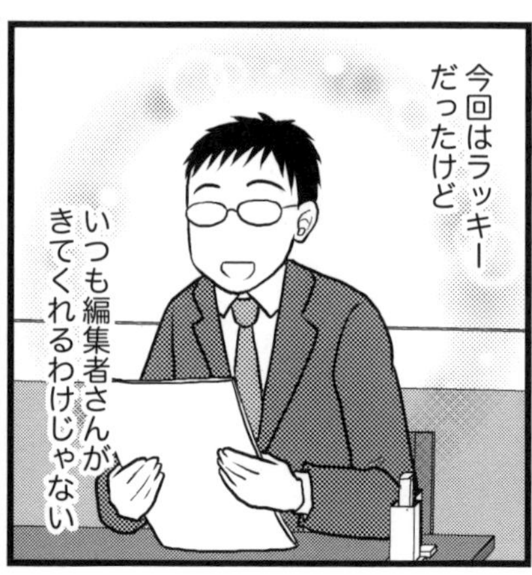
今回はラッキー
だったけど
いつも編集者さんが
きてくれるわけじゃない

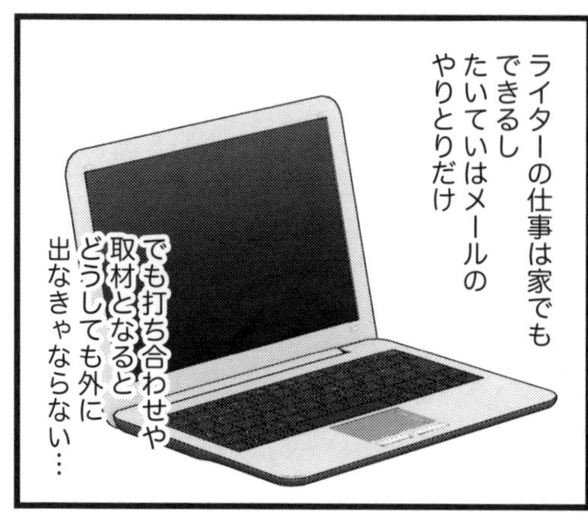
ライターの仕事は家でも
できるし
たいていはメールの
やりとりだけ
でも打ち合わせや
取材となると
どうしても外に
出なきゃならない…

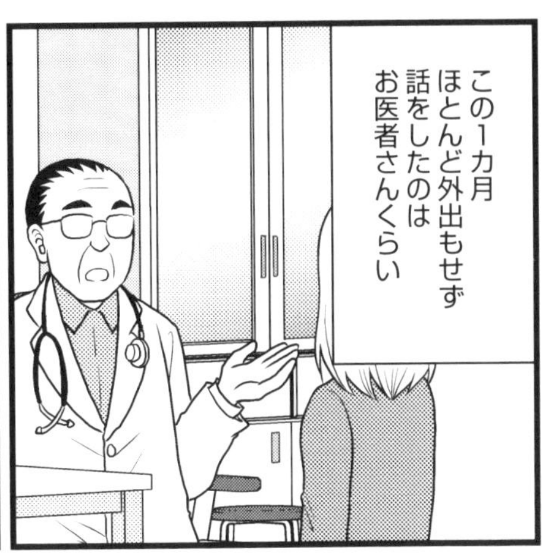
この1カ月
ほとんど外出もせず
話をしたのは
お医者さんくらい

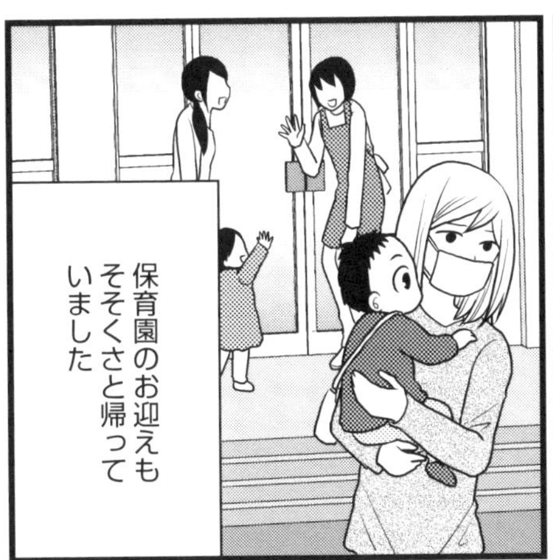
保育園のお迎えも
そそくさと帰って
いました

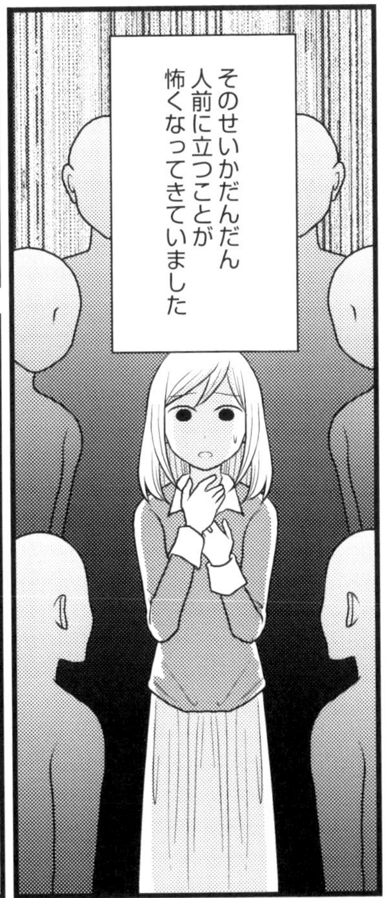
そのせいかだんだん
人前に立つことが
怖くなってきていました

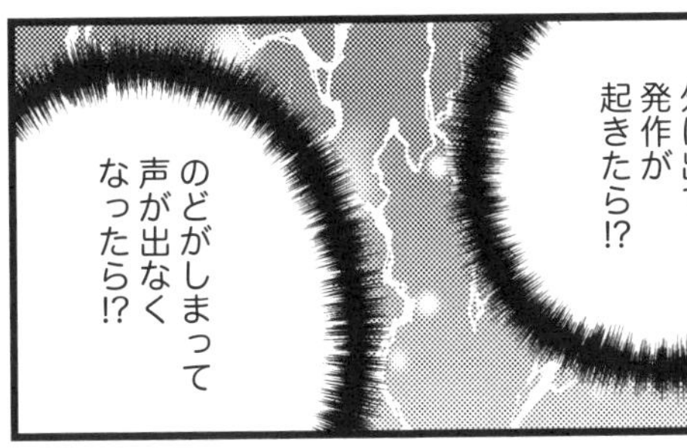
外に出て
発作が
起きたら!?
のどがしまって
声が出なく
なったら!?

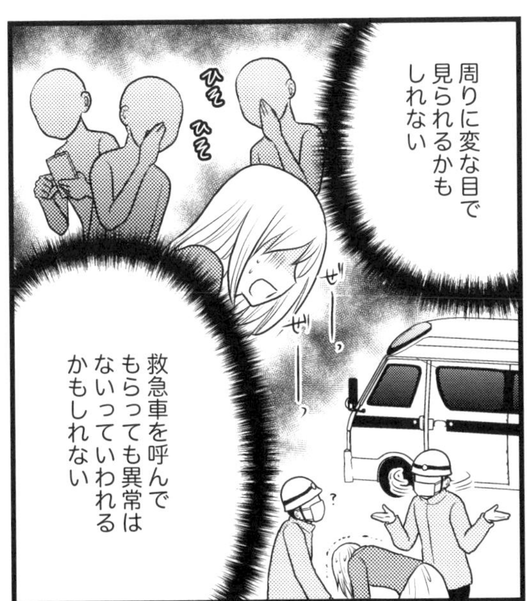
周りに変な目で
見られるかも
しれない
ひそ
ひそ
ぜー
ぜー
救急車を呼んで
もらっても異常は
ないっていわれる
かもしれない

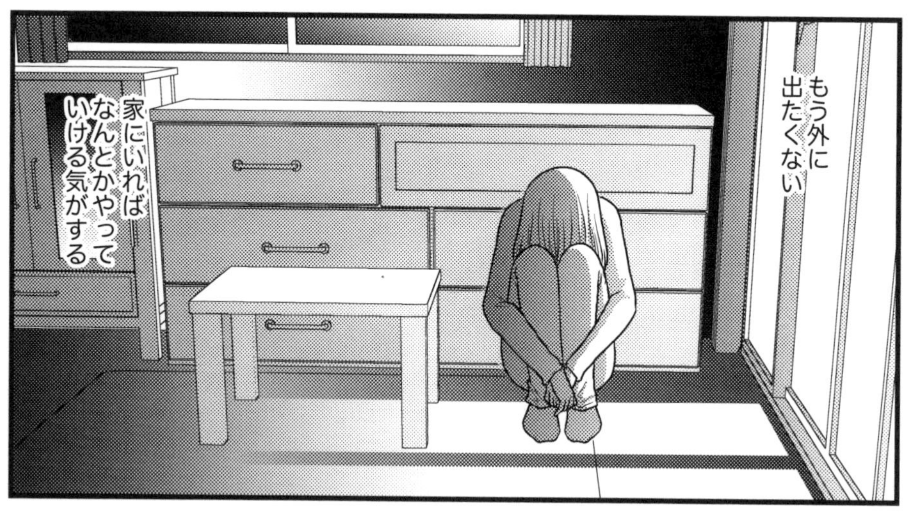
もう外に
出たくない
家にいれば
なんとかやって
いける気がする

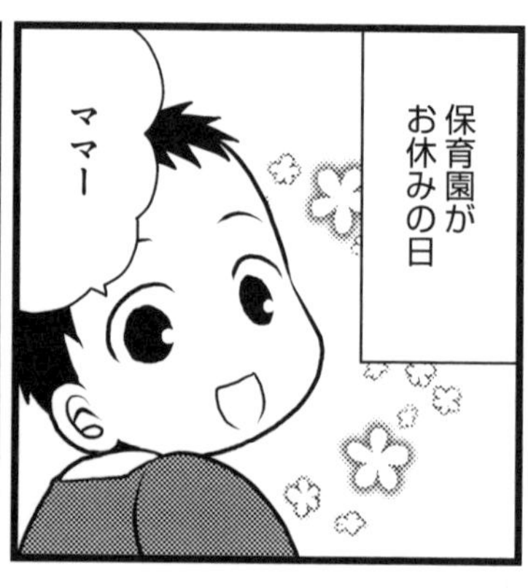
保育園が
お休みの日
ママー

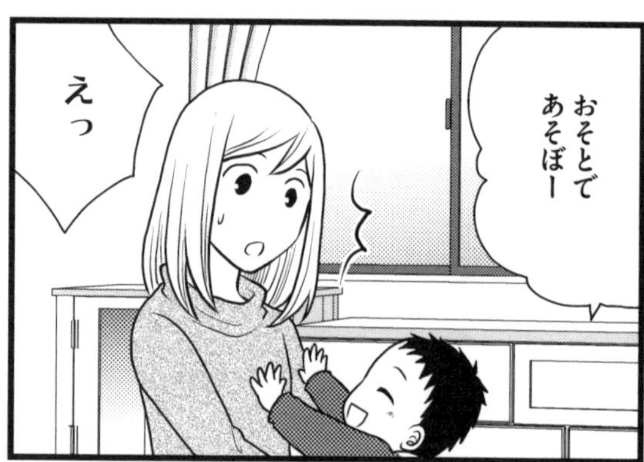
おそとで
あそぼー
えっ

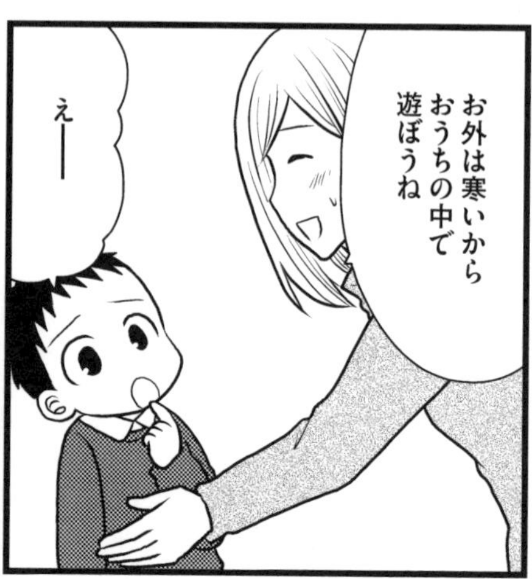
お外は寒いから
おうちの中で
遊ぼうね
えーー

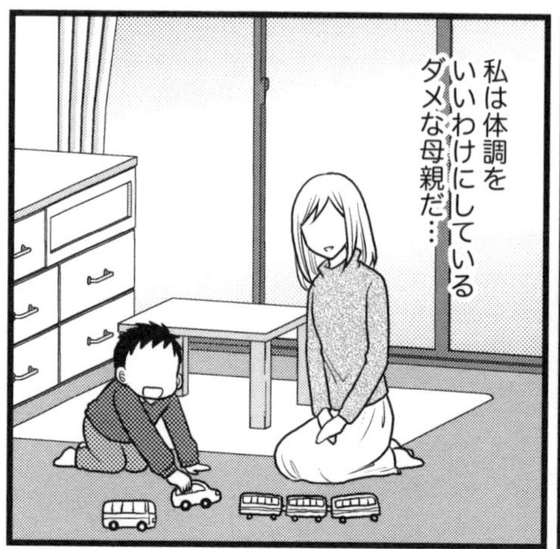
私は体調を
いいわけにしている
ダメな母親だ…

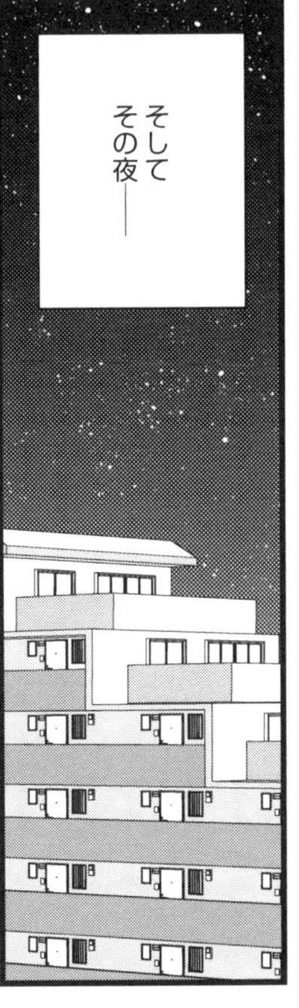
そして
その夜――

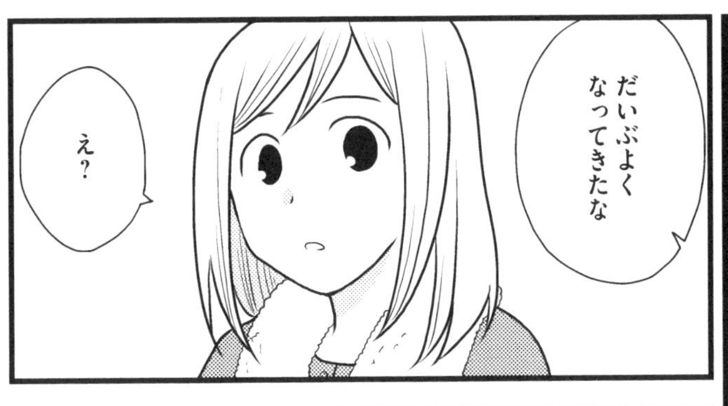
だいぶよく
なってきたな
え？

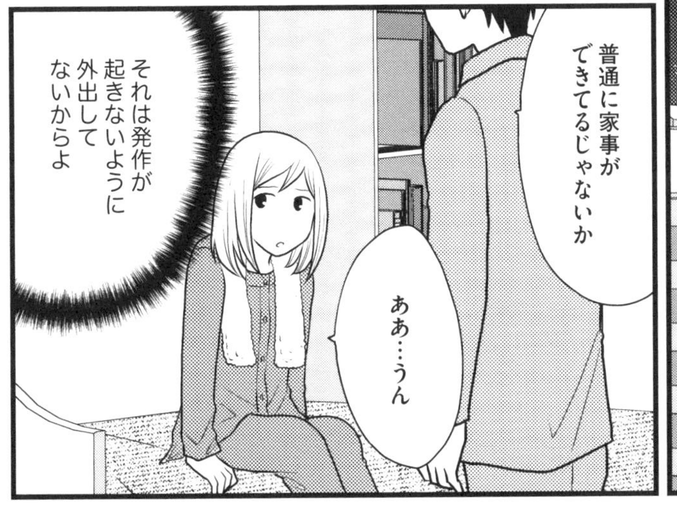
普通に家事が
できてるじゃないか
ああ…うん
それは発作が
起きないように
外出して
ないからよ

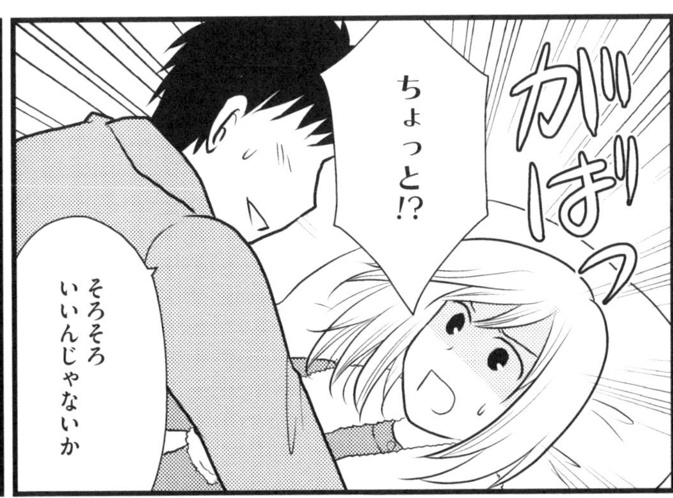
がばっ
ちょっと!?
そろそろ
いいんじゃないか

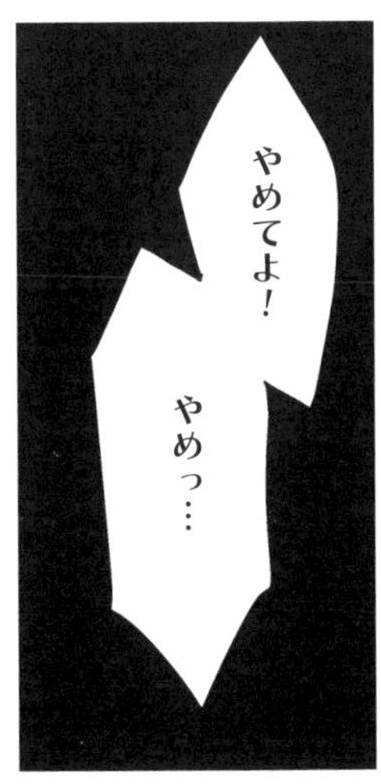
やめてよ！
やめっ…

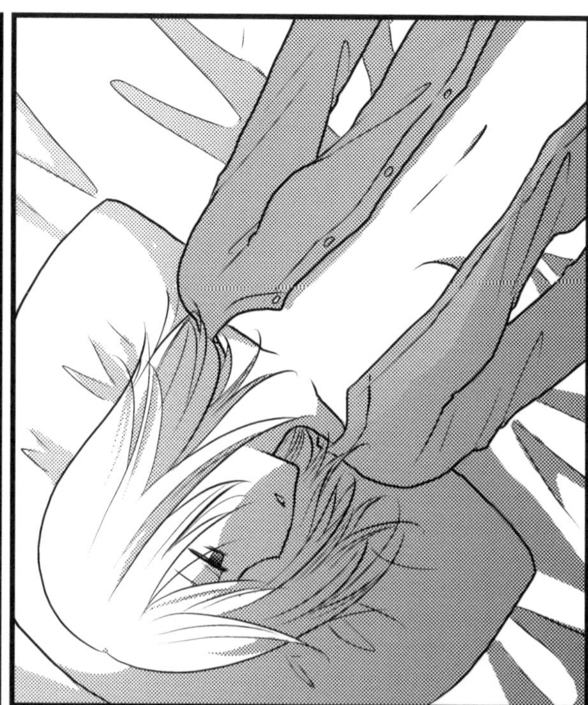

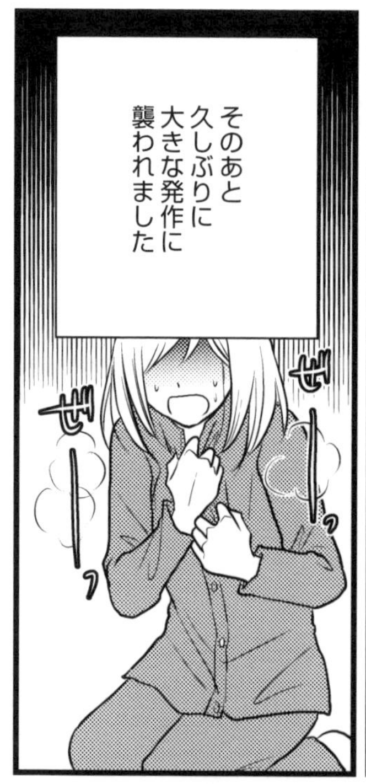
そのあと
久しぶりに
大きな発作に
襲われました
ぜーっ
ぜーーっ

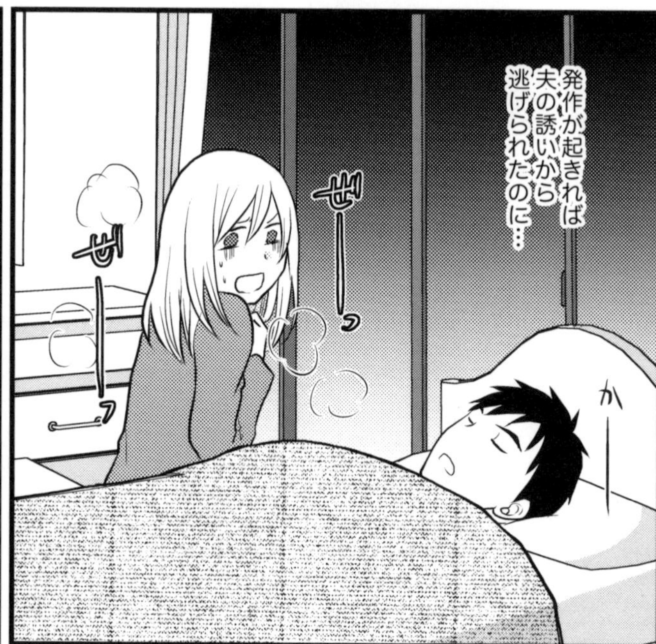
発作が起きれば
夫の誘いから
逃げられたのに…
ぜーーっ
ぜーーっ
か——

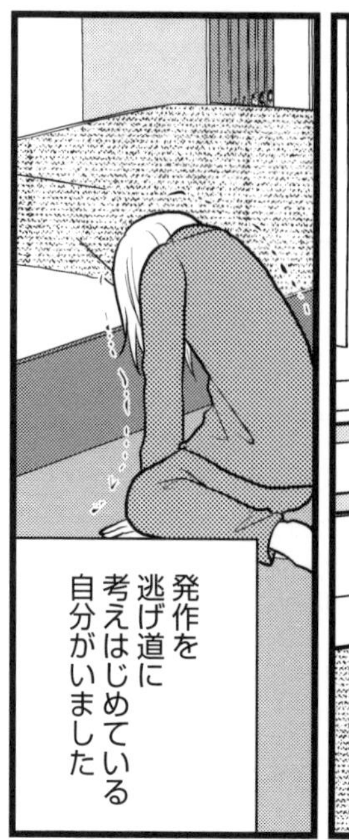
発作を
逃げ道に
考えはじめている
自分がいました

8 きっかけはストレス？

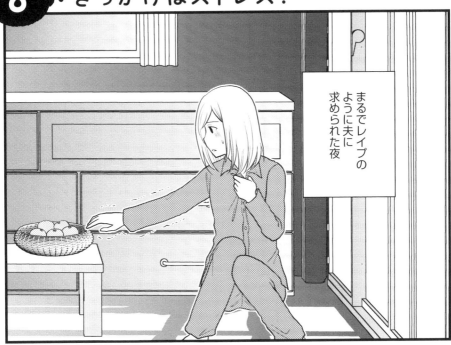

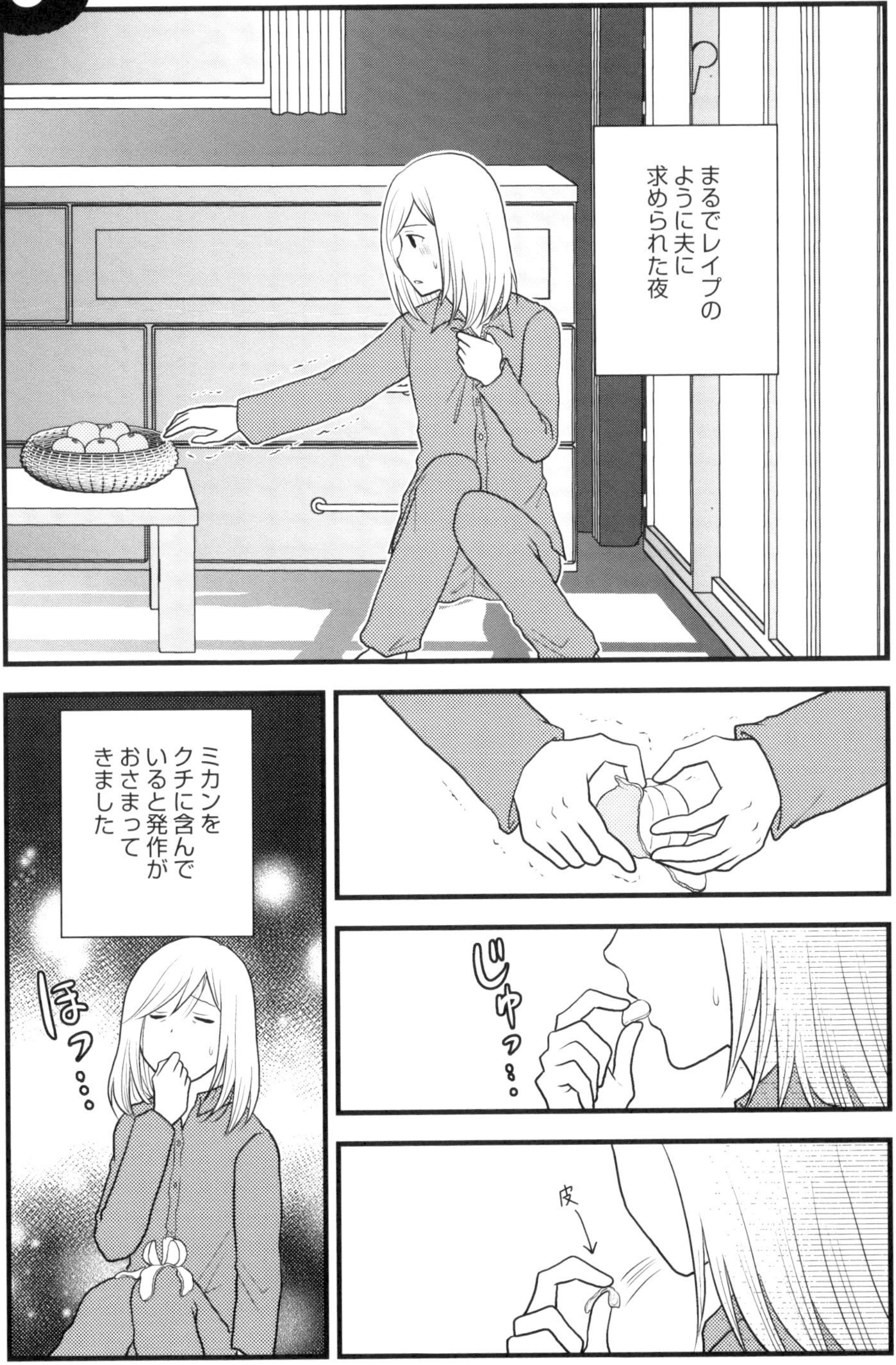

まるでレイプのように夫に求められた夜

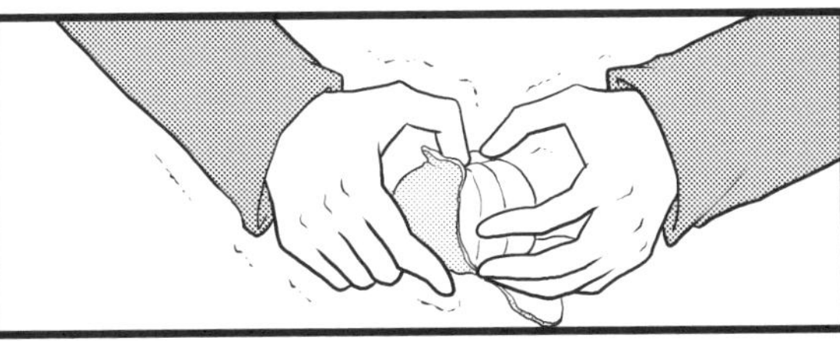

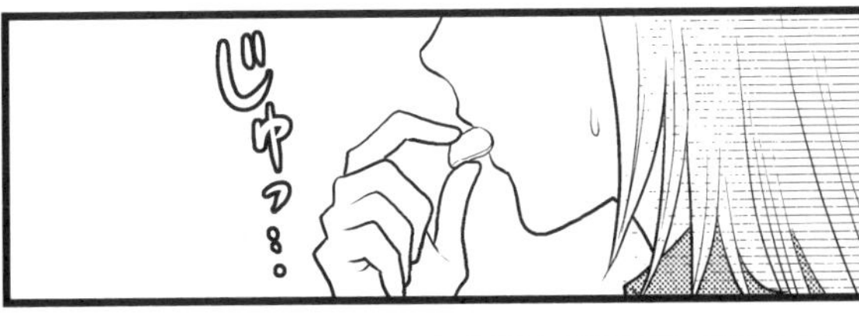
じゅっ…

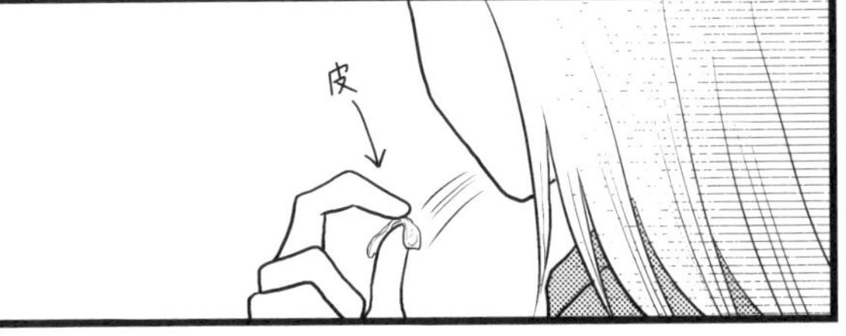
皮

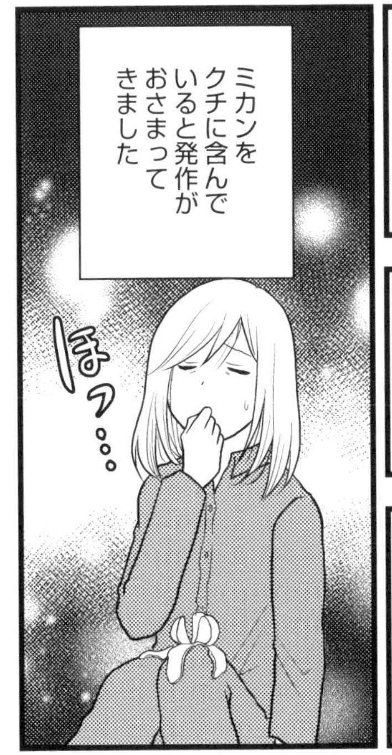
ミカンをクチに含んでいると発作がおさまってきました
ほっ…

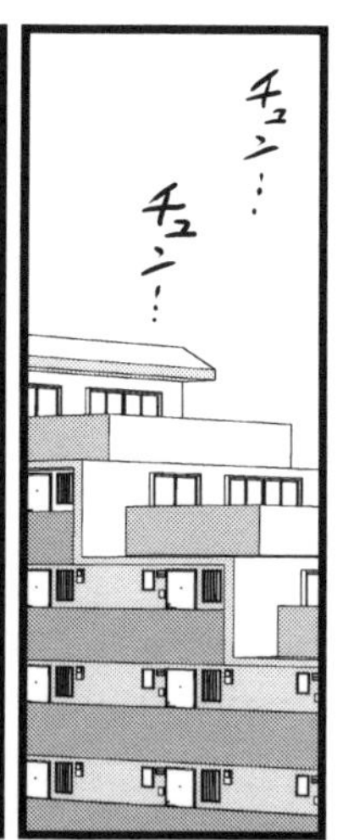
チュン…
チュン…

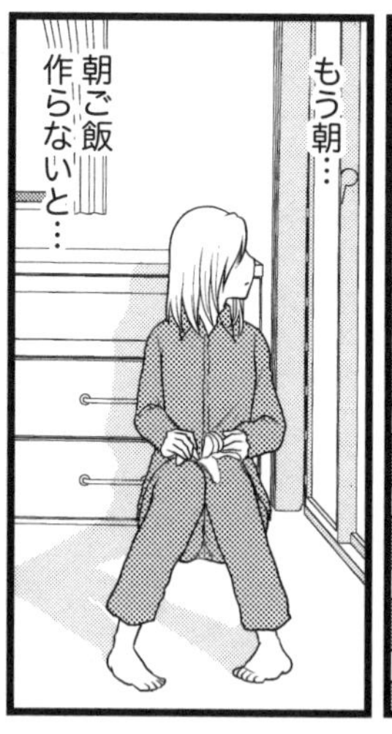
もう朝…
朝ご飯作らないと…

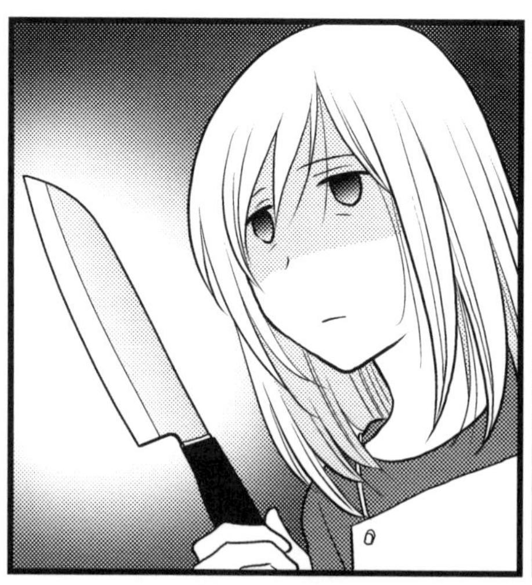

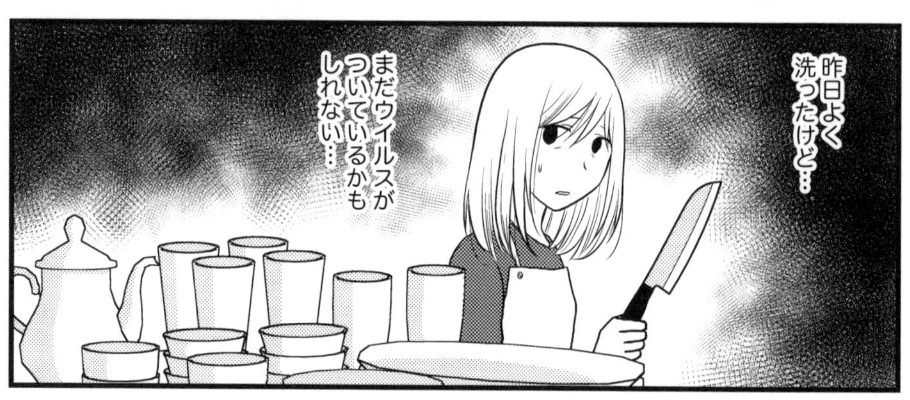
昨日よく洗ったけど…
まだウイルスがついているかもしれない…

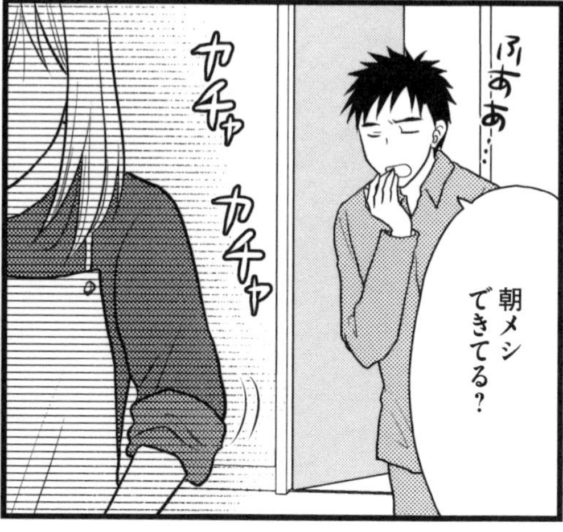
ふあぁ…
カチャ
カチャ
朝メシできてる？

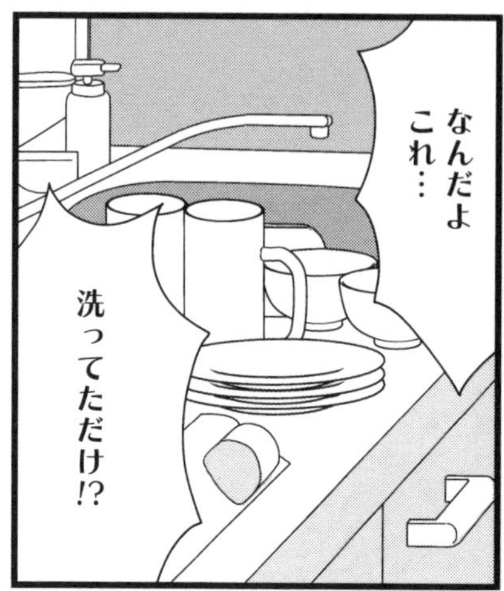
なんだよこれ…
洗ってただけ!?

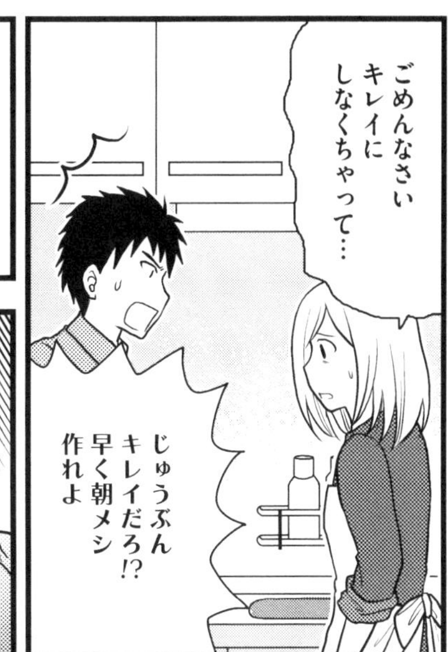
ごめんなさい
キレイに
しなくちゃって…
じゅうぶん
キレイだろ!?
早く朝メシ
作れよ

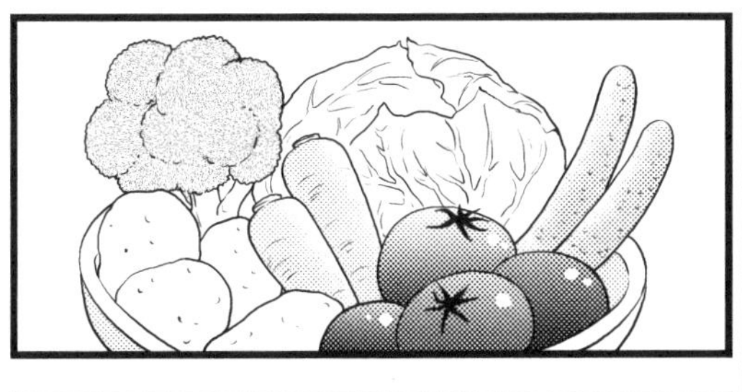

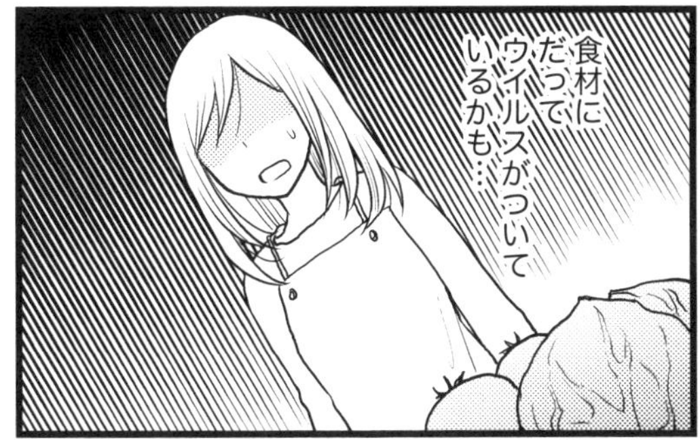
食材に
だって
ウイルスがついて
いるかも…

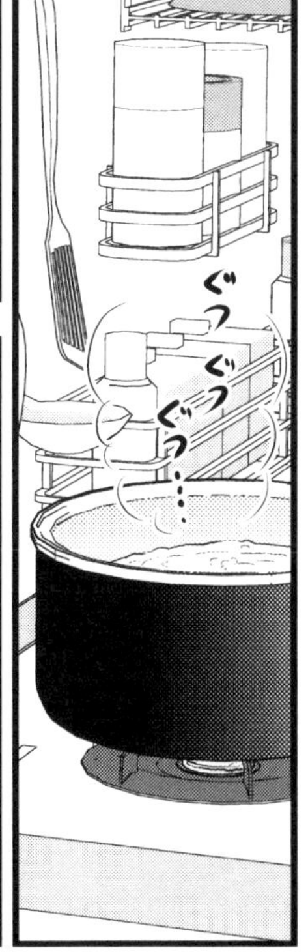
ぐつ ぐつ ぐつ……

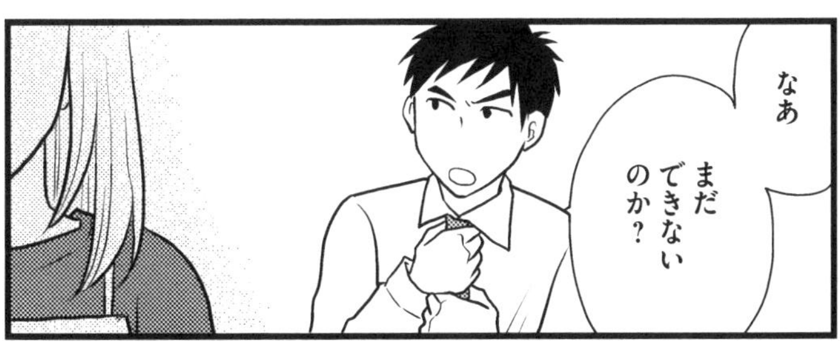
なあ
まだ
できない
のか?

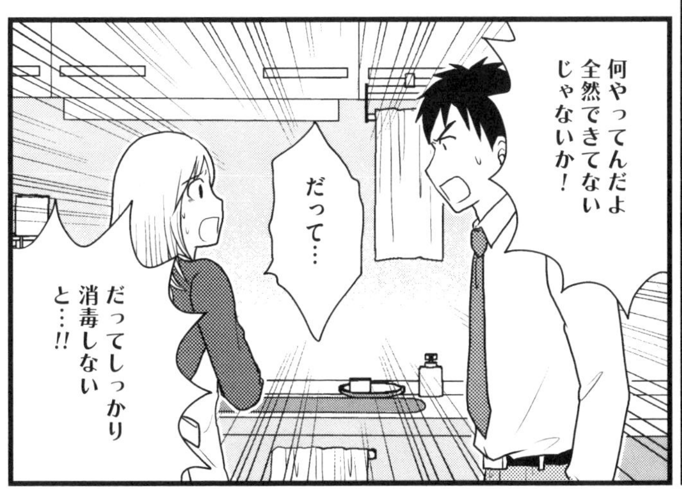
何やってんだよ
全然できてない
じゃないか!
だって…
だってしっかり
消毒しない
と…!!

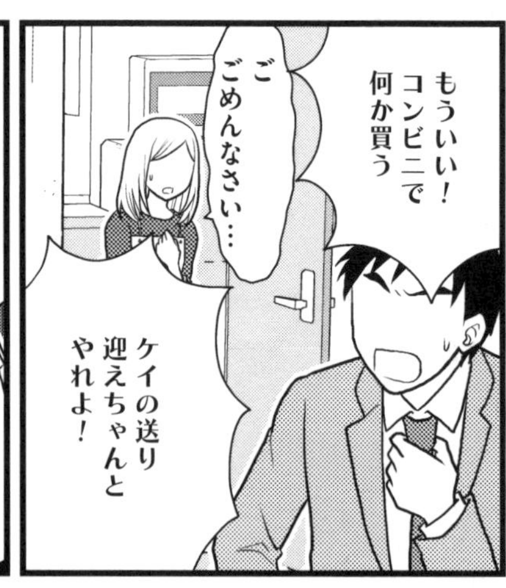
もういい！
コンビニで
何か買う
ご
ごめんなさい…
ケイの送り
迎えちゃんと
やれよ！

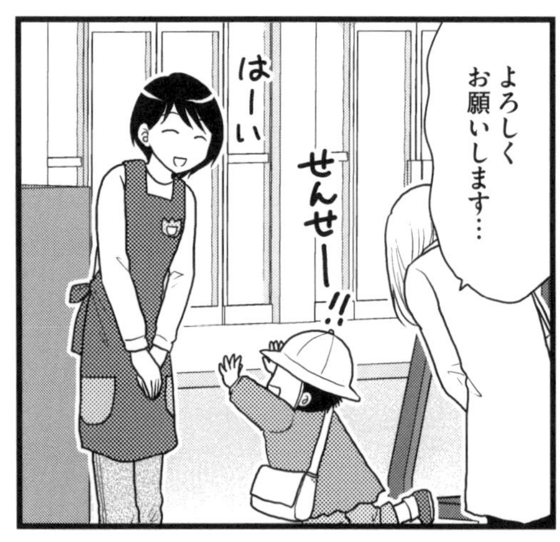
よろしく
お願いします…
せんせー!!
はーい

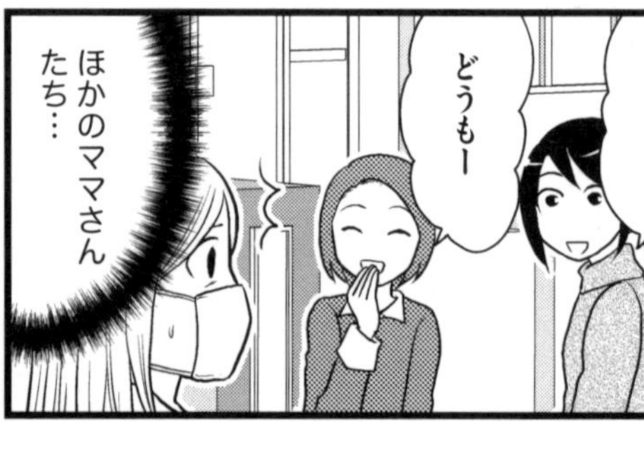
あら…
どうもー
ほかのママさん
たち…

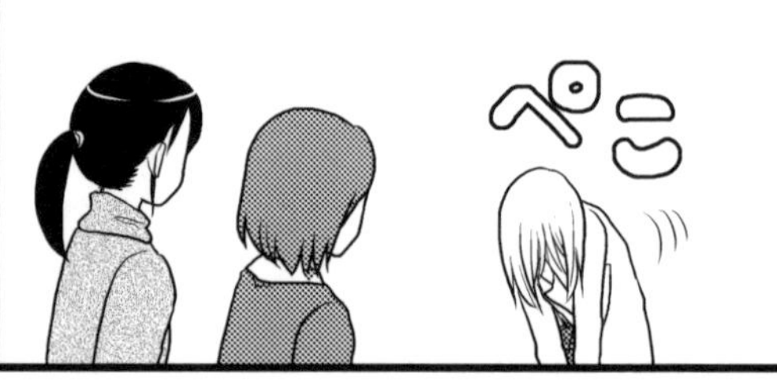
ぺこ

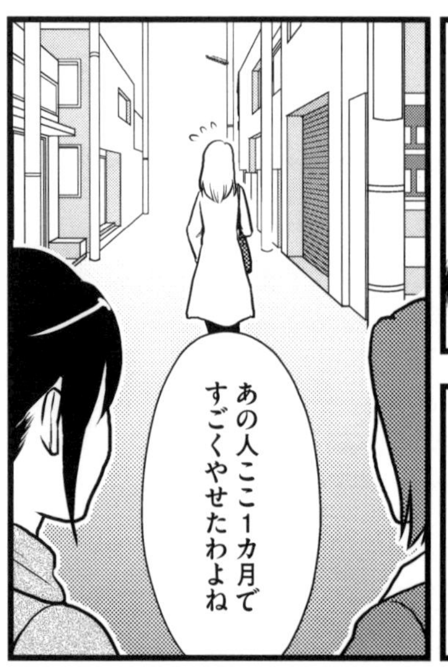
あの人ここ1カ月で
すごくやせたわよね

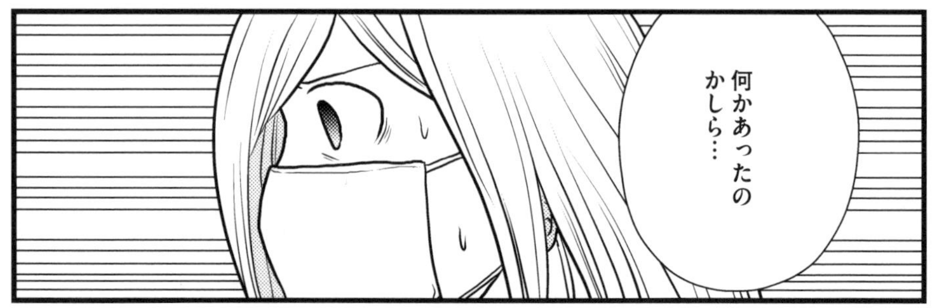
何かあったの
かしら…

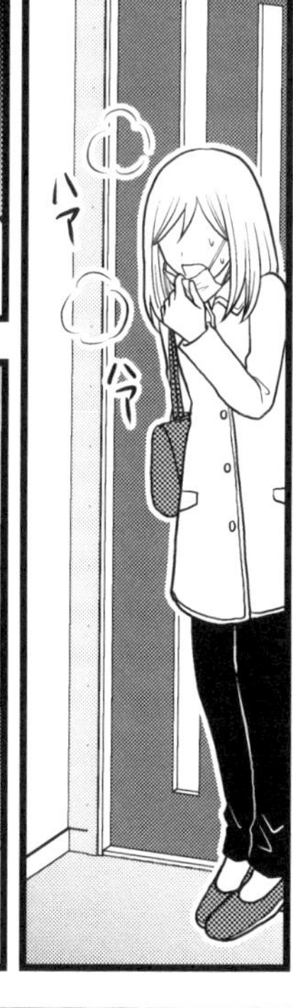
ハァ
ハァ

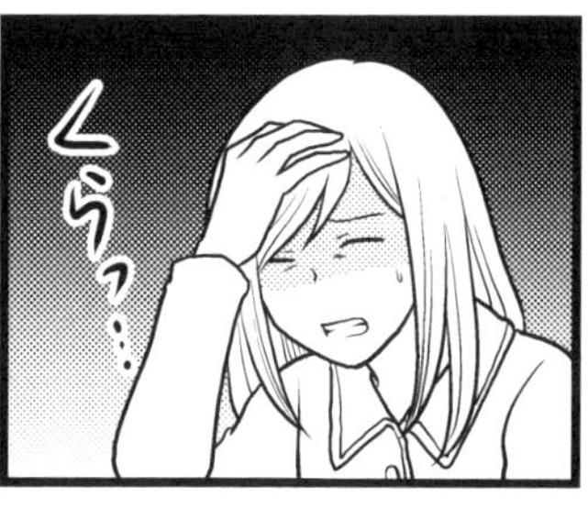
くらっ・・

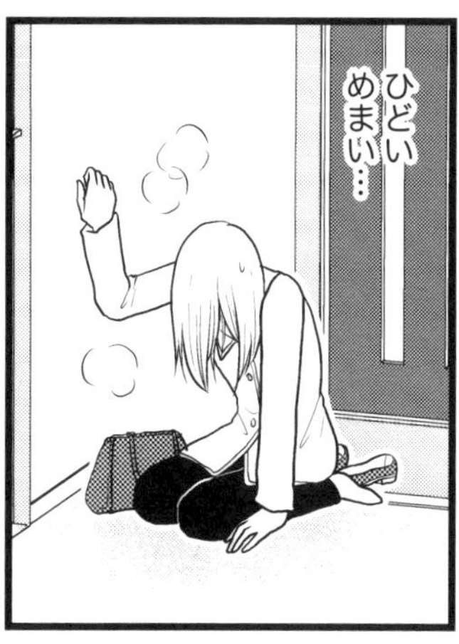
ひどい
めまい…

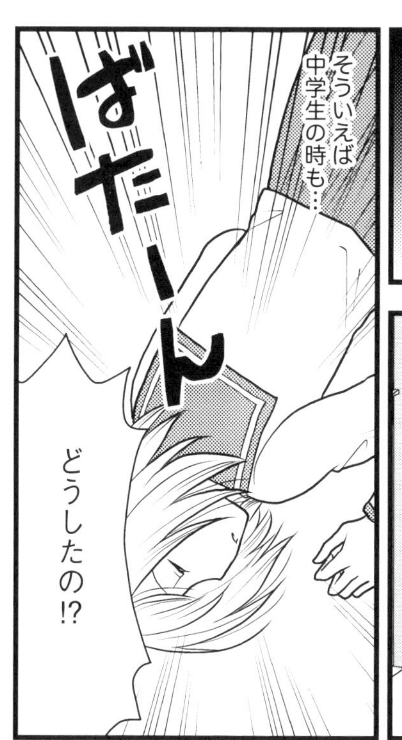
そういえば
中学生の時も…
ばたーん
どうしたの!?

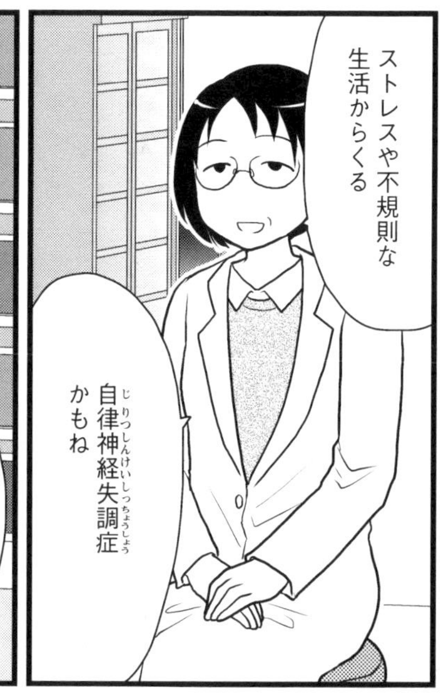
ストレスや不規則な生活からくる
自律神経失調症かもね

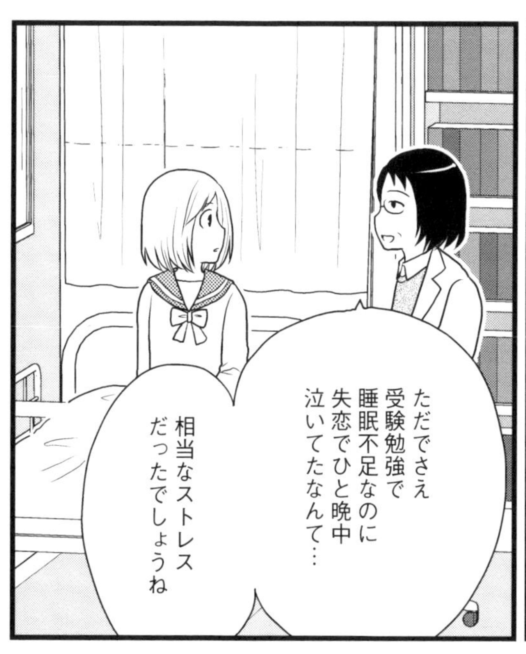
ただでさえ受験勉強で睡眠不足なのに失恋でひと晩中泣いてたなんて…
相当なストレスだったでしょうね

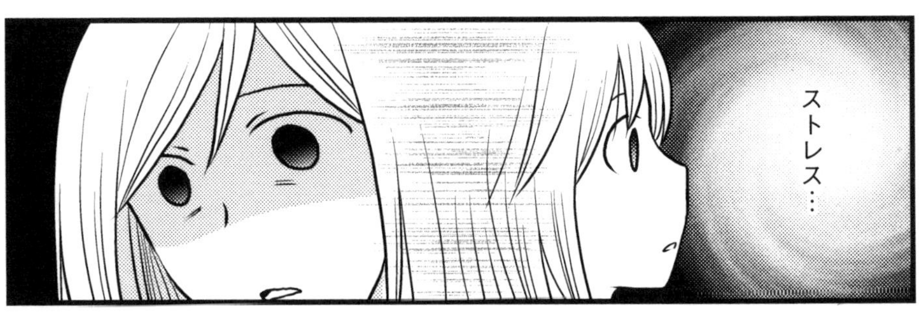
ストレス…

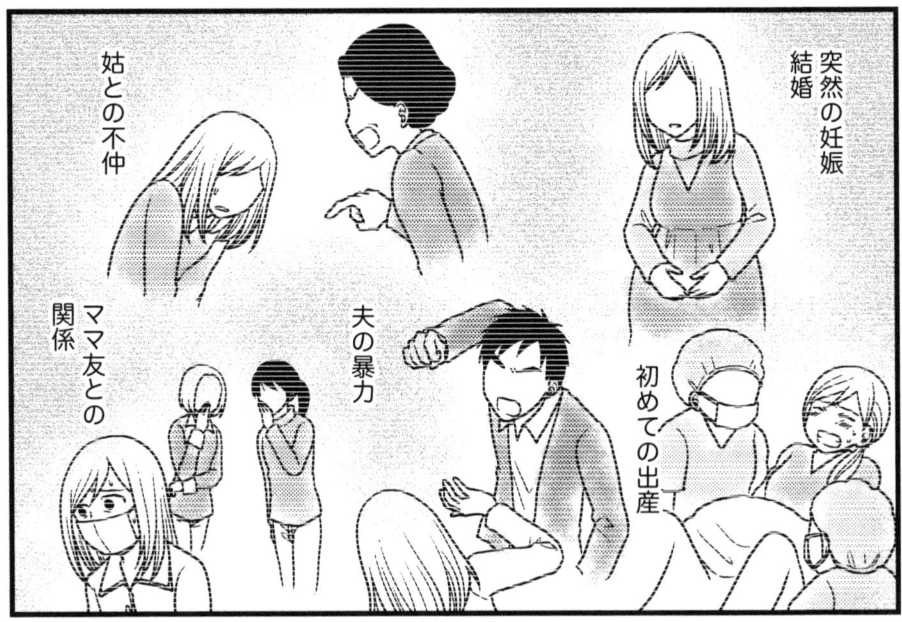
突然の妊娠
結婚
姑との不仲
初めての出産
夫の暴力
ママ友との
関係

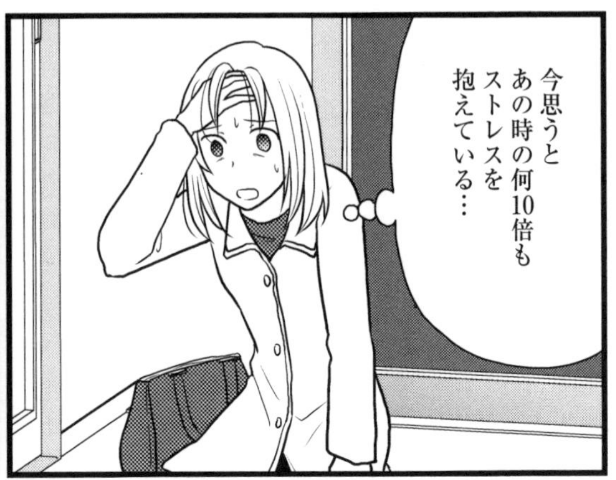
今思うと
あの時の何10倍も
ストレスを
抱えている…

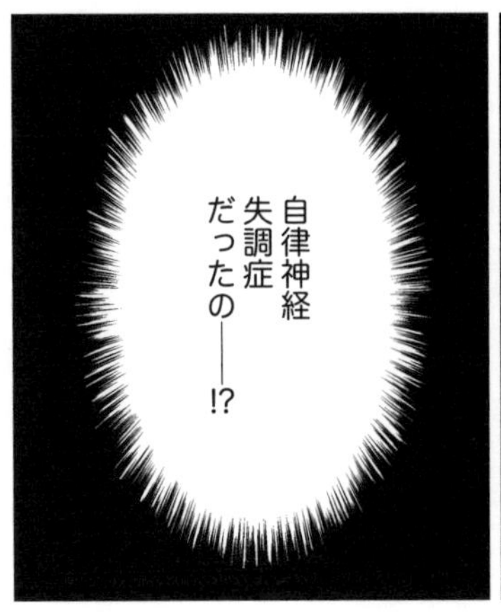
自律神経
失調症
だったの――!?

9 自律神経を鍛えたら…

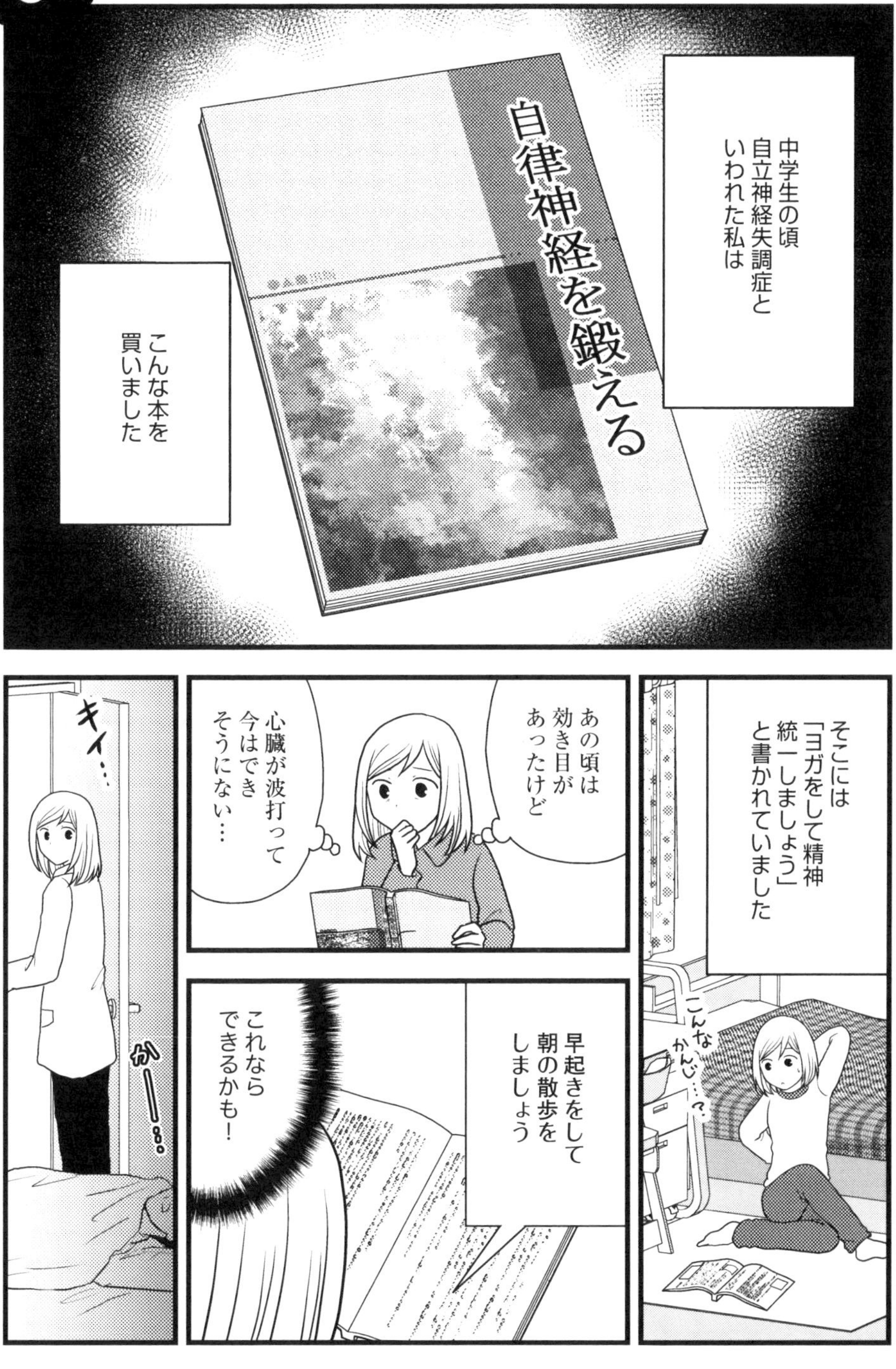

中学生の頃
自立神経失調症と
いわれた私は

自律神経を鍛える

こんな本を
買いました

そこには
「ヨガをして精神
統一しましょう」
と書かれていました

こんな
かんじ…？

あの頃は
効き目が
あったけど

心臓が波打って
今はでき
そうにない…

早起きをして
朝の散歩を
しましょう

これなら
できるかも！

キイ…

か――。。

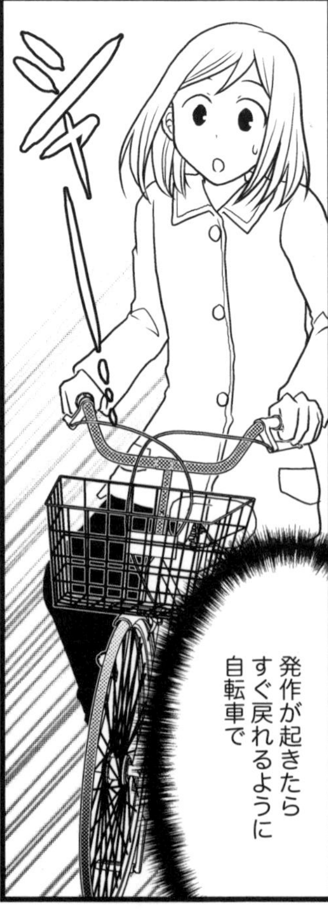
シャー
発作が起きたら
すぐ戻れるように
自転車で

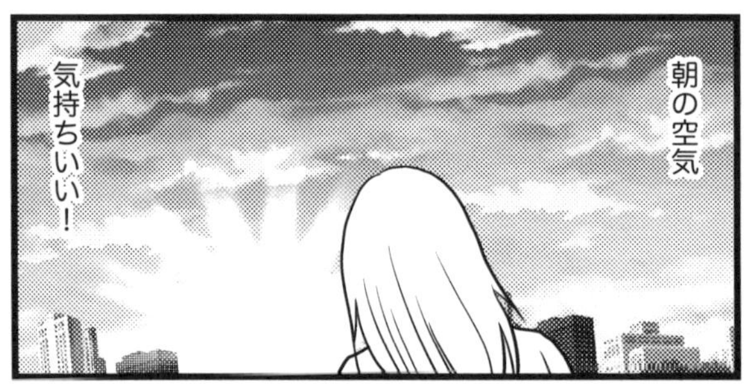
朝の空気
気持ちいい！

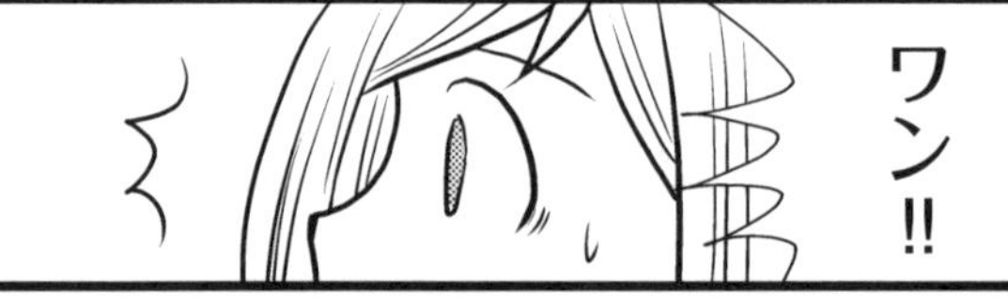
ワン!!

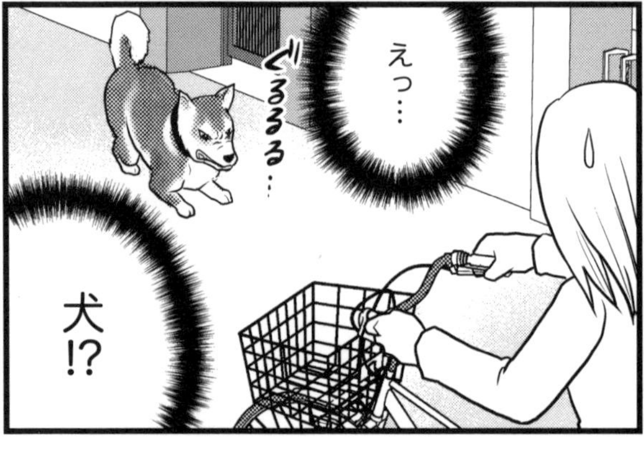
えっ…
ぐるるる…
犬!?

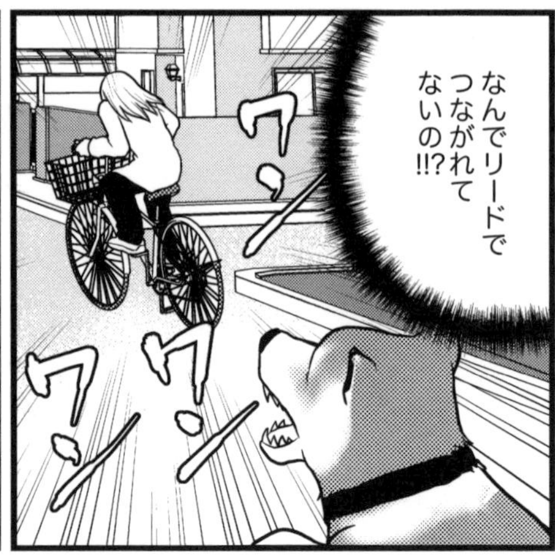
なんでリードで
つながれて
ないの!!?
ワン
ワン
ワン

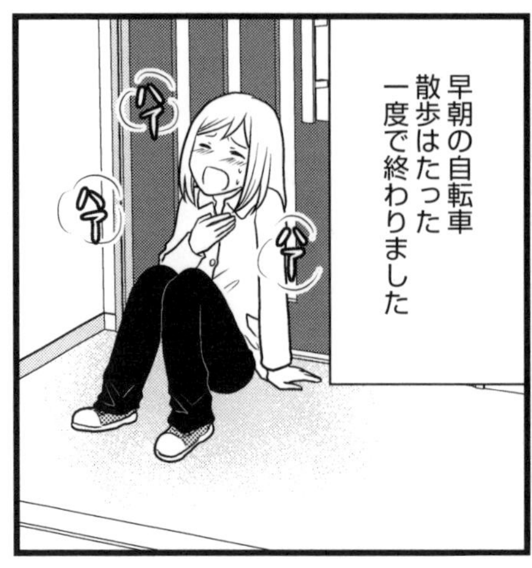
早朝の自転車
散歩はたった
一度で終わりました
ハァ
ハァ
ハァ

ほかに何か方法は…?
『早起きの集い』
「早起きの集い」?

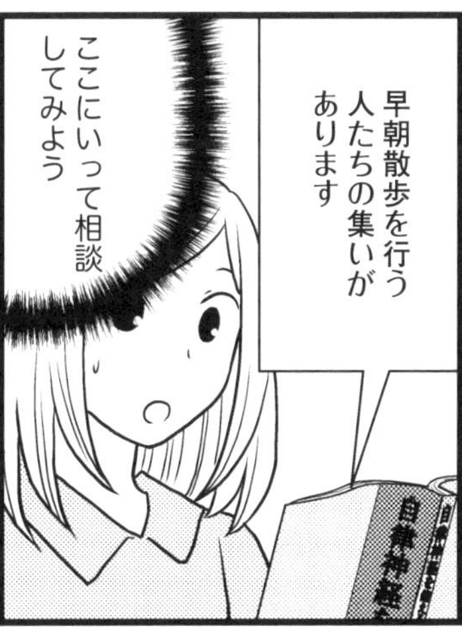
早朝散歩を行う人たちの集いがあります
ここにいって相談してみよう
自律神経

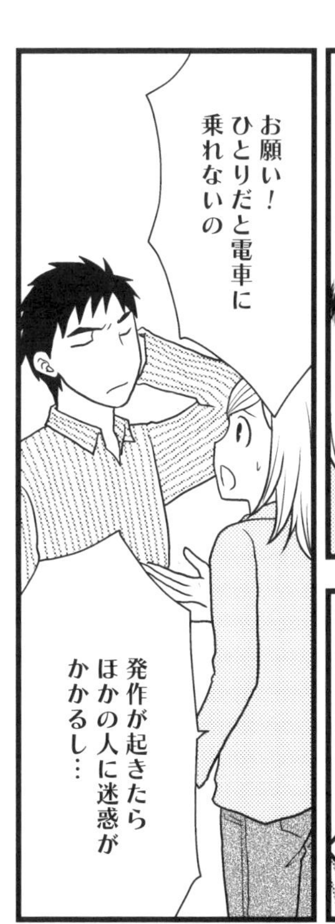
お願い！ひとりだと電車に乗れないの
発作が起きたらほかの人に迷惑がかかるし…

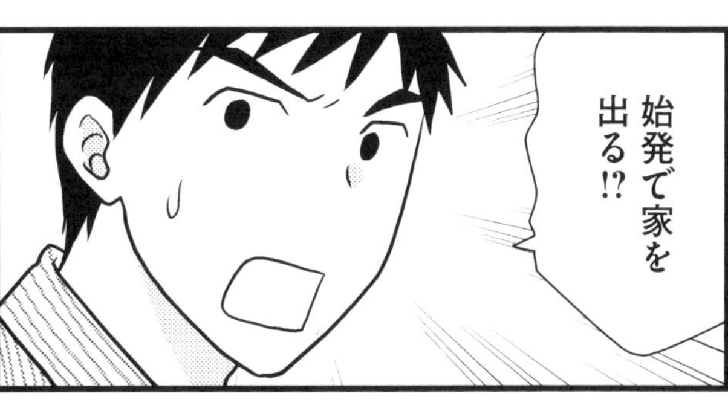
始発で家を出る!?

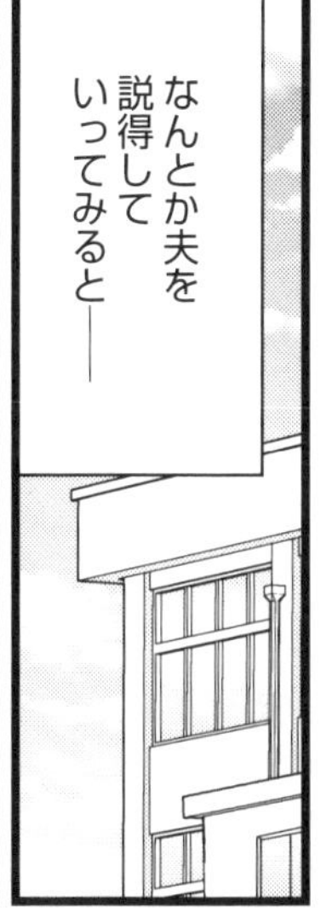
なんとか夫を説得していってみると——

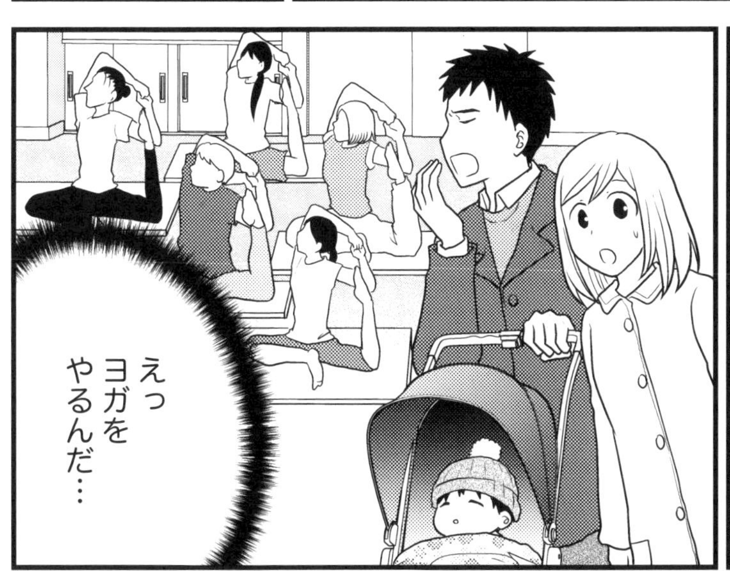
えっヨガをやるんだ…

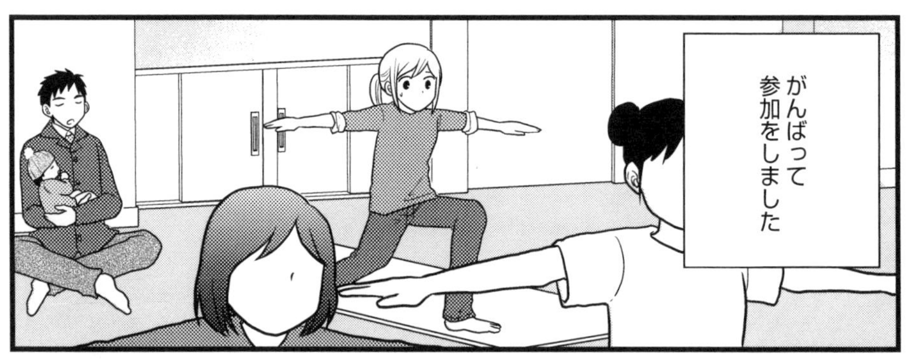
がんばって
参加をしました

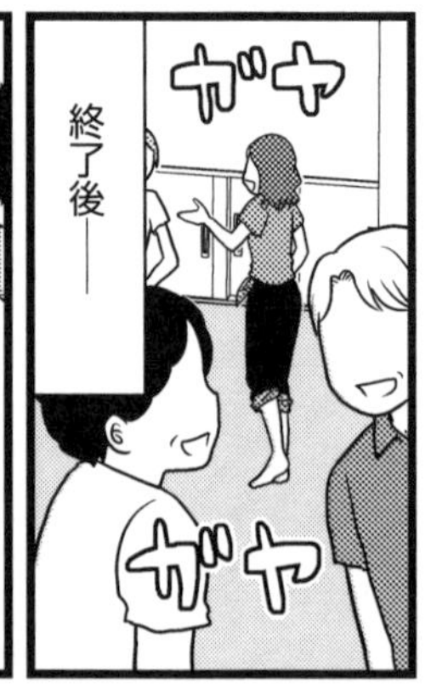
ガヤ
終了後——
ガヤ

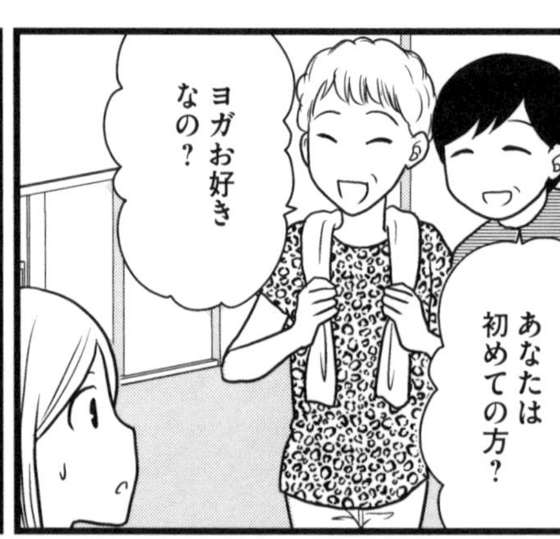
あなたは
初めての方？
ヨガお好き
なの？

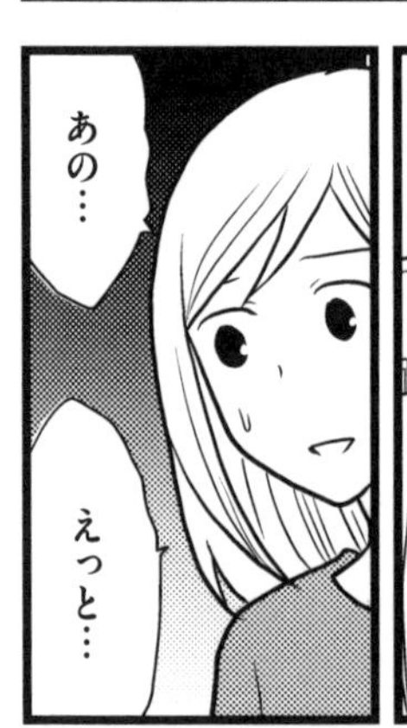
あの…
えっと…

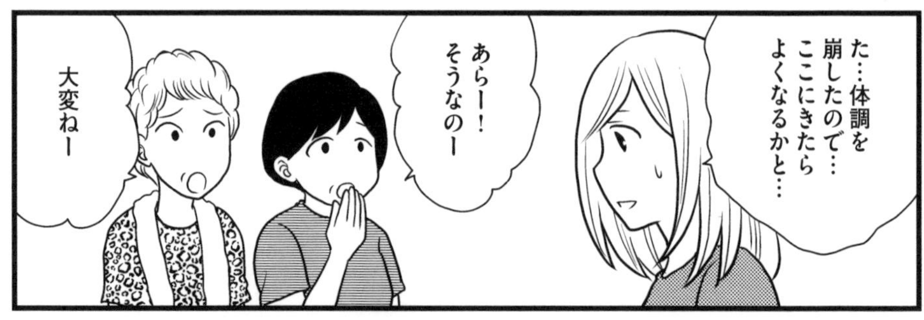
た…体調を
崩したので…
ここにきたら
よくなるかと…
あらー！
そうなのー
大変ねー

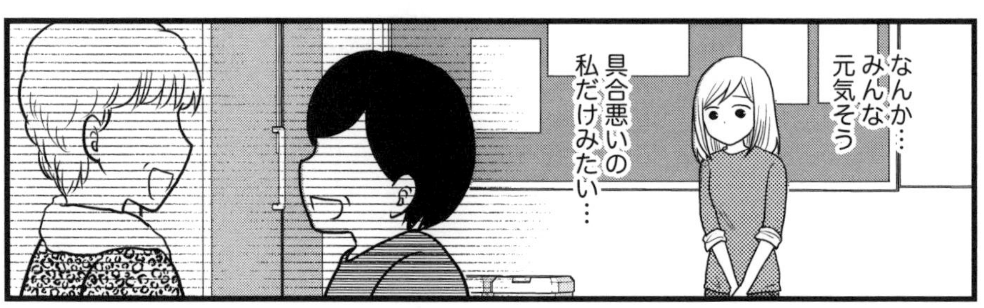
なんか…
みんな
元気そう
具合悪いの
私だけみたい…

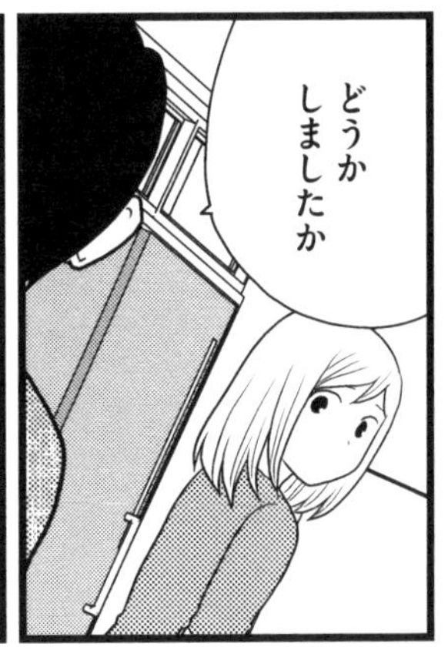
どうか
しましたか

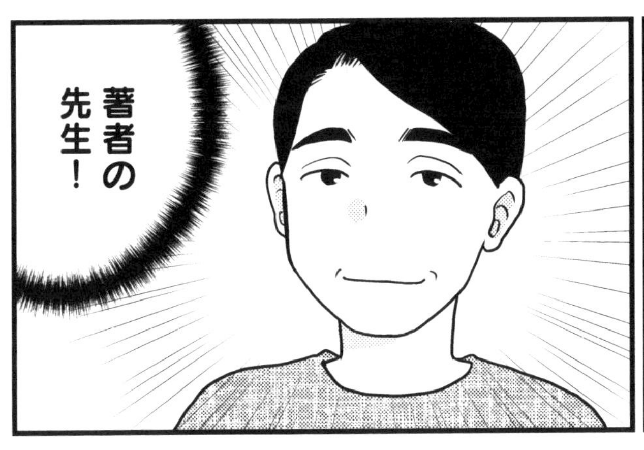
著者の
先生！

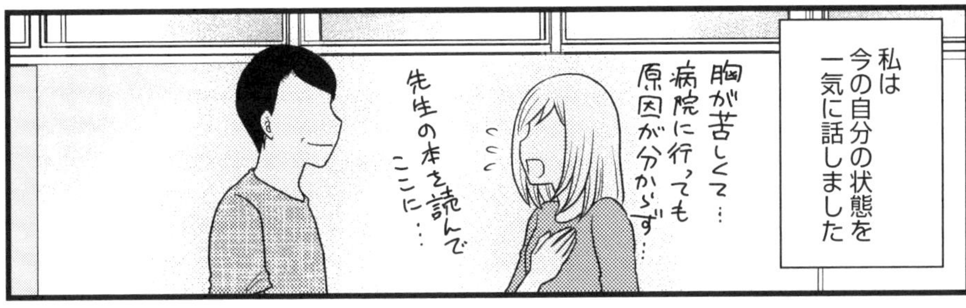
私は
今の自分の状態を
一気に話しました
胸が苦しくて…
病院に行っても
原因が分からず…
先生の本を読んで
ここに…

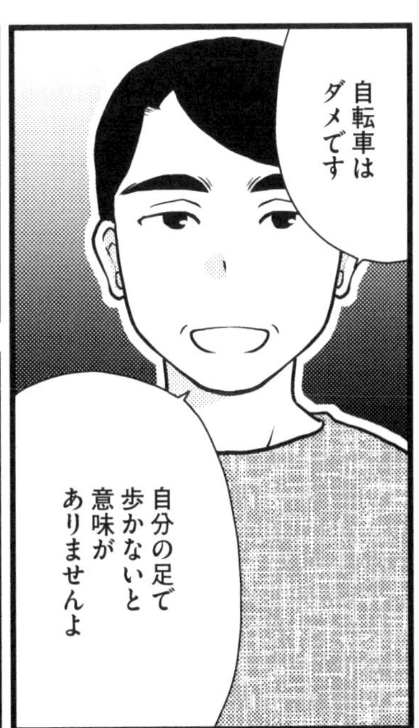
自転車は
ダメです
自分の足で
歩かないと
意味が
ありませんよ

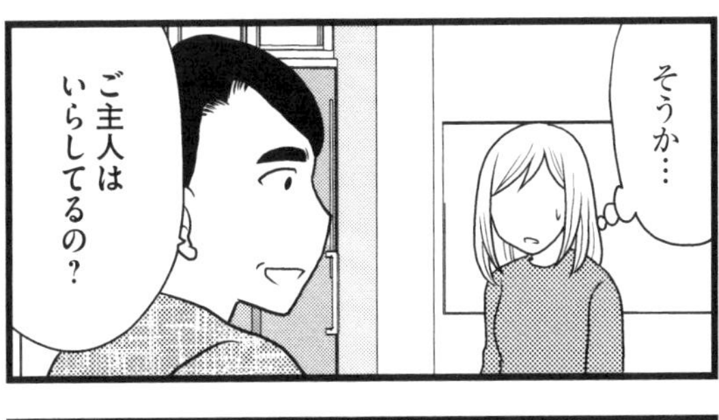
そうか…
ご主人は
いらしてるの？

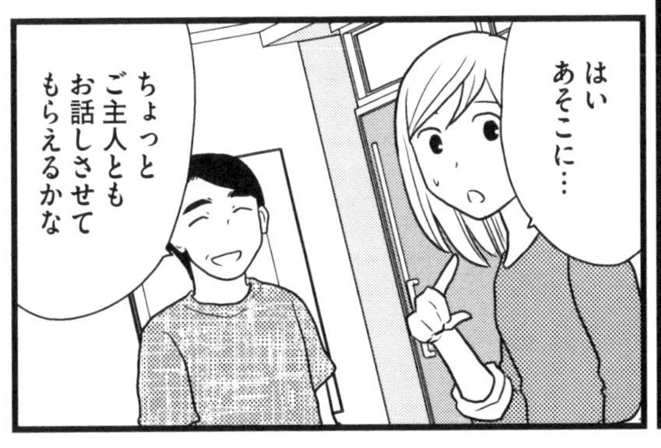
はい
あそこに…
ちょっと
ご主人とも
お話しさせて
もらえるかな

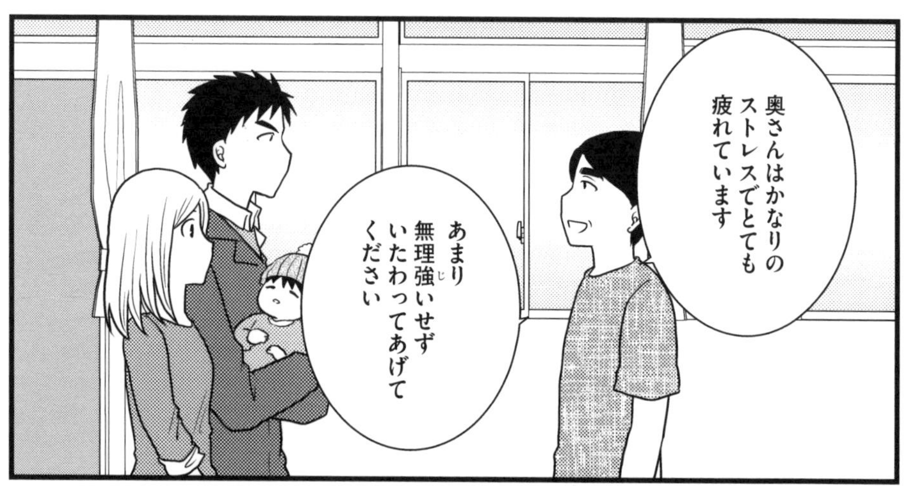
奥さんはかなりのストレスでとても疲れています
あまり無理強いせずいたわってあげてください
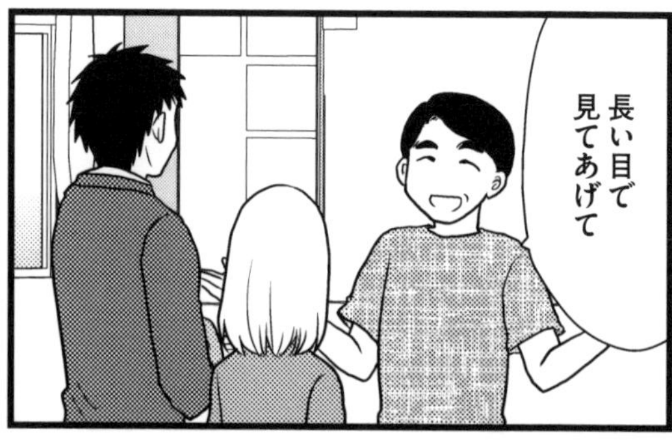
長い目で見てあげて
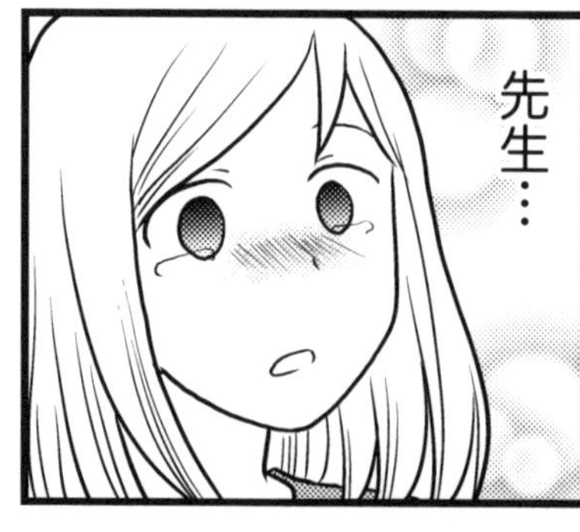
先生…
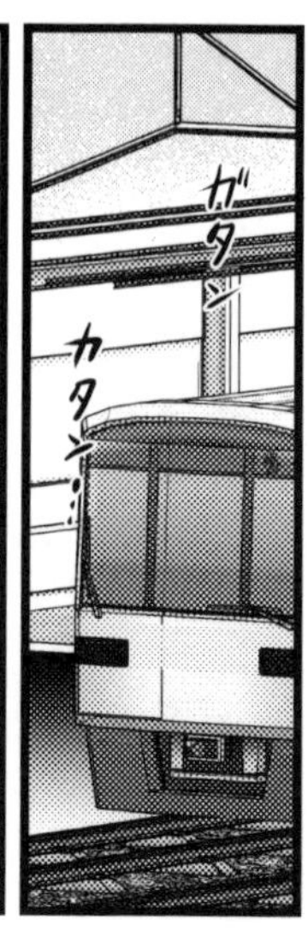
ガタン
ガタン…
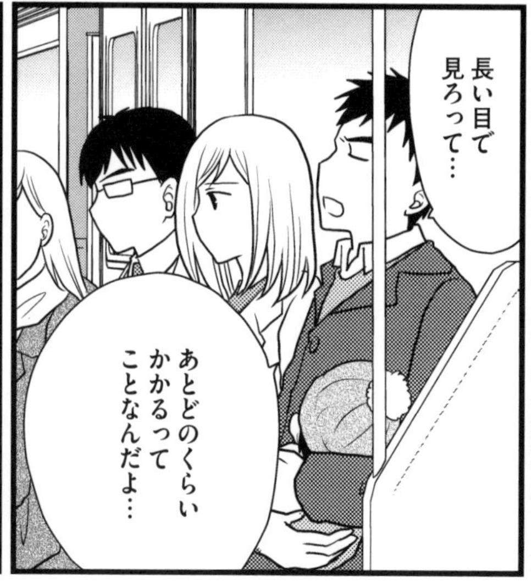
長い目で見ろって…
あとどのくらいかかるってことなんだよ…
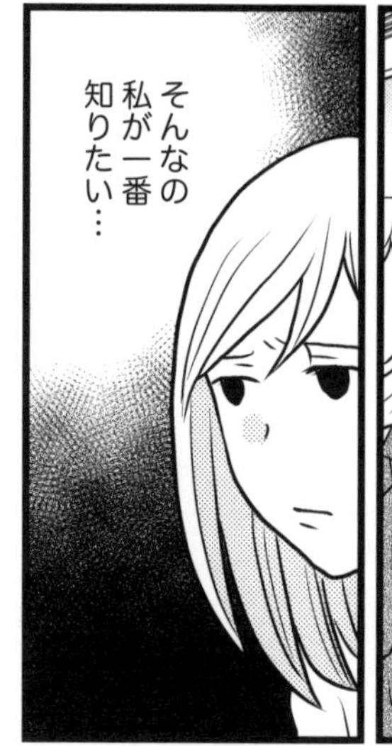
そんなの私が一番知りたい…

10 ハリにいってみる

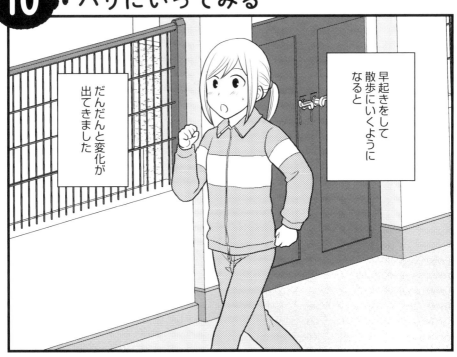

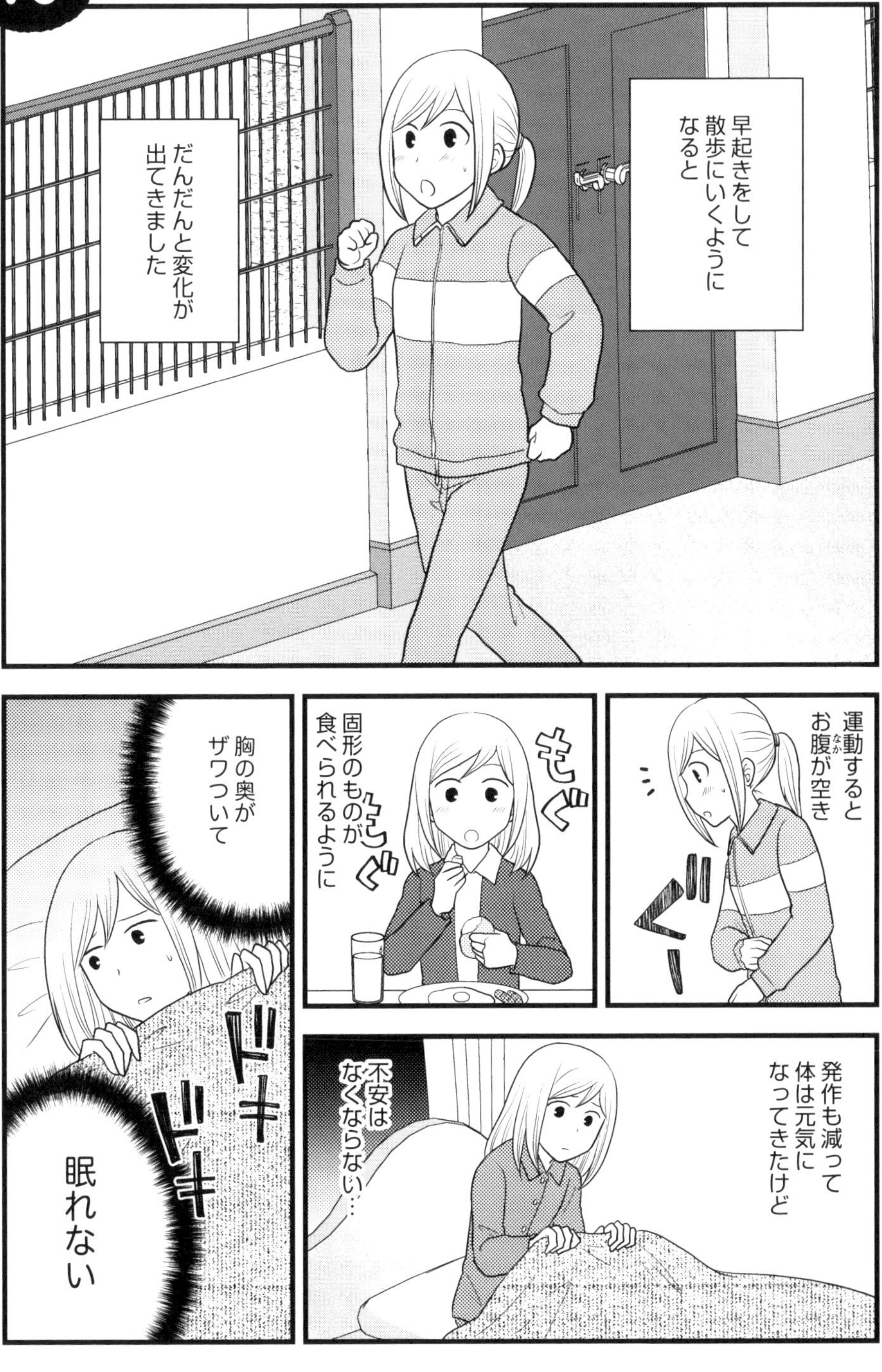

早起きをして
散歩にいくように
なると

だんだんと変化が
出てきました

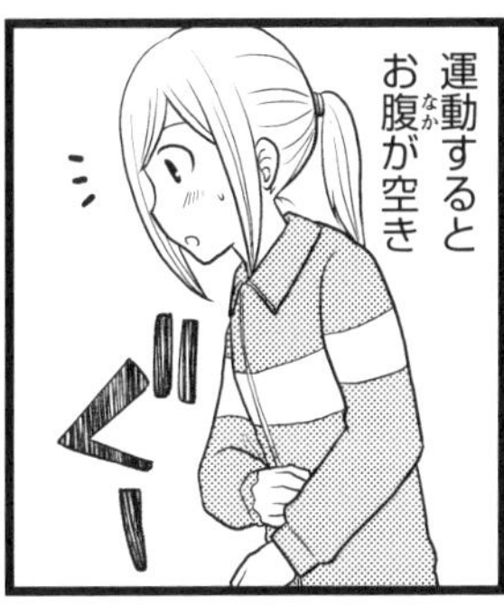
運動すると
お腹が空き
ぐー

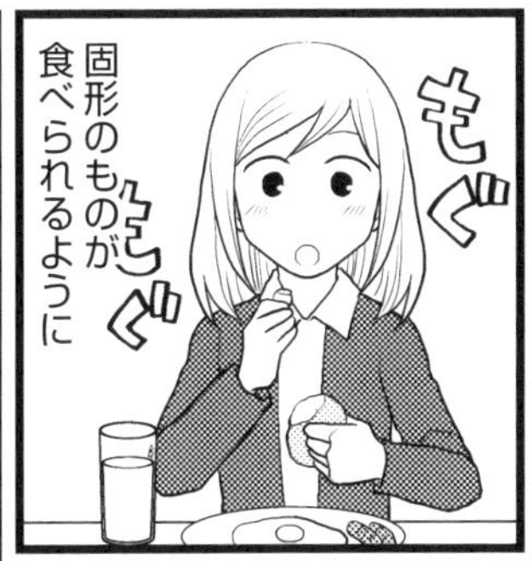
固形のものが
食べられるように
もぐ
もぐ

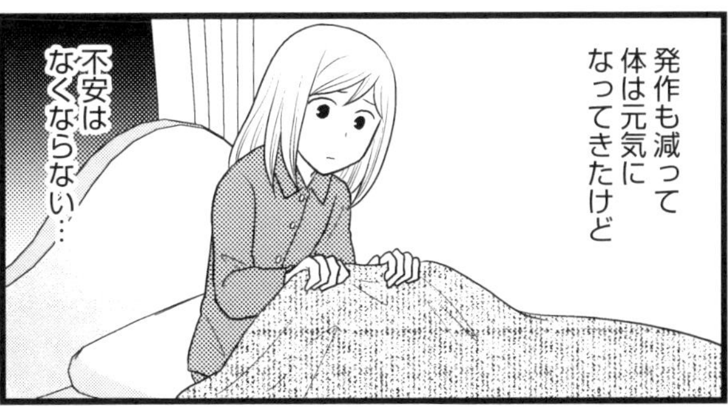
発作も減って
体は元気に
なってきたけど
不安は
なくならない…

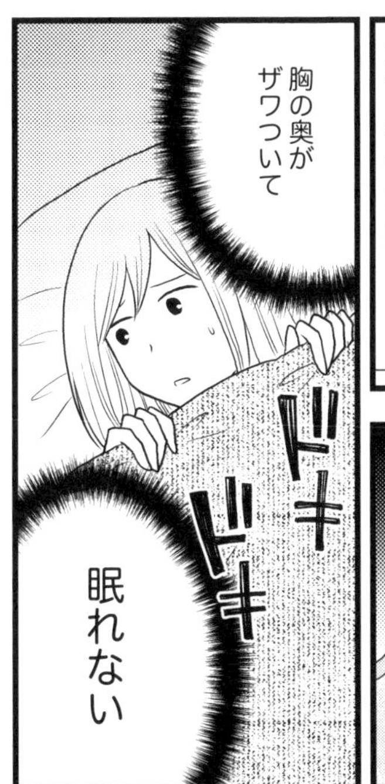
胸の奥が
ザワついて
ドキ
ドキ
眠れない

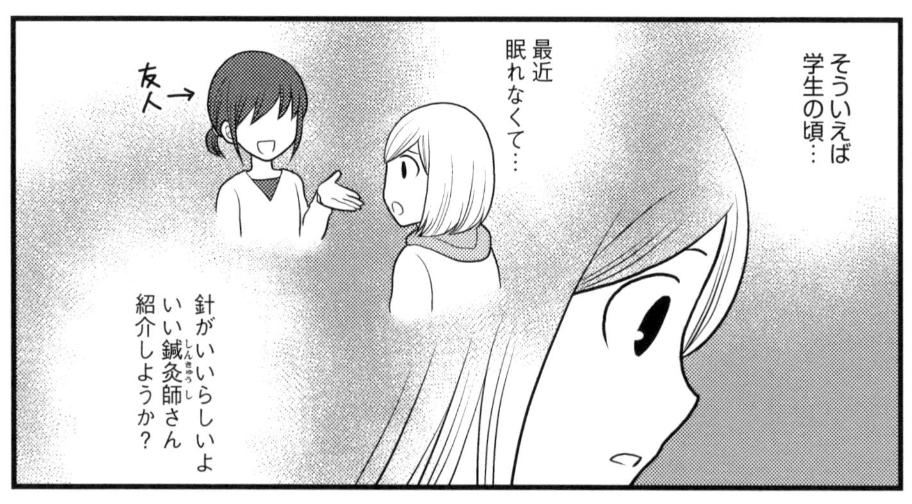
そういえば
学生の頃…
最近
眠れなくて…
友人→
針がいいらしいよ
いい鍼灸師さん
紹介しようか？

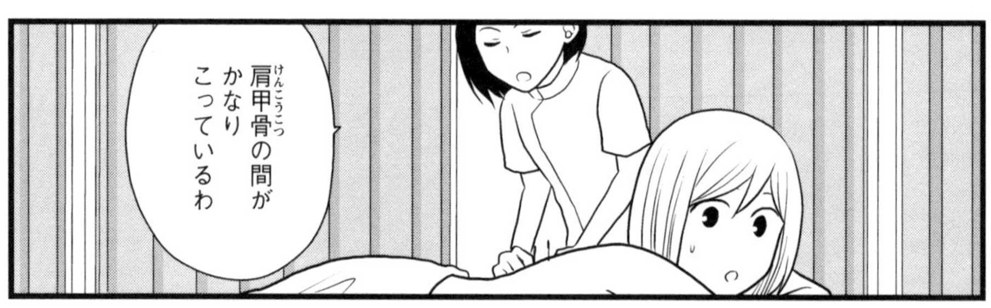
肩甲骨の間が
かなり
こっているわ

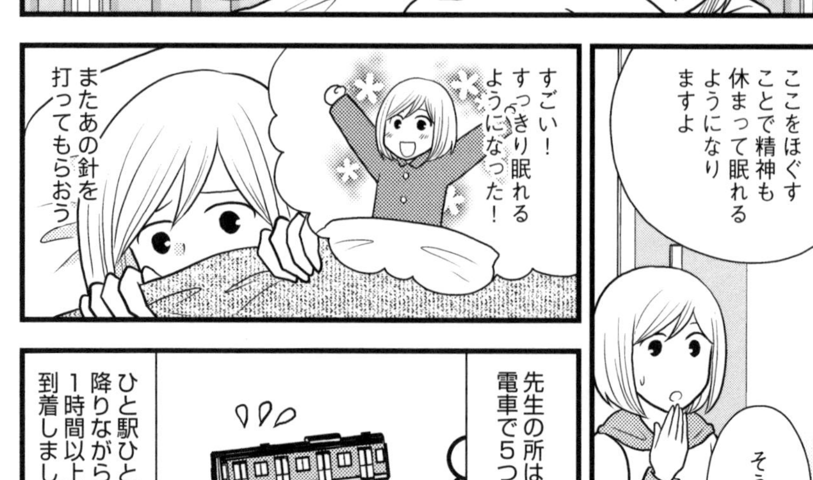
ここをほぐす
ことで精神も
休まって眠れる
ようになり
ますよ
そうなんだ…
すごい！
すっきり眠れる
ようになった！
またあの針を
打ってもらおう
先生の所は
電車で5つ先の駅
ひと駅ひと駅
降りながら
1時間以上かかって
到着しました

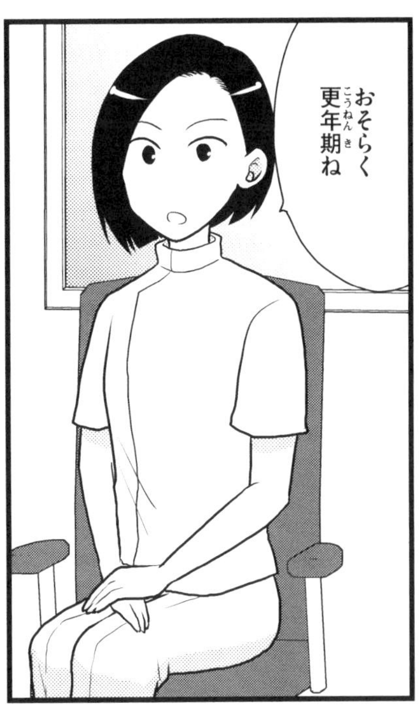
おそらく
更年期ね

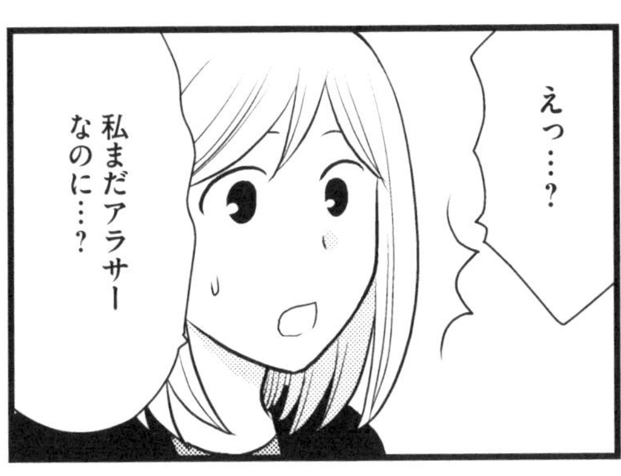
えっ…？
私まだアラサー
なのに…？

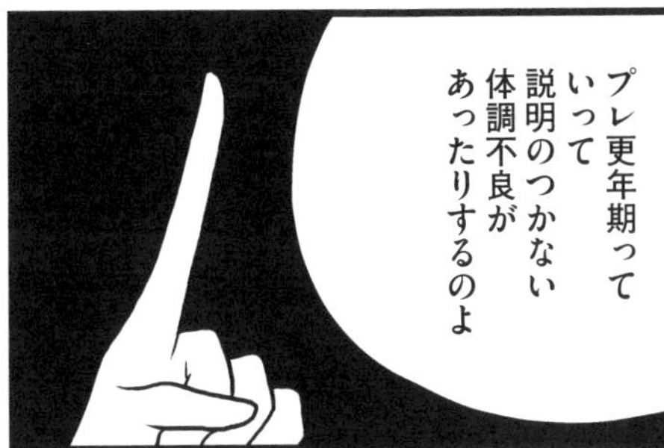
プレ更年期って
いって
説明のつかない
体調不良が
あったりするのよ

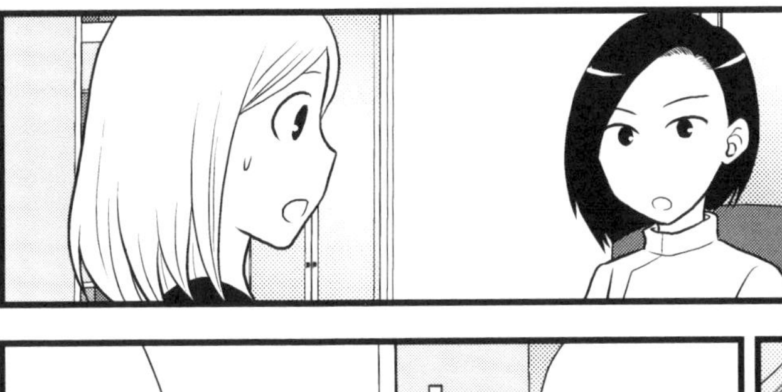
今まで耐えられ
ていたことが
耐えられなく
なるの

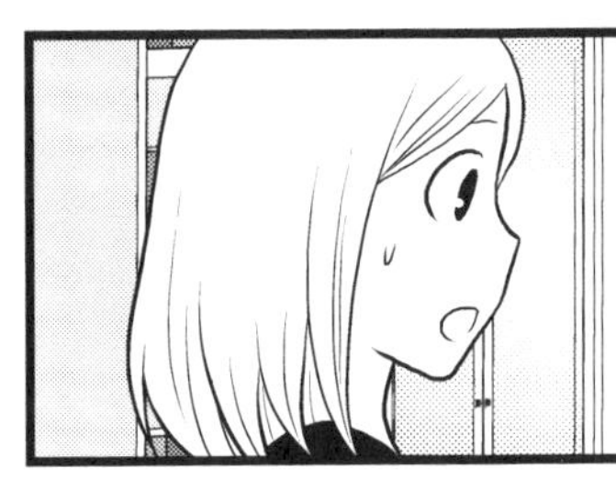

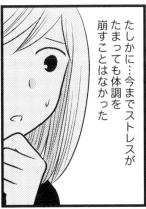

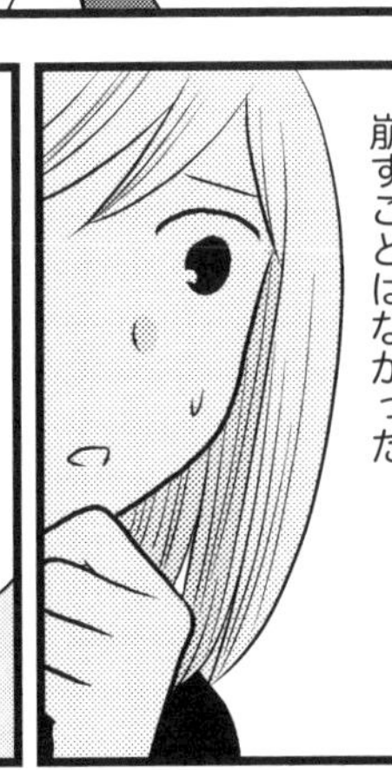
たしかに…今までストレスが
たまっても体調を
崩すことはなかった

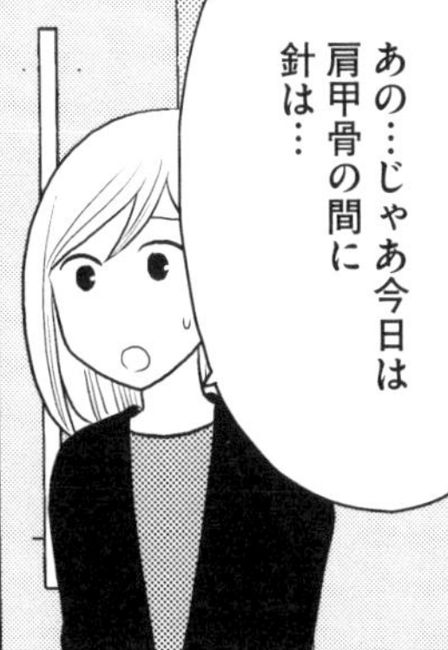
あの…じゃあ今日は
肩甲骨の間に
針は…

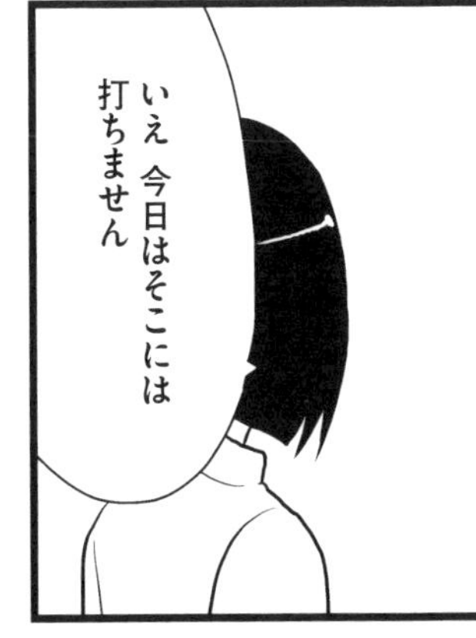
いえ 今日はそこには
打ちません

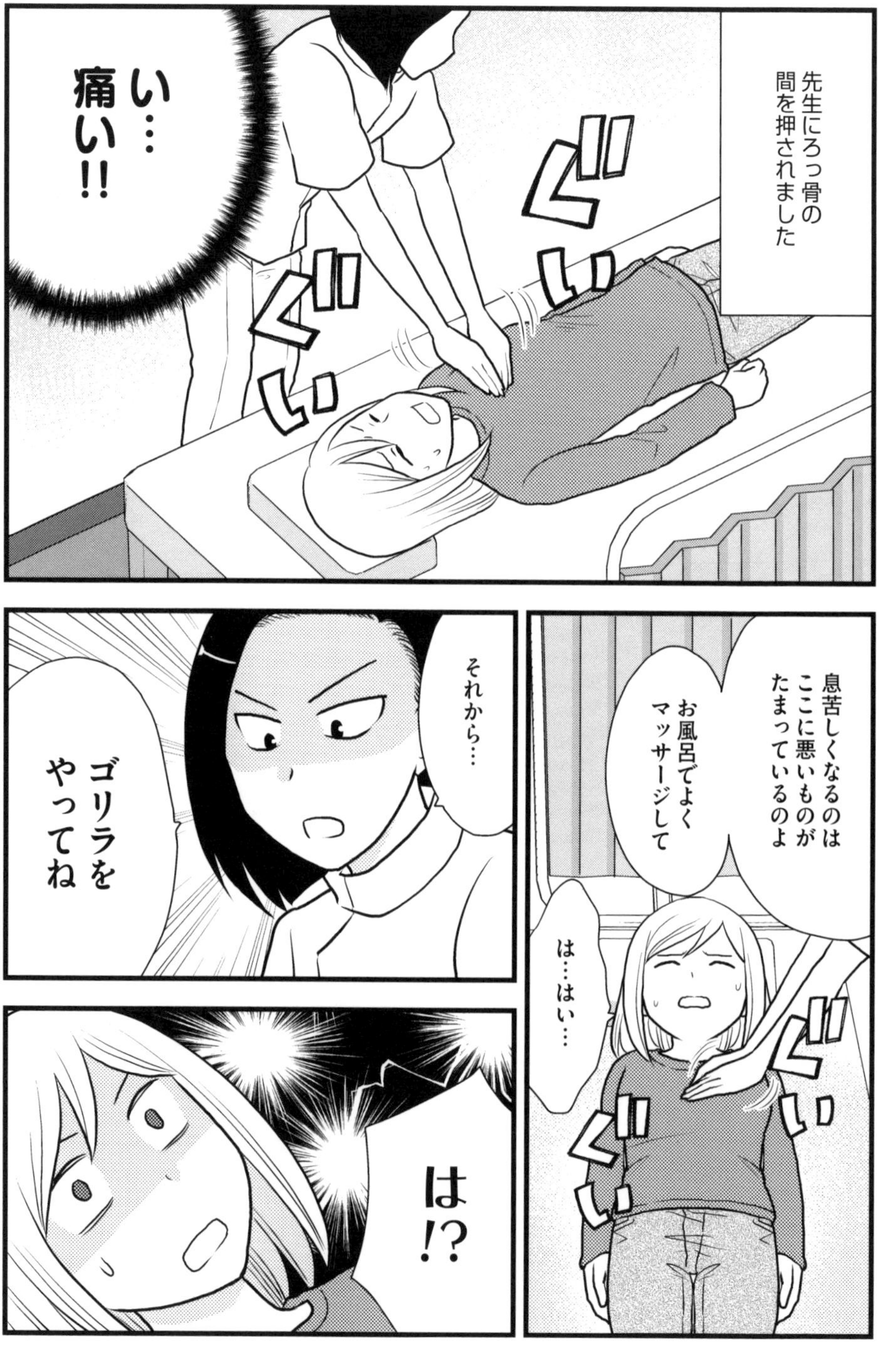

先生にろっ骨の間を押されました

ぐい

ぐい

い…痛い!!

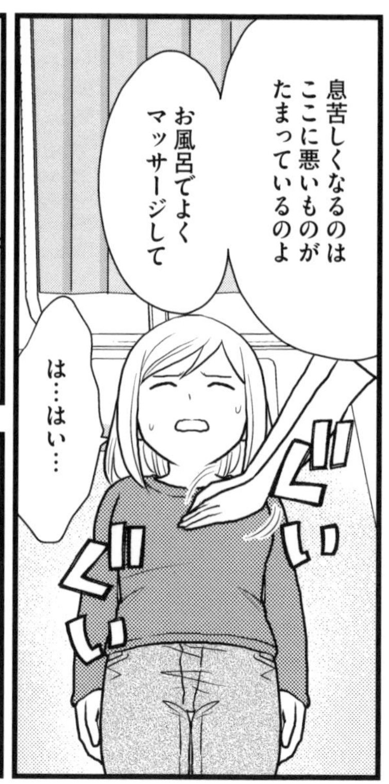
息苦しくなるのはここに悪いものがたまっているのよ
お風呂でよくマッサージして
は…はい…
ぐい
ぐい

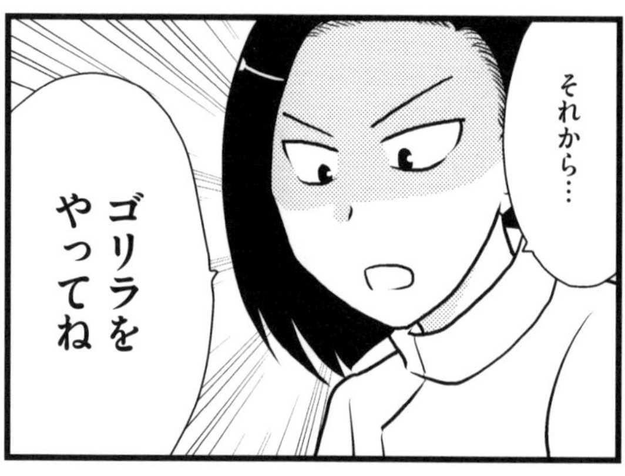
それから…
ゴリラをやってね

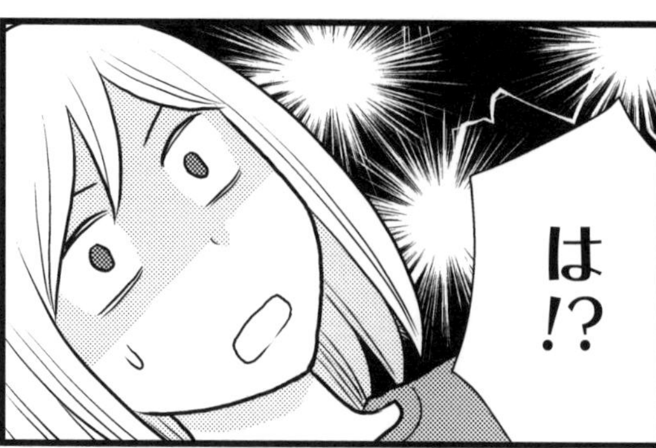
は!?

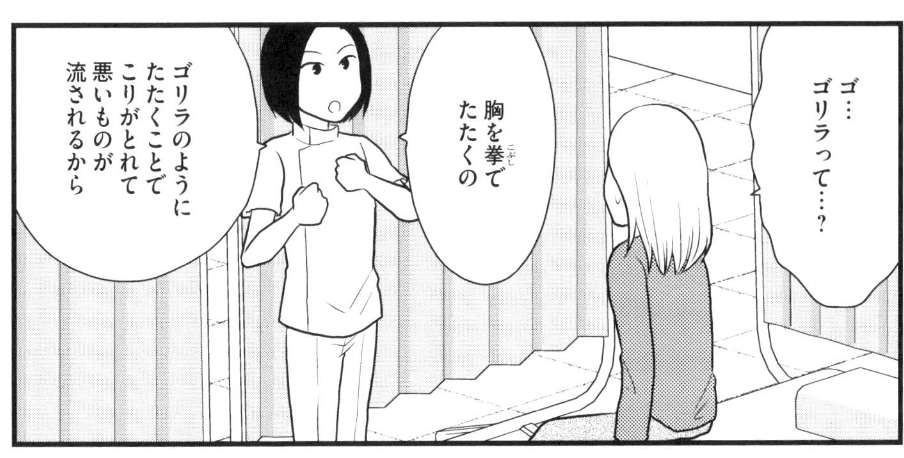
ゴ…
ゴリラって…？
胸を拳でたたくの
ゴリラのようにたたくことでこりがとれて悪いものが流されるから

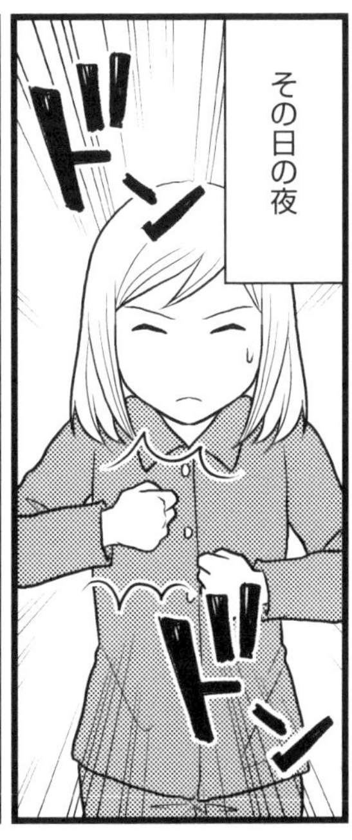
その日の夜
ドン
ドン

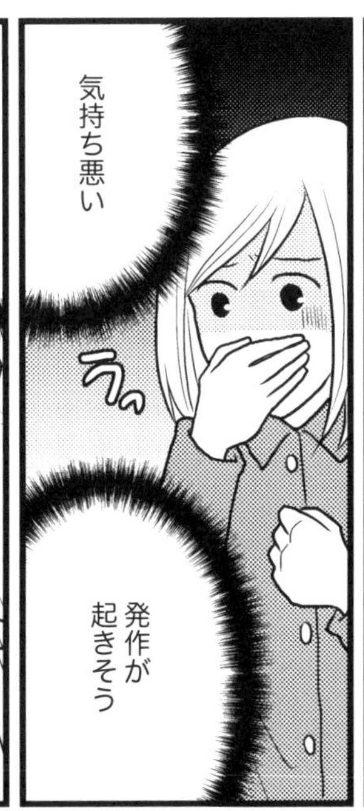
気持ち悪い
うっ
発作が起きそう

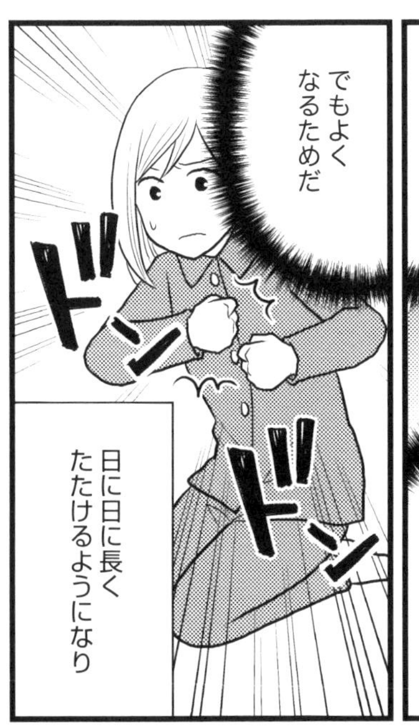
でもよくなるためだ
ドン
ドン
日に日に長くたたけるようになり

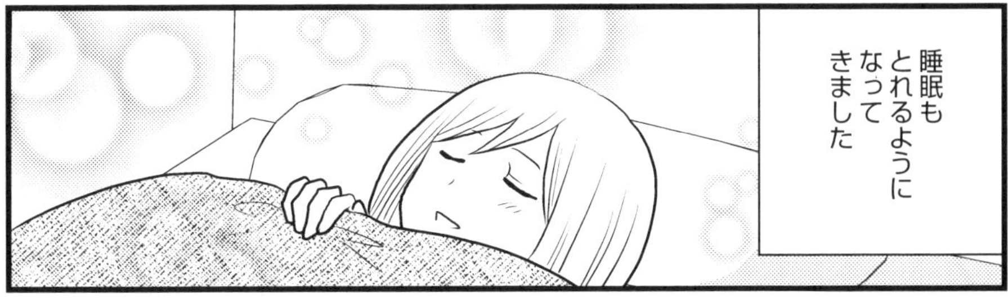
睡眠もとれるようになってきました

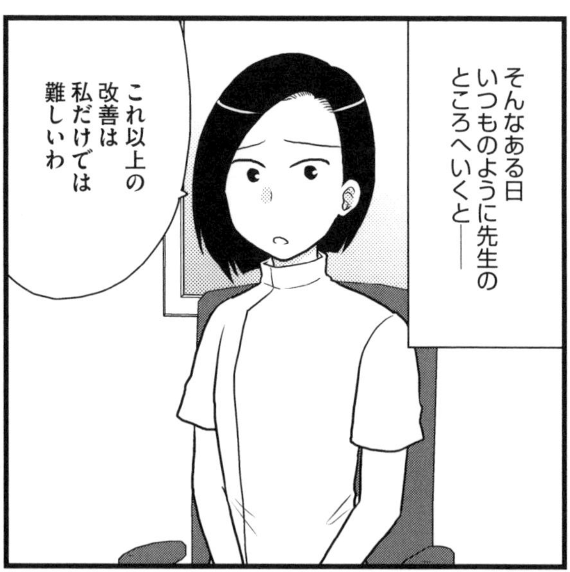
そんなある日
いつものように先生の
ところへいくと――
これ以上の
改善は
私だけでは
難しいわ

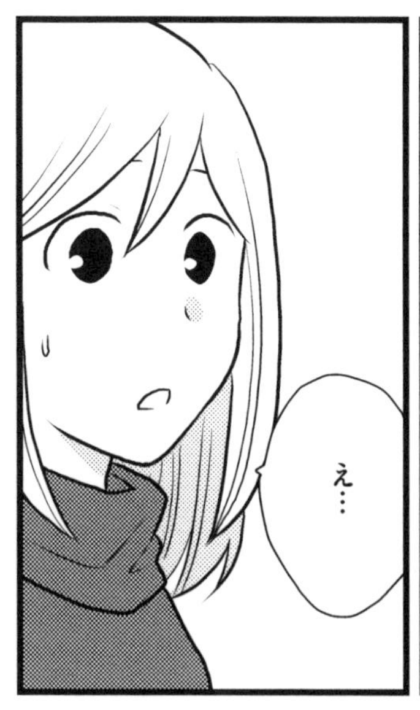
え…

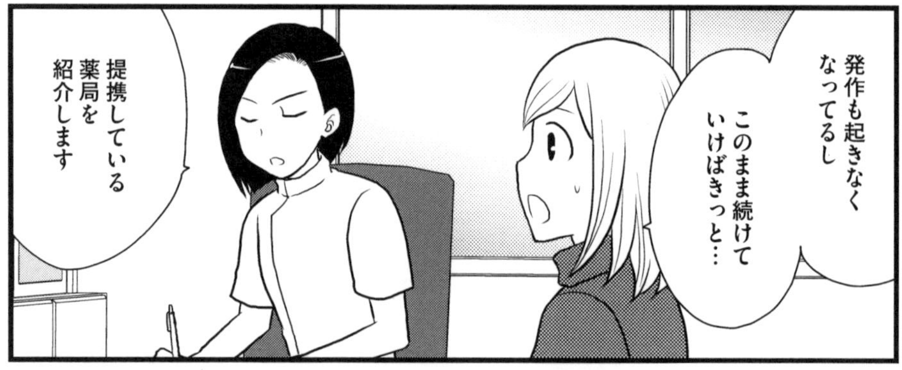
発作も起きなく
なってるし
このまま続けて
いけばきっと…
提携している
薬局を
紹介します

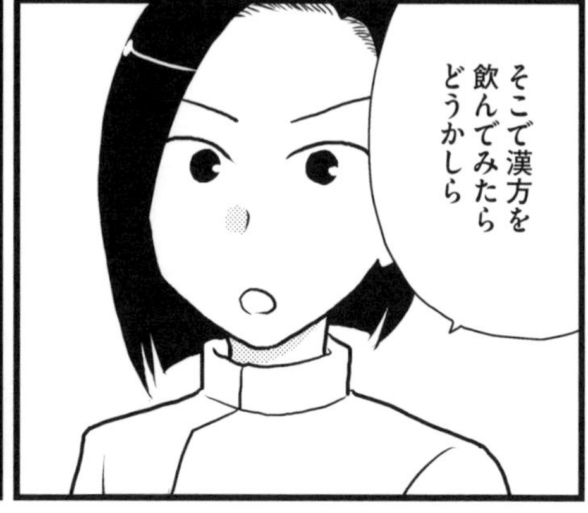
そこで漢方を
飲んでみたら
どうかしら

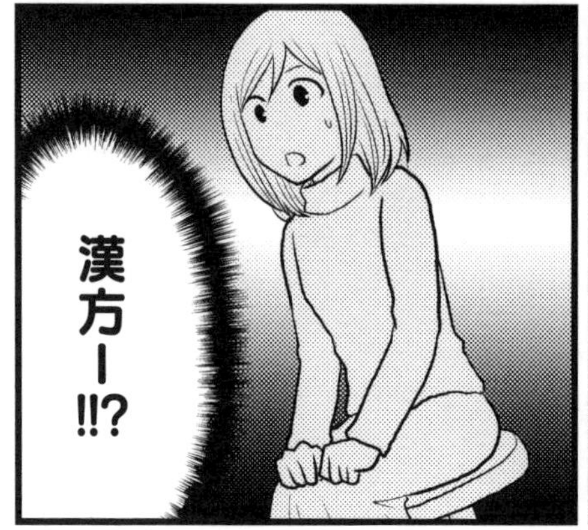
漢方ー!!?

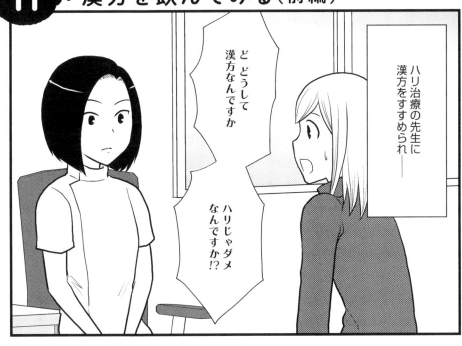

11 漢方を飲んでみる（前編）

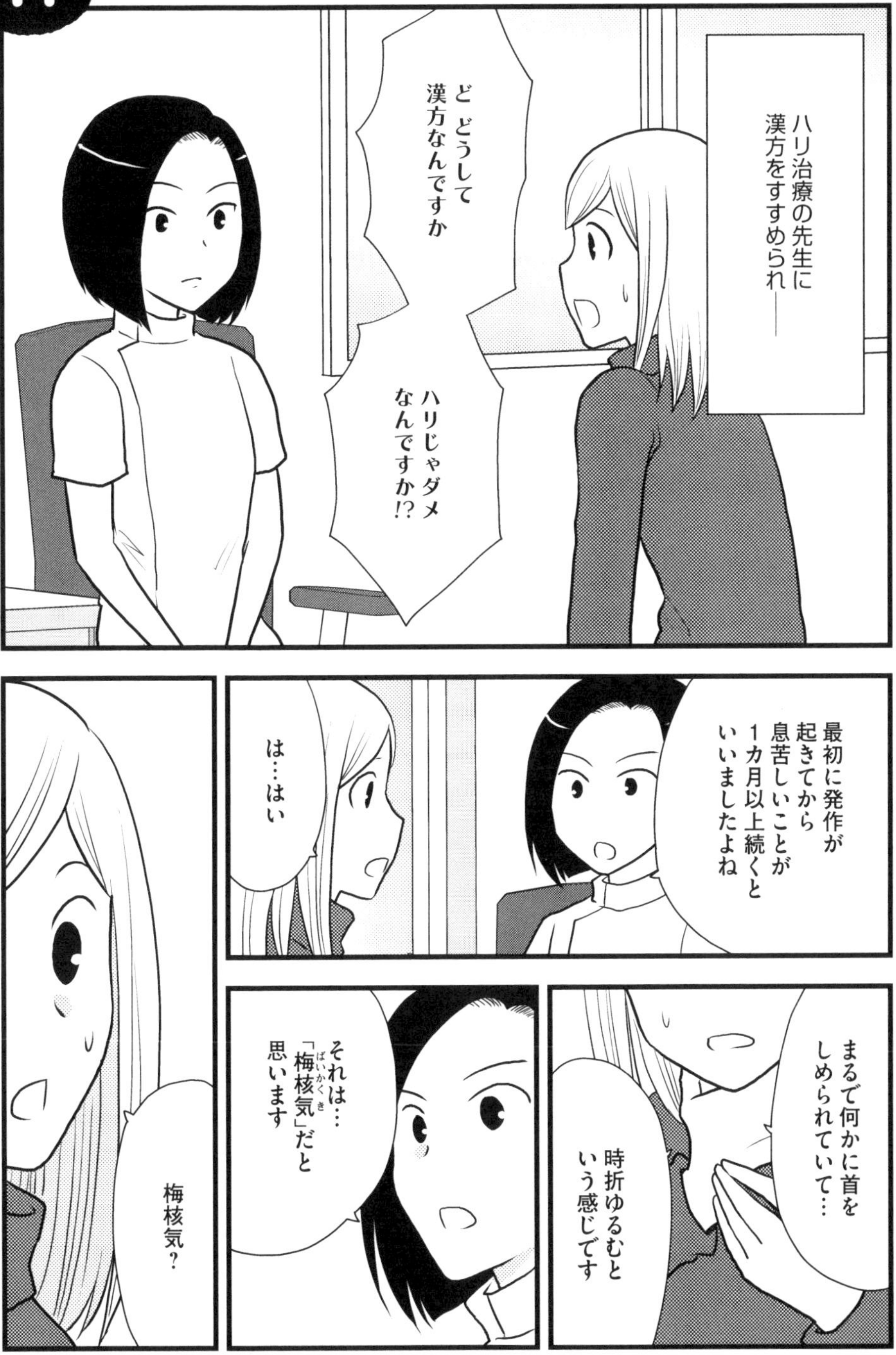

ハリ治療の先生に漢方をすすめられ――

ど どうして漢方なんですか

ハリじゃダメなんですか!?

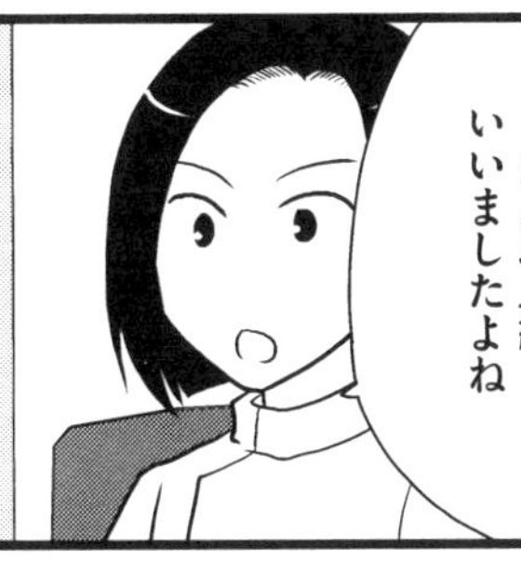
最初に発作が起きてから息苦しいことが1カ月以上続くといいましたよね

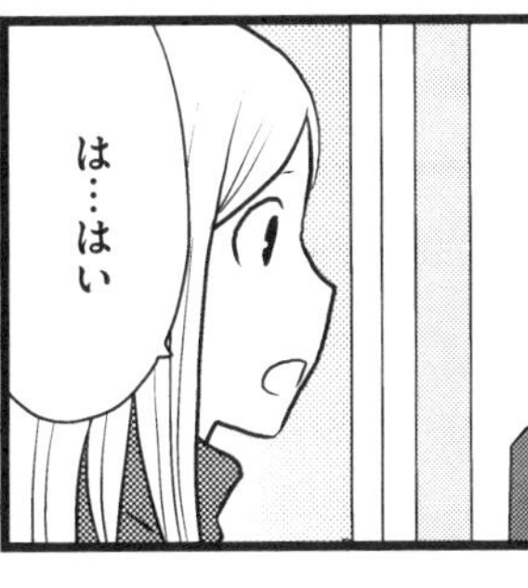
は…はい

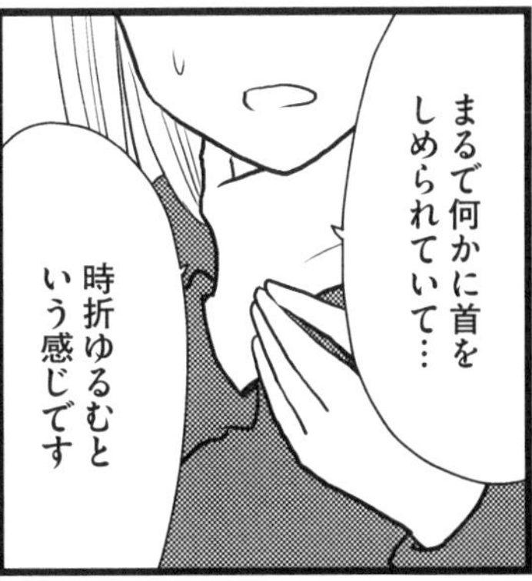
まるで何かに首をしめられていて…
時折ゆるむという感じです

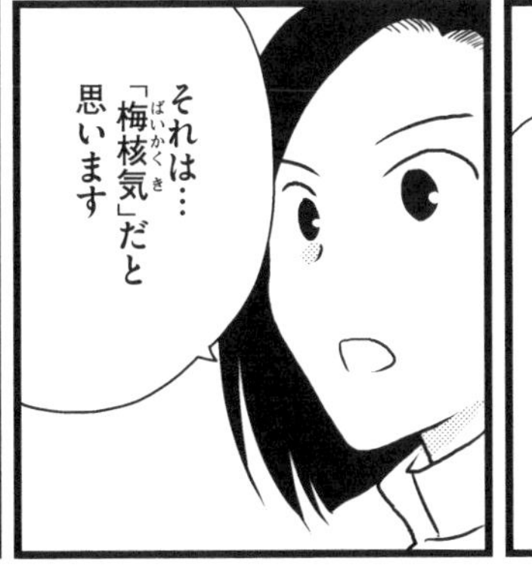
それは…「梅核気（ばいかくき）」だと思います

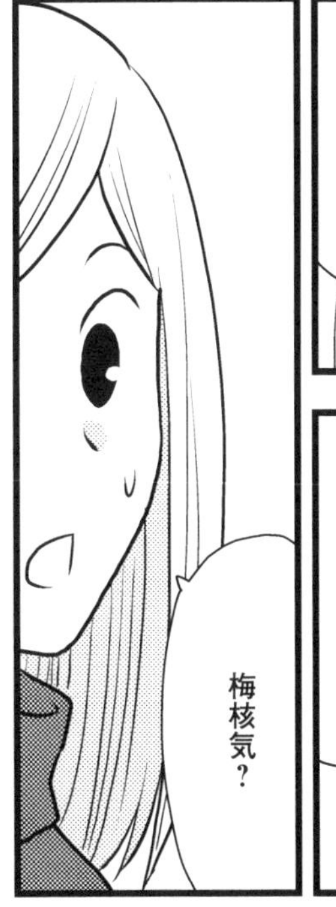
梅核気?

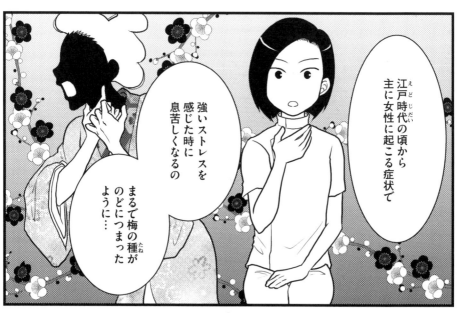

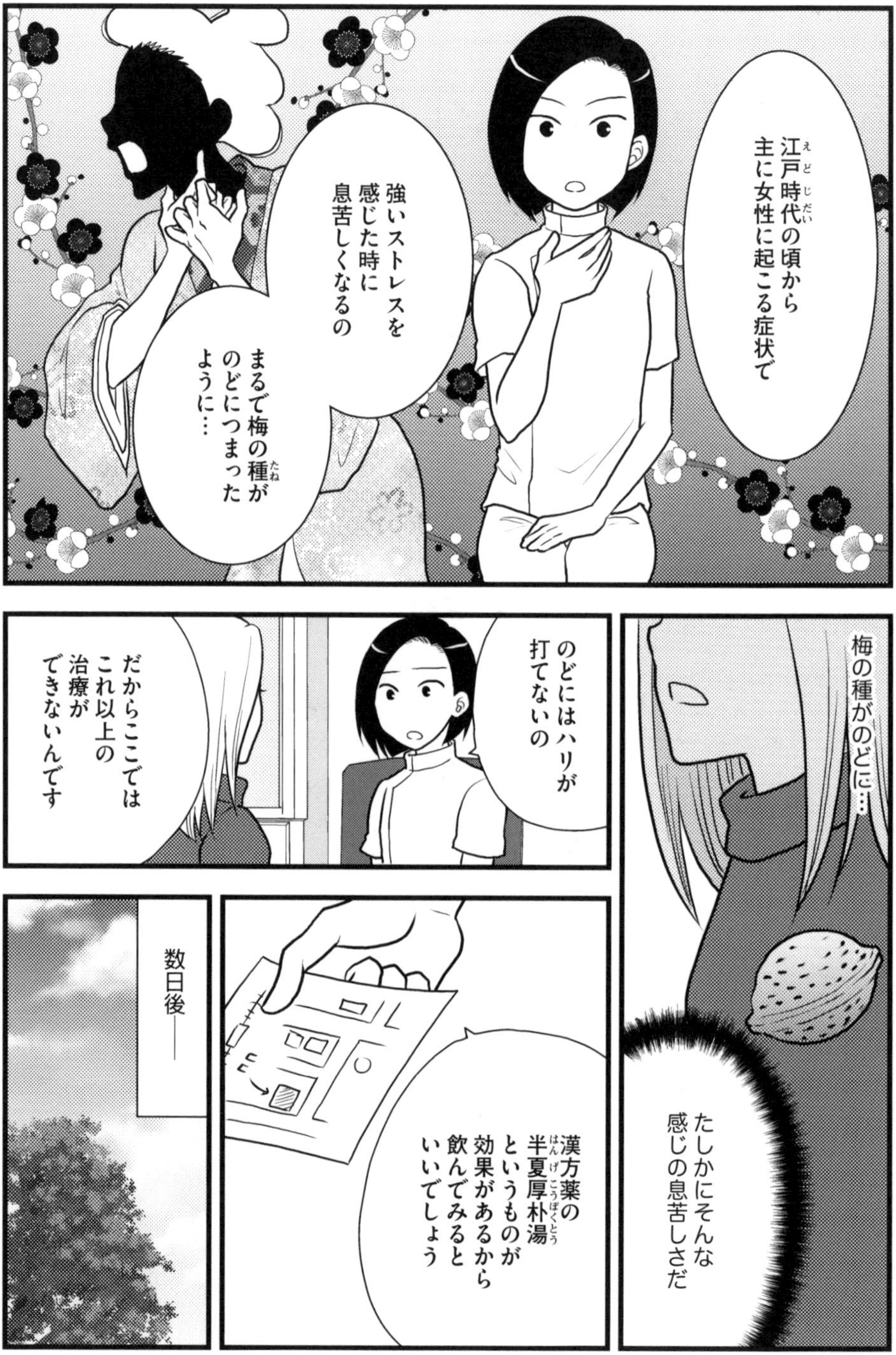

江戸時代の頃から主に女性に起こる症状で

強いストレスを感じた時に息苦しくなるの

まるで梅の種がのどにつまったように…

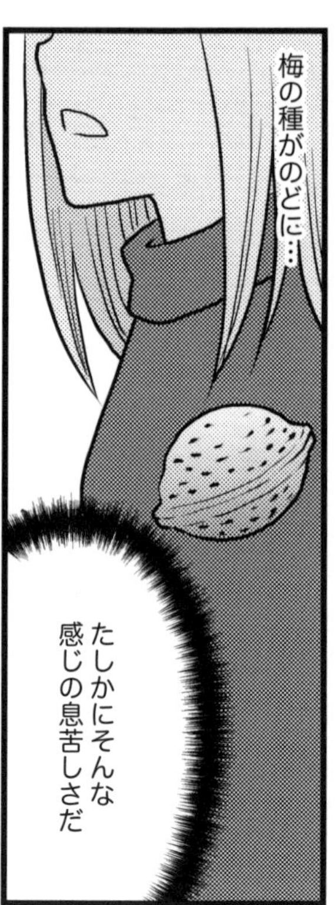
梅の種がのどに…
たしかにそんな感じの息苦しさだ

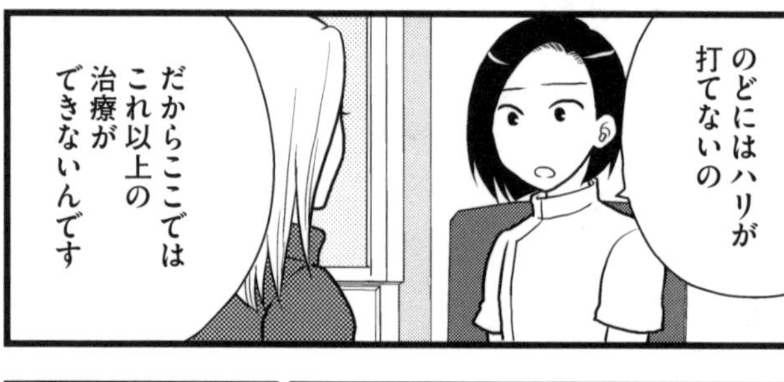
のどにはハリが打てないの
だからここではこれ以上の治療ができないんです

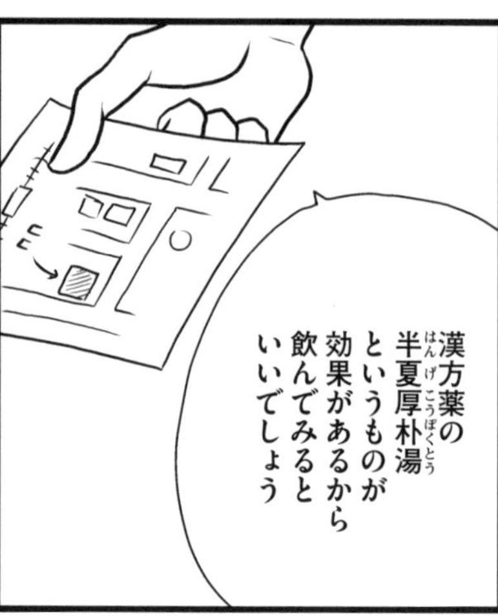
漢方薬の半夏厚朴湯というものが効果があるから飲んでみるといいでしょう

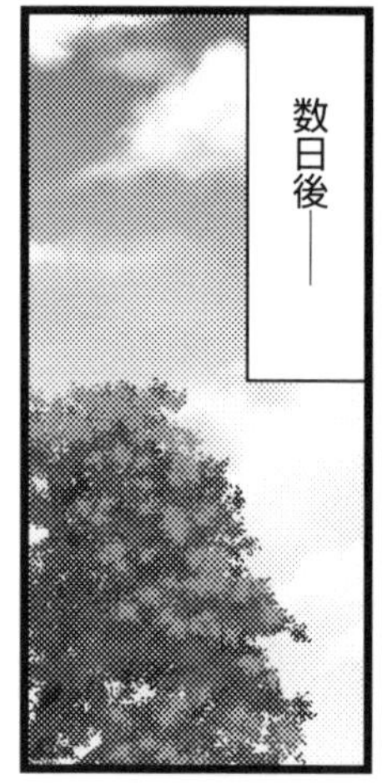
数日後——

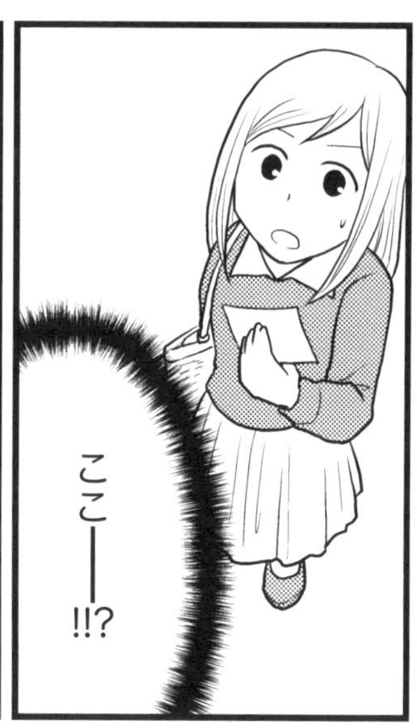
ここ――!!?

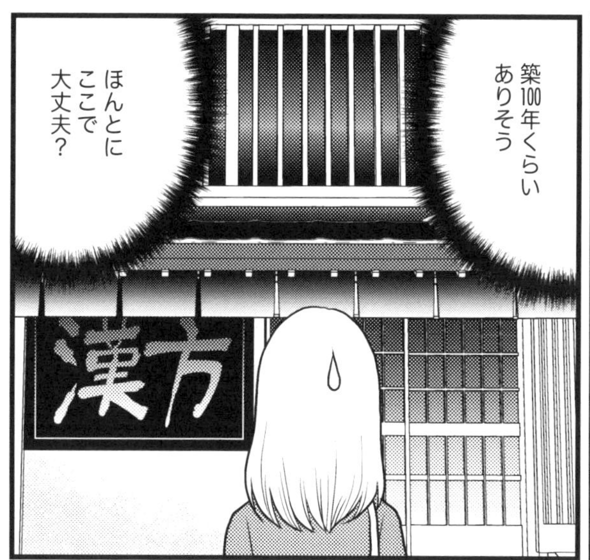
築100年くらいありそう
ほんとにここで大丈夫?
漢方

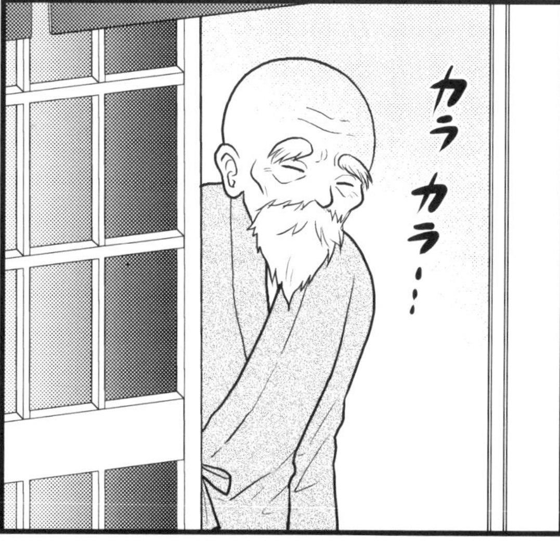
カラカラ…

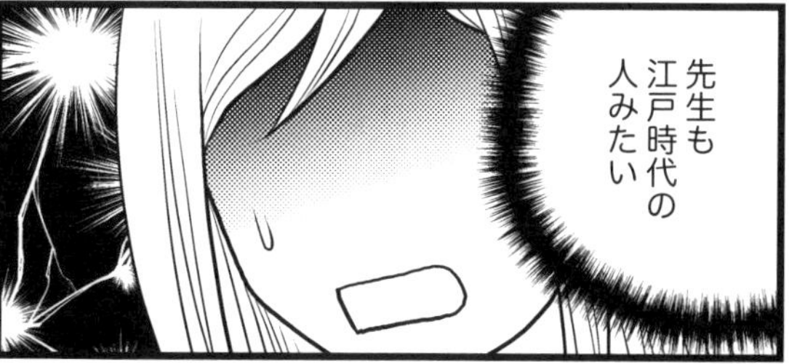
先生も江戸時代の人みたい

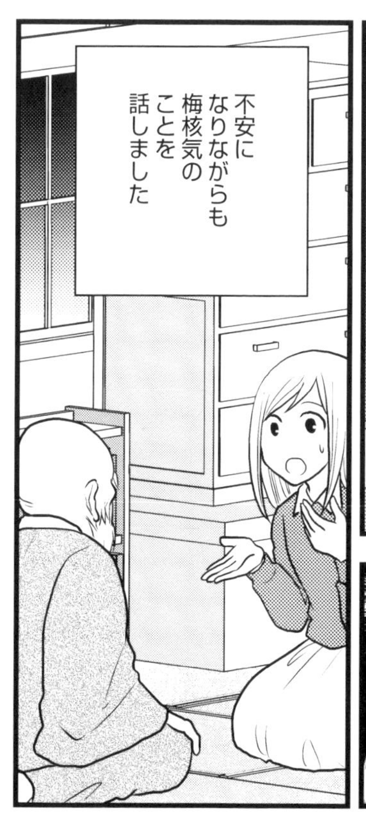
不安になりながらも梅核気のことを話しました

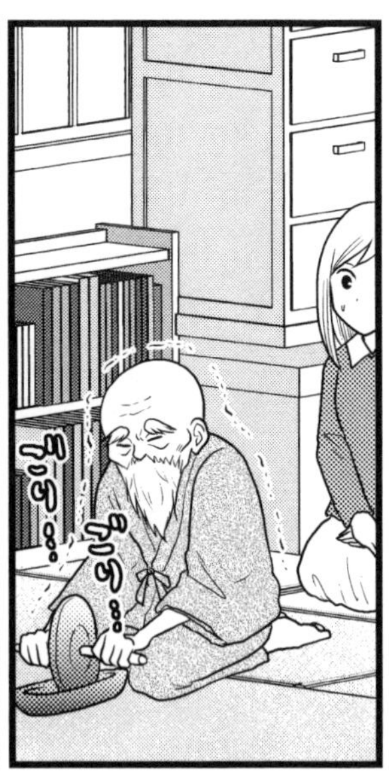
ゴリ…
ゴリ…

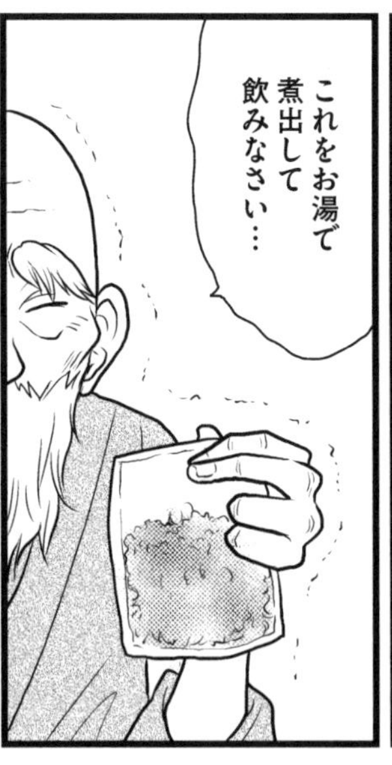
これをお湯で
煮出して
飲みなさい…

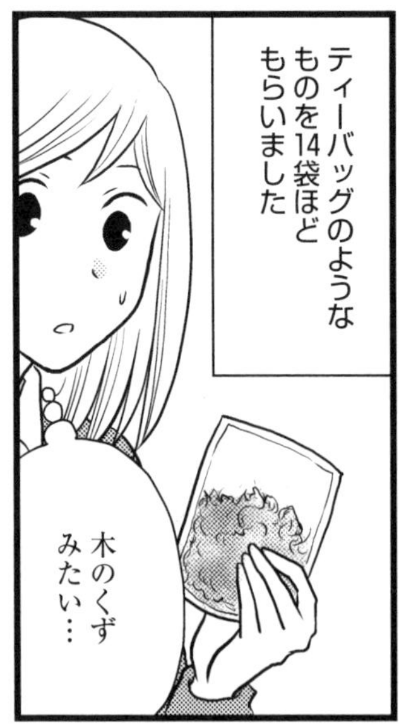
ティーバッグのような
ものを14袋ほど
もらいました
木のくず
みたい…

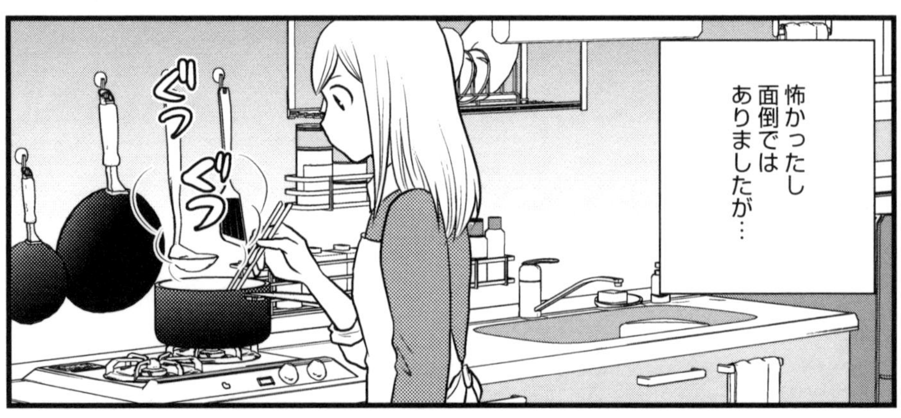
怖かったし
面倒では
ありましたが…
ぐつ
ぐつ

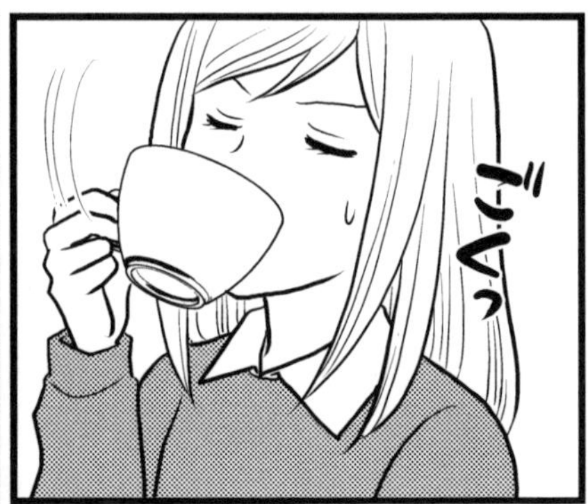
ごくっ

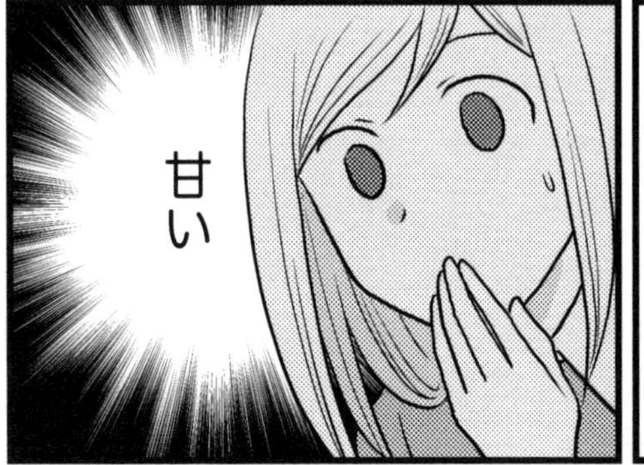
甘い

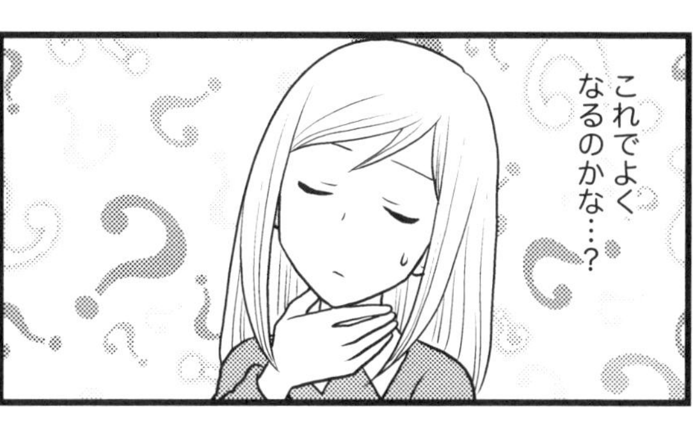
これでよく
なるのかな…?

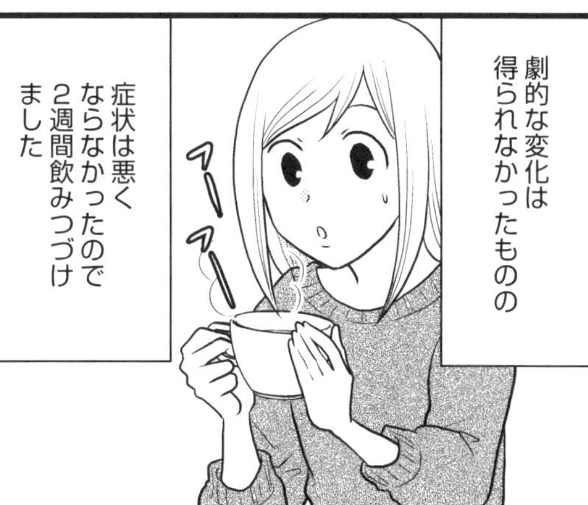
劇的な変化は
得られなかったものの
症状は悪く
ならなかったので
2週間飲みつづけ
ました

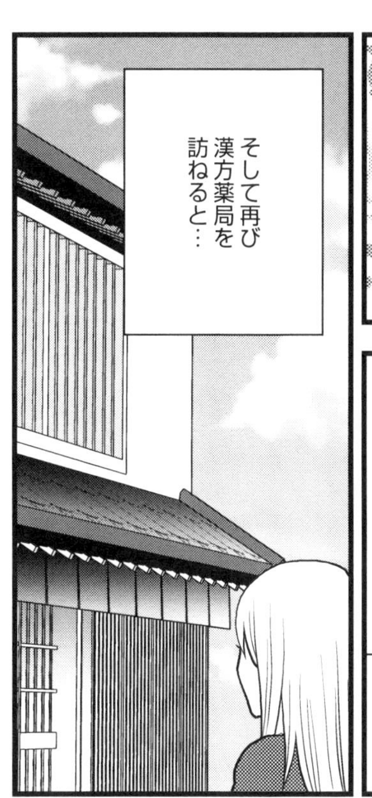
そして再び
漢方薬局を
訪ねると…

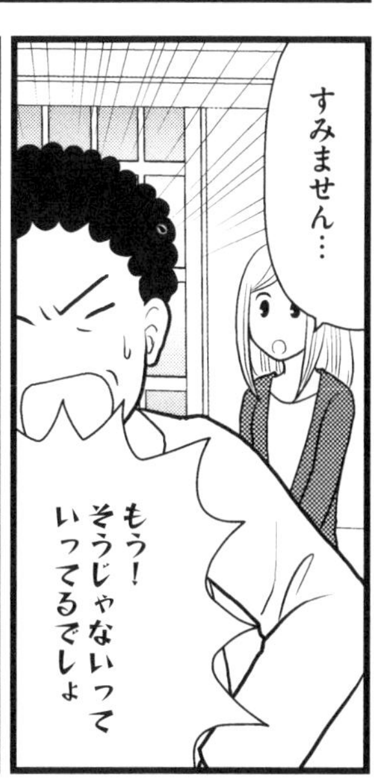
すみません…
もう!
そうじゃないって
いってるでしょ

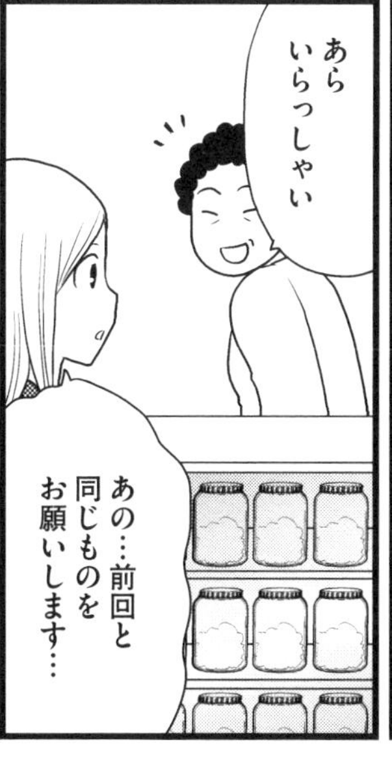
あら
いらっしゃい
あの…前回と
同じものを
お願いします…

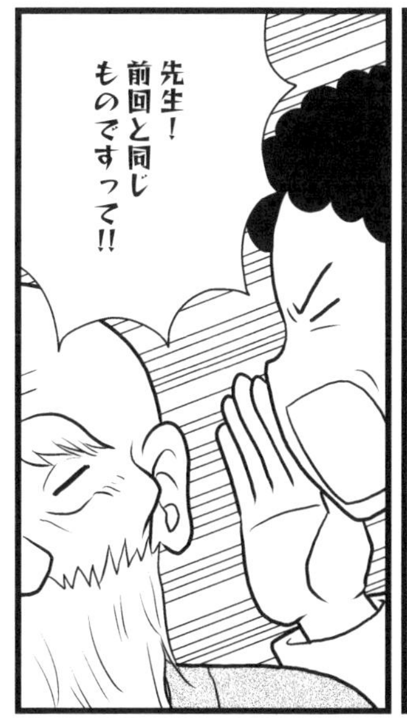
先生!
前回と同じ
ものですって!!

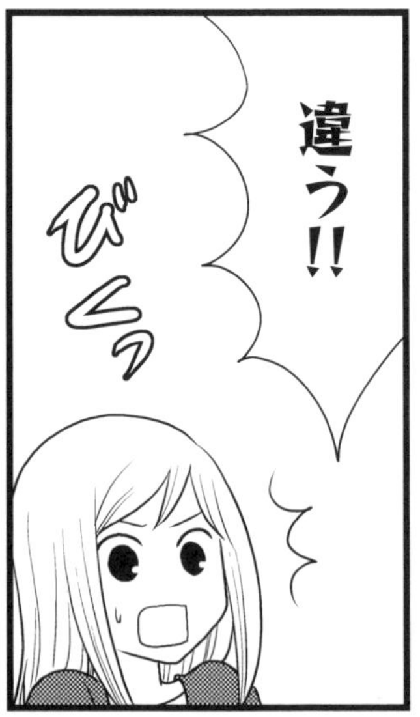
違う!!
びくっ

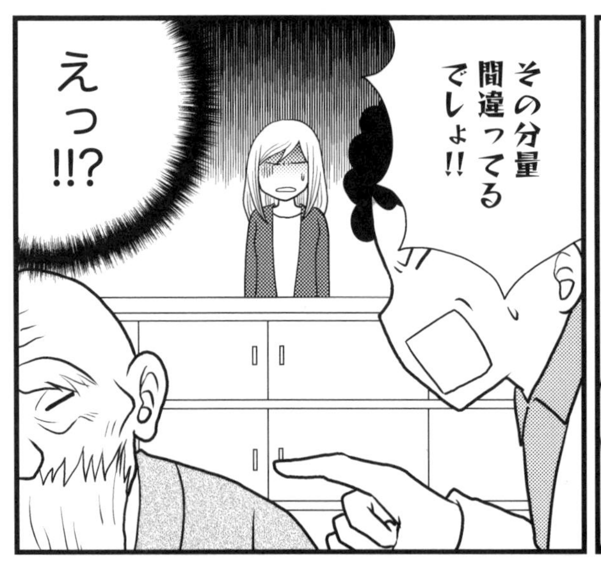
その分量
間違ってる
でしょ!!
えっ!!?

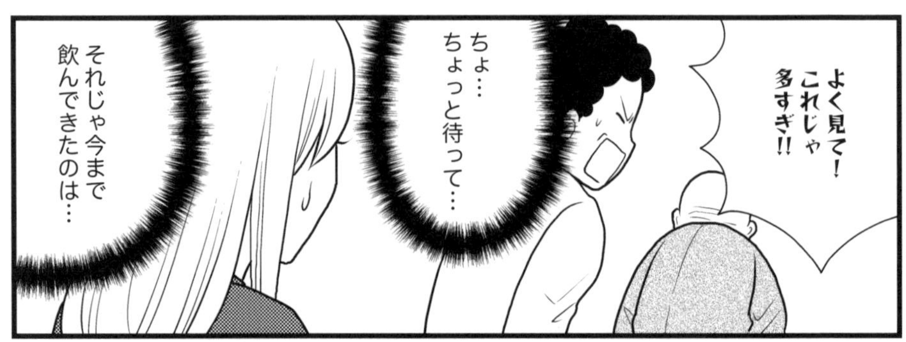
よく見て!
これじゃ
多すぎ!!
ちょ…
ちょっと待って…
それじゃ今まで
飲んできたのは…

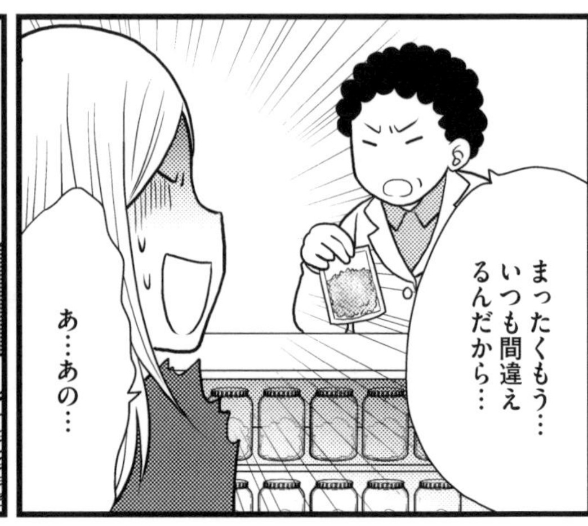
まったくもう…
いつも間違え
るんだから…
あ…あの…

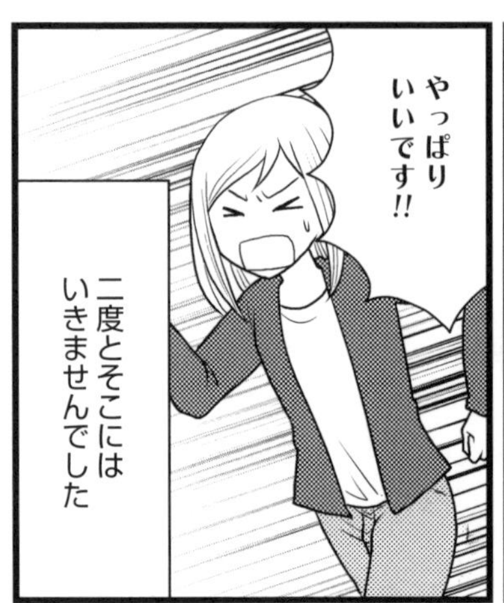
やっぱり
いいです!!
二度とそこには
いきませんでした

12 漢方を飲んでみる（後編）

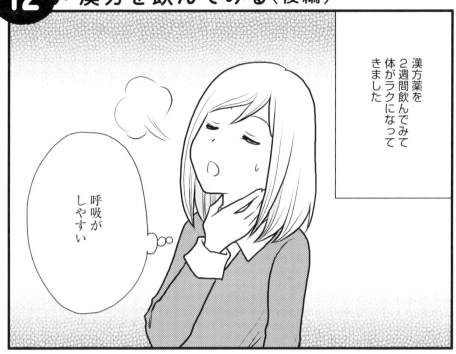

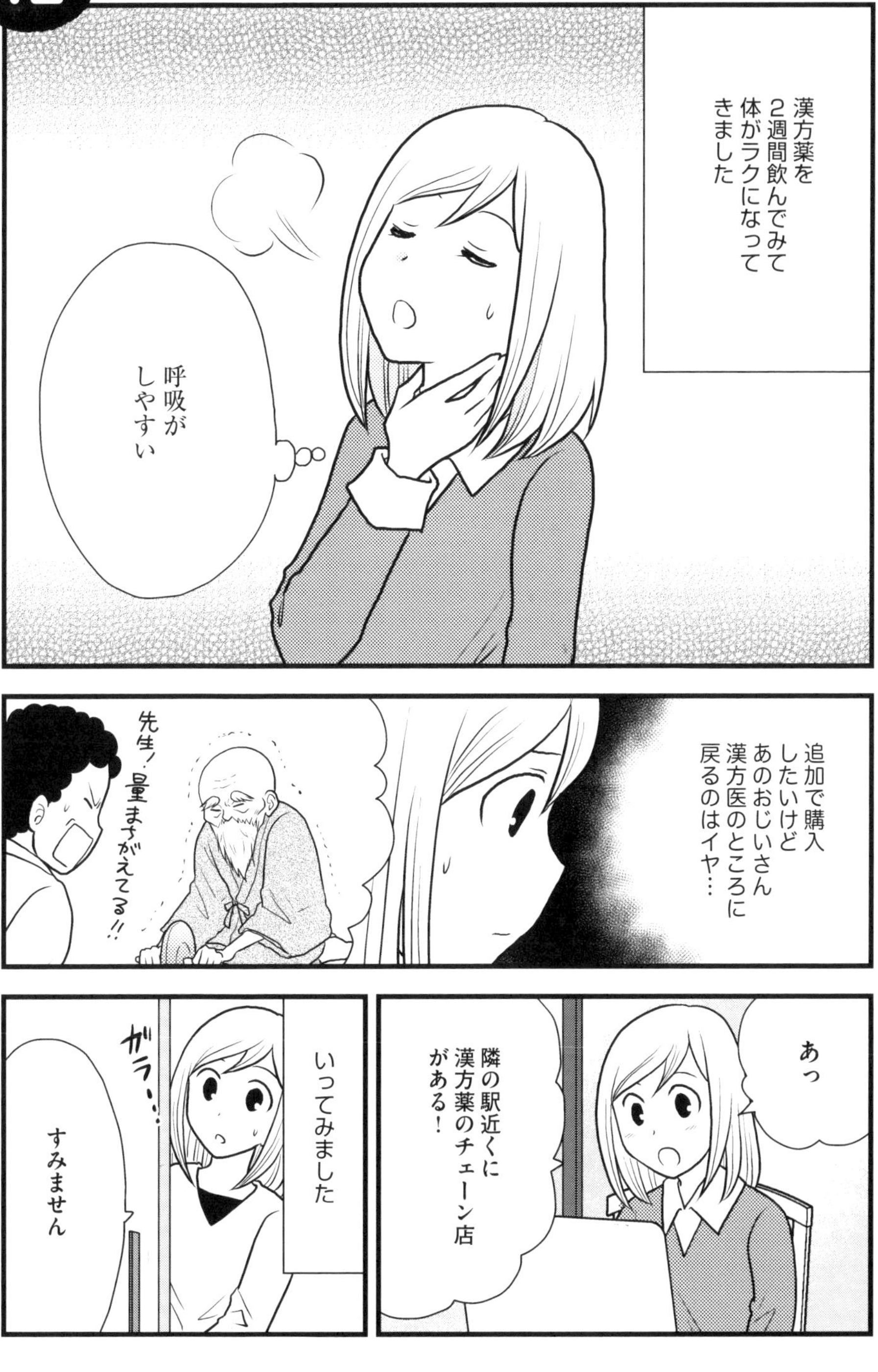

漢方薬を
2週間飲んでみて
体がラクになって
きました

呼吸が
しやすい

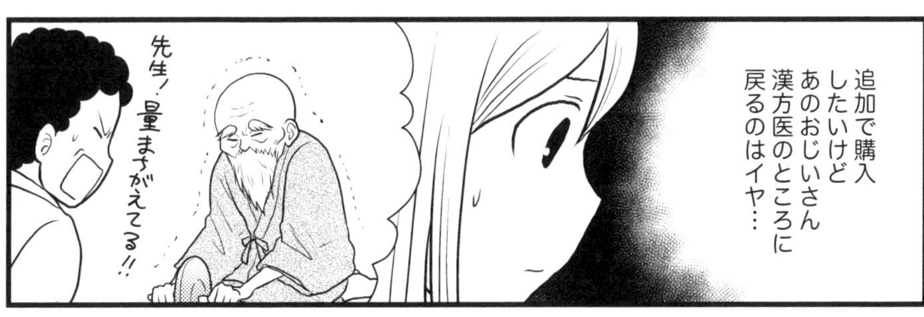
追加で購入したいけど
あのおじいさん
漢方医のところに
戻るのはイヤ…
先生! 量まちがえてる!!

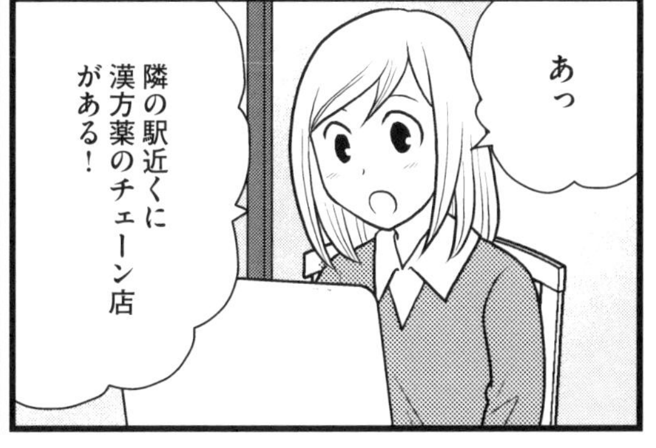
あっ
隣の駅近くに
漢方薬のチェーン店
がある!

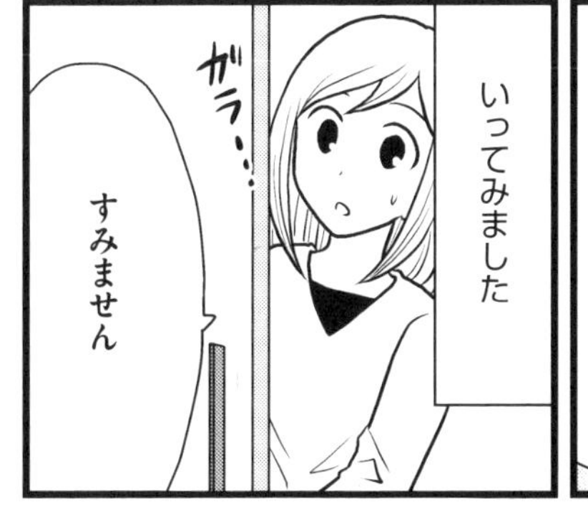
いってみました
ガラ…
すみません

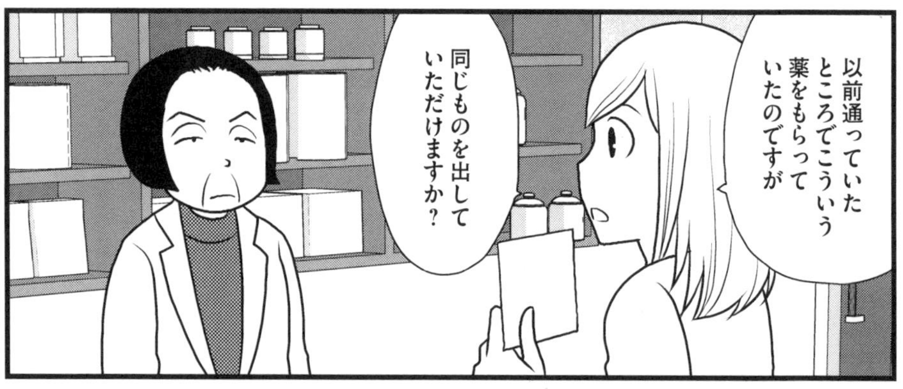
以前通っていた
ところでこういう
薬をもらって
いたのですが
同じものを出して
いただけますか？

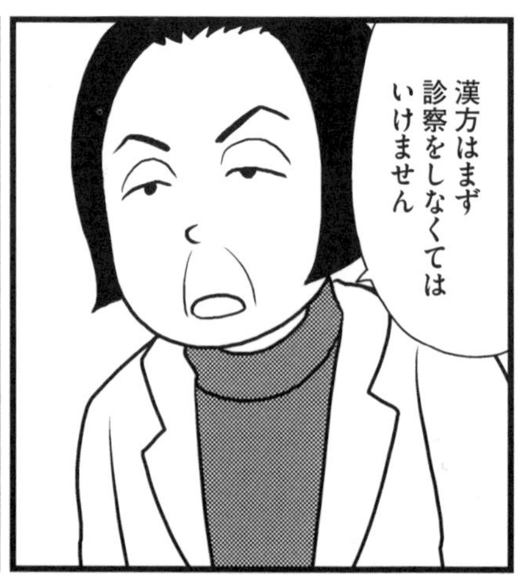
漢方はまず
診察をしなくては
いけません

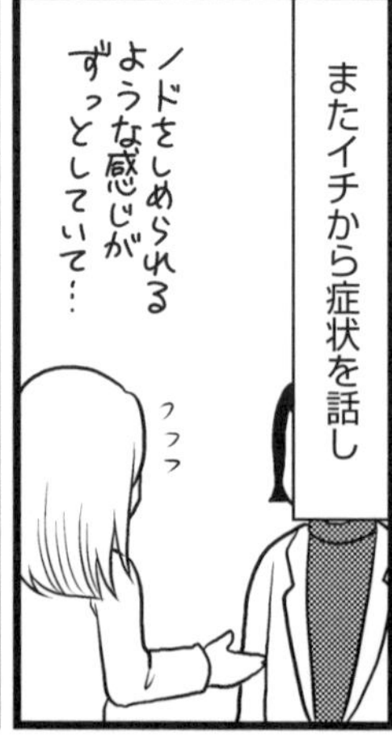
またイチから症状を話し
ノドをしめられる
ような感じが
ずっとしていて…

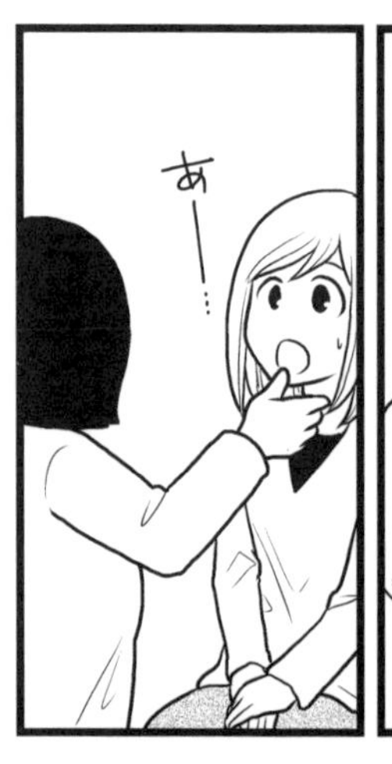
あ――…

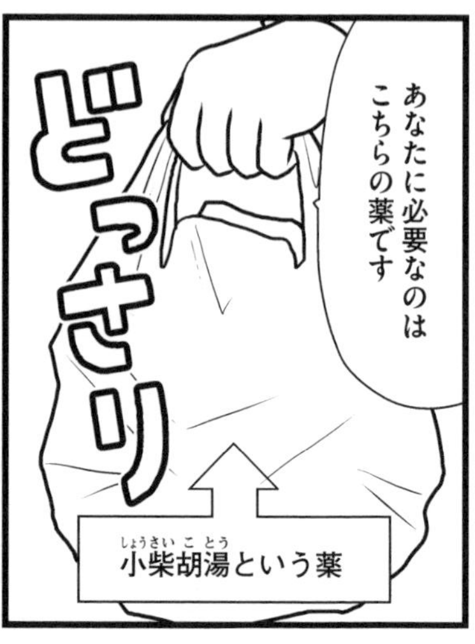
あなたに必要なのは
こちらの薬です
どっさり
小柴胡湯という薬

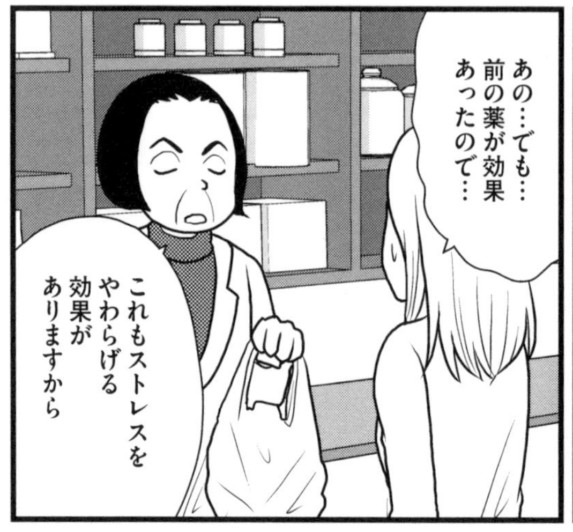
あの…でも…
前の薬が効果
あったので…
これもストレスを
やわらげる
効果が
ありますから

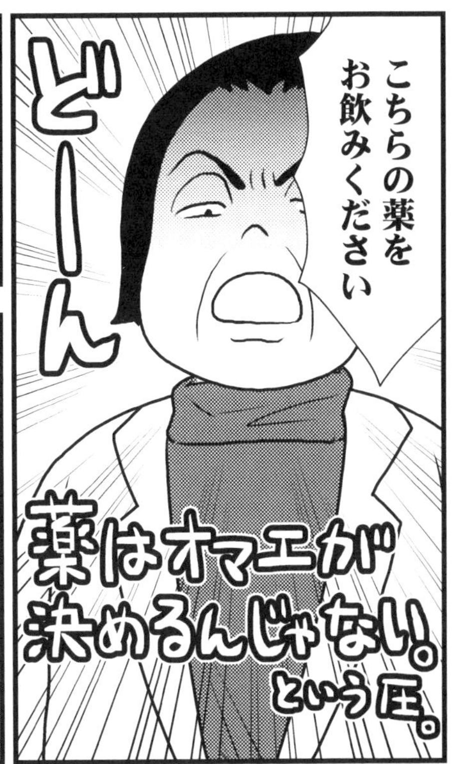
こちらの薬を
お飲みください
どーーん
薬はオマエが
決めるんじゃない。
という圧。

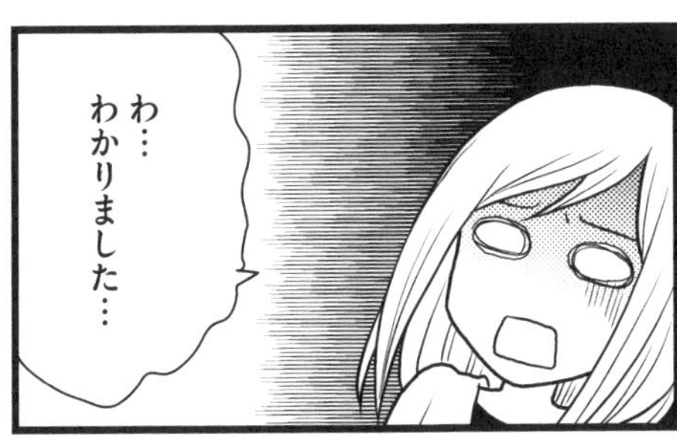
わ…
わかりました…

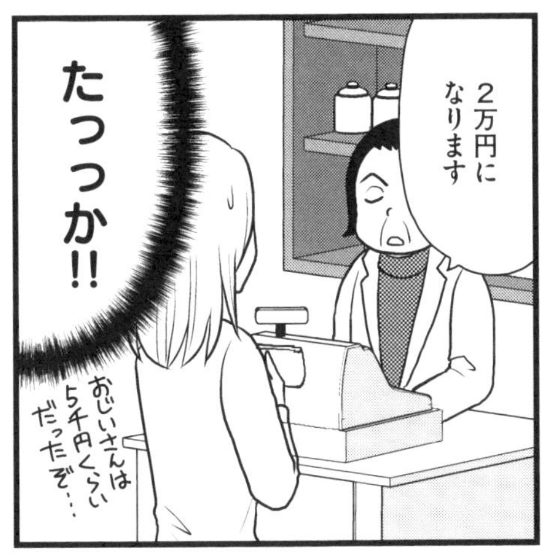
2万円に
なります
たっっか!!
おじいさんは
5千円くらい
だったぞ…

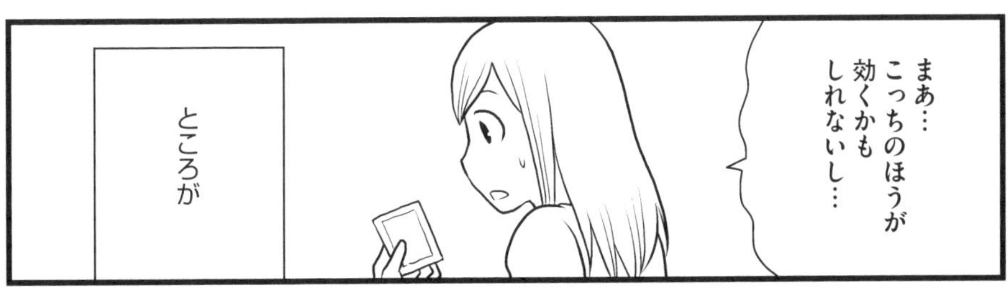
まあ…
こっちのほうが
効くかも
しれないいし…
ところが

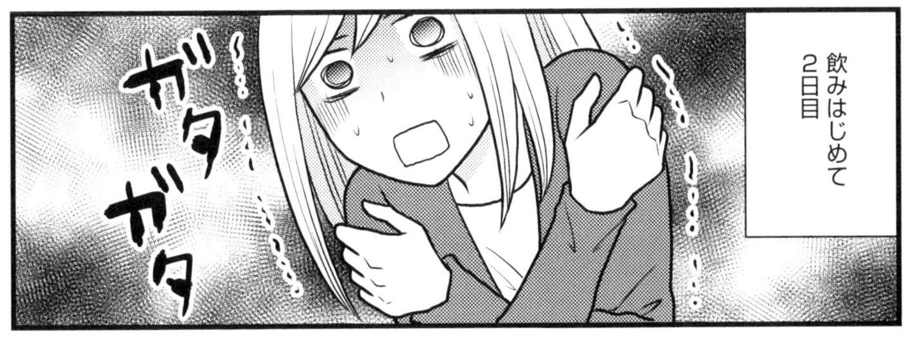
飲みはじめて
2日目
ガタ
ガタ

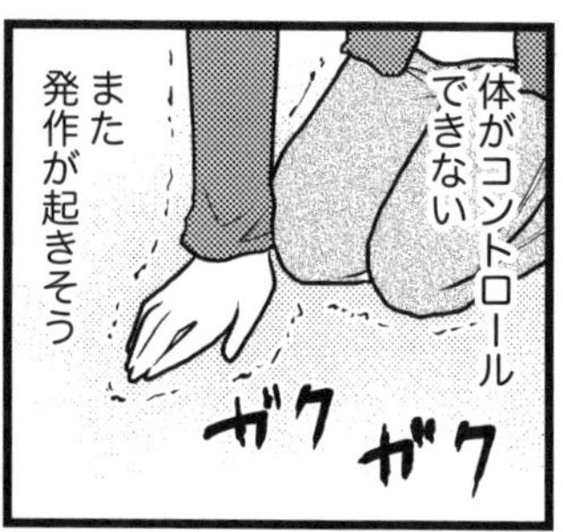
体がコントロールできない
また発作が起きそう
ガク ガク

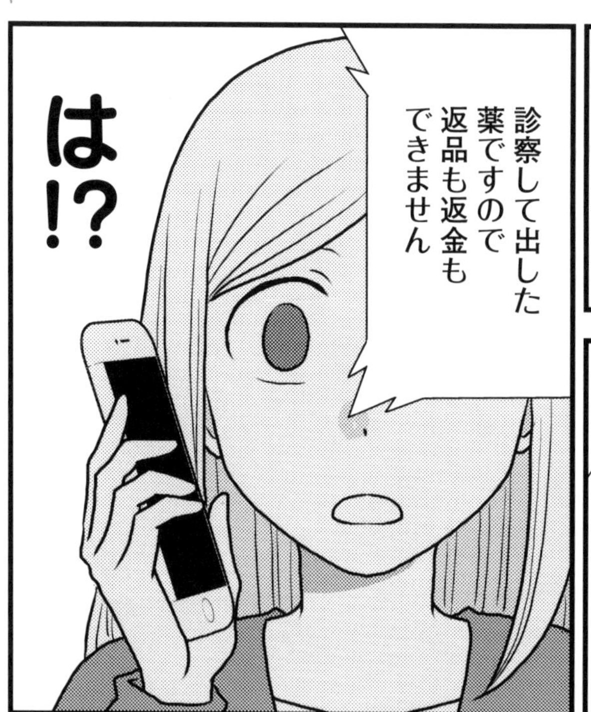
診察して出した薬ですので返品も返金もできません
は!?

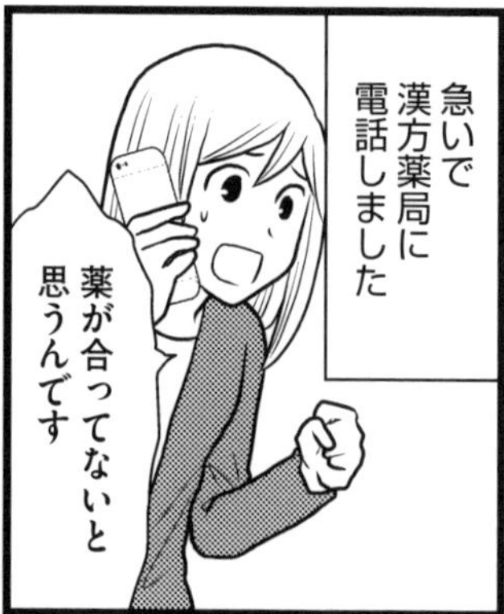
急いで漢方薬局に電話しました
薬が合ってないと思うんです

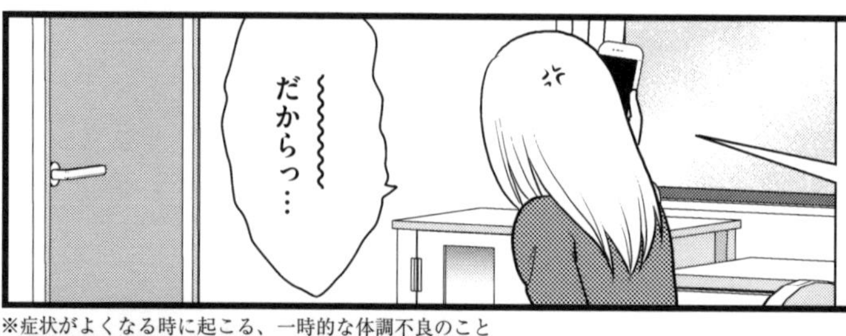
※好転反応かもしれないので続けてください
〜〜〜だからっ…

※症状がよくなる時に起こる、一時的な体調不良のこと

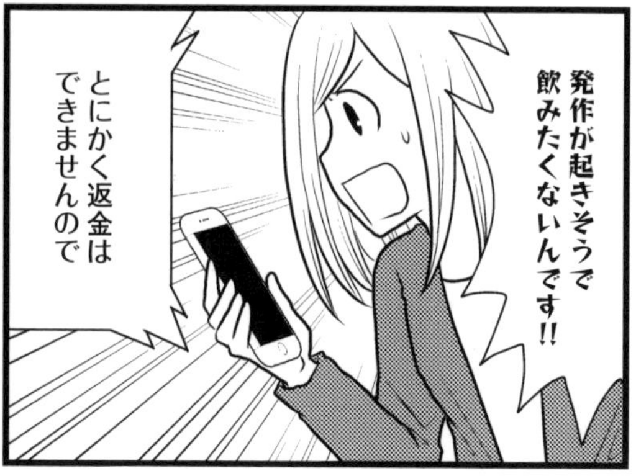
発作が起きそうで飲みたくないんです!!
とにかく返金はできませんので

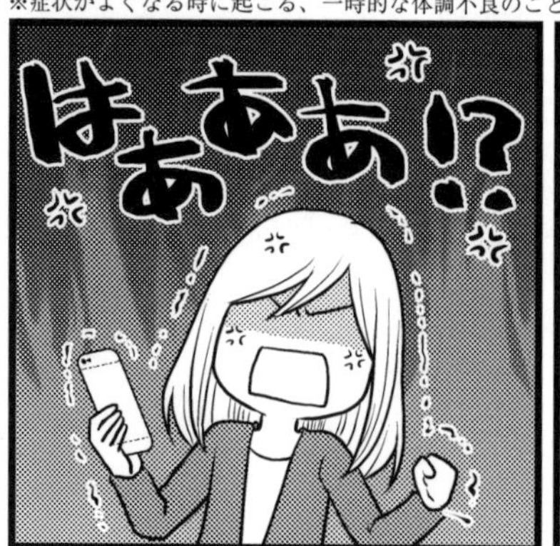
はあああ!?

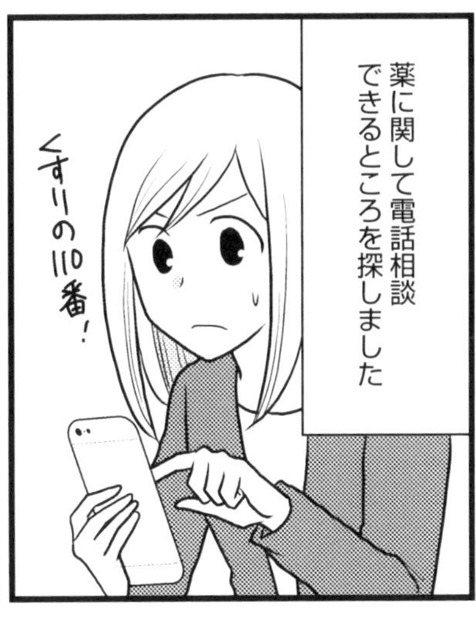
薬に関して電話相談
できるところを探しました
くすりの110番！

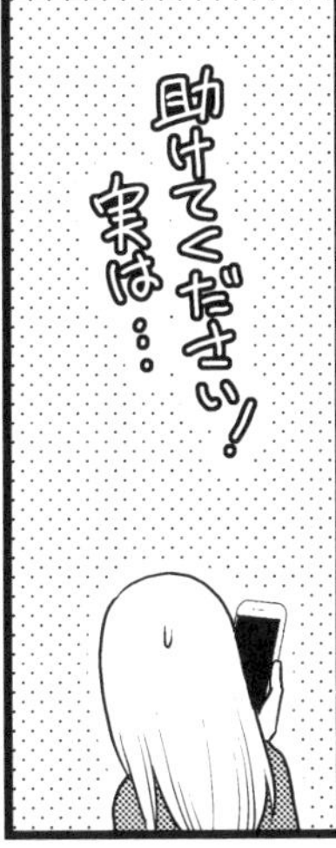
助けてください！
実は…

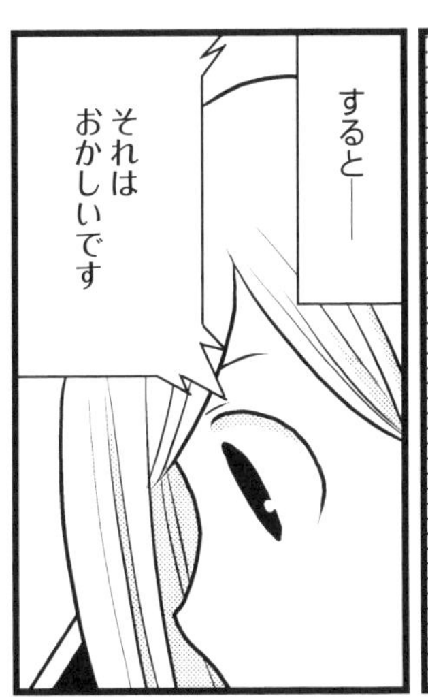
すると――
それは
おかしいです

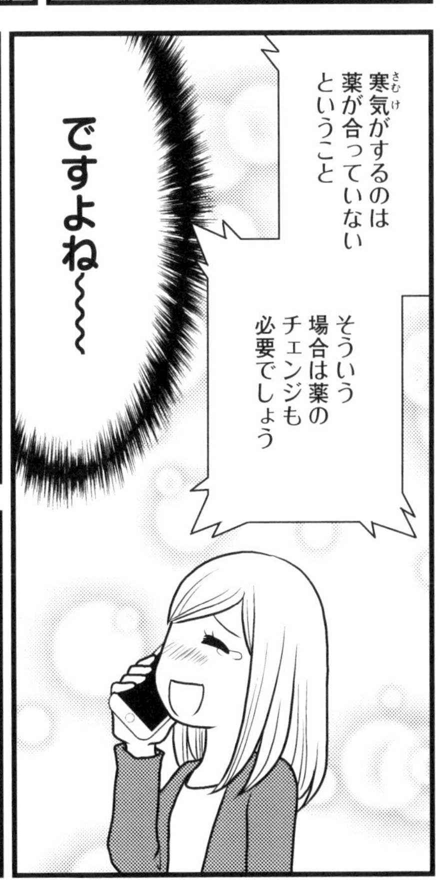
寒気がするのは
薬が合っていない
ということ
ですよね～～
そういう
場合は薬の
チェンジも
必要でしょう

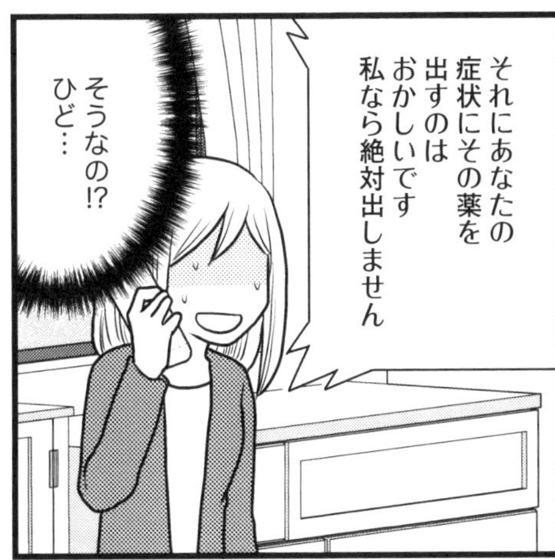
それにあなたの
症状にその薬を
出すのは
おかしいです
私なら絶対出しません
そうなの!?
ひど…

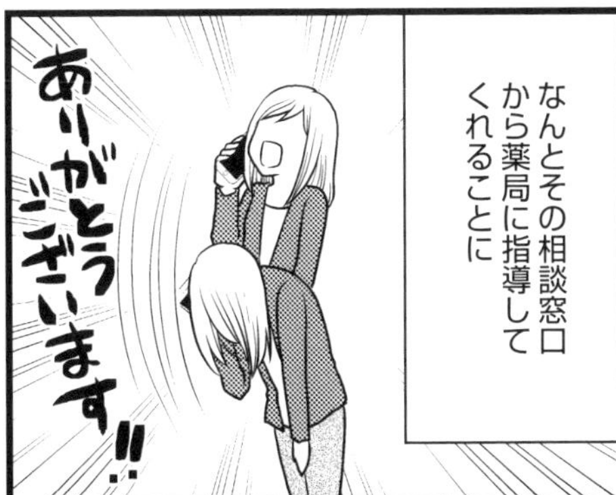
なんとその相談窓口
から薬局に指導して
くれることに
ありがとうございます!!

※個人の体質によるものなので、すべての人がこうなるわけではありません

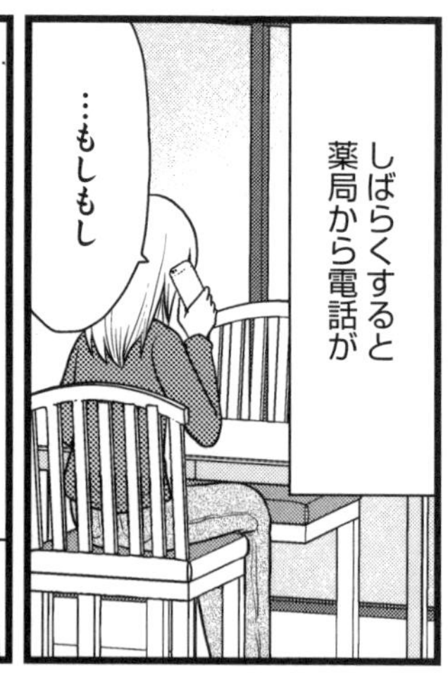
しばらくすると
薬局から電話が
…もしもし

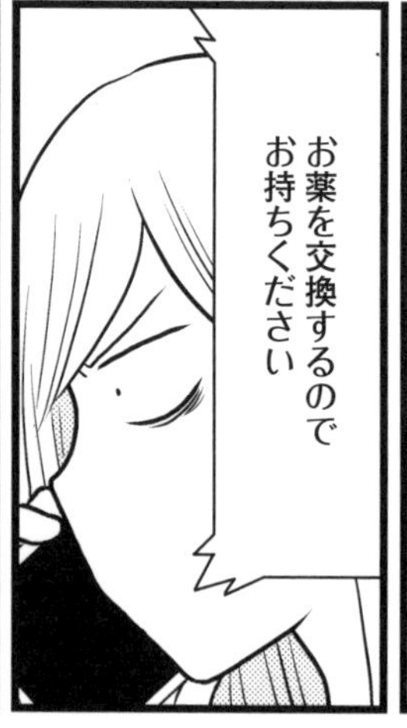
お薬を交換するので
お持ちください

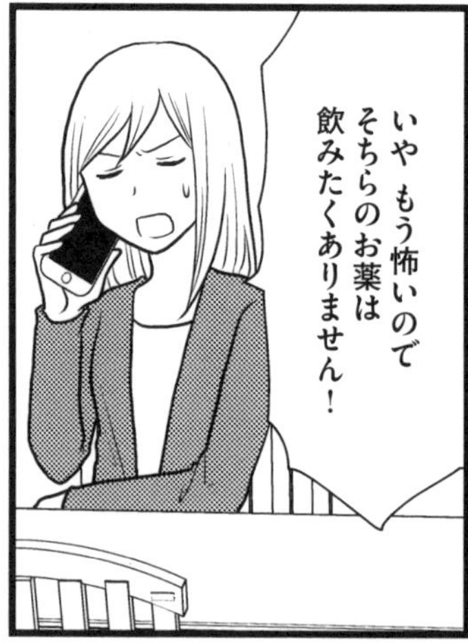
いや もう怖いので
そちらのお薬は
飲みたくありません！

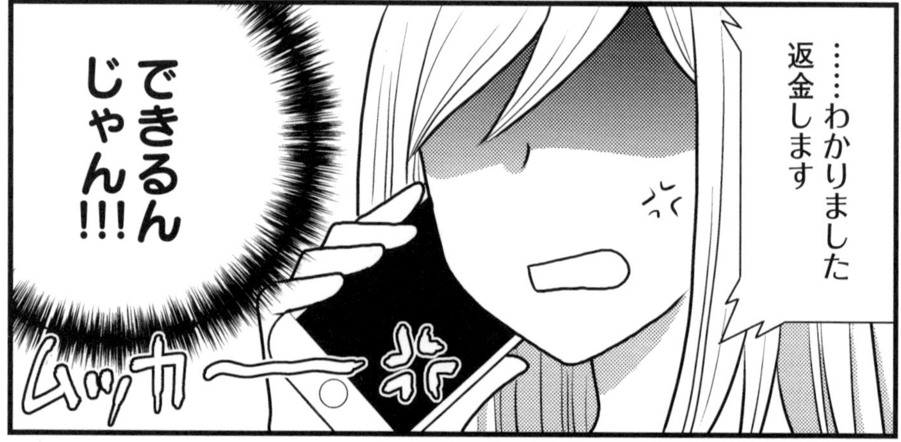
……わかりました
返金します
できるん
じゃん!!!
ムッカーー

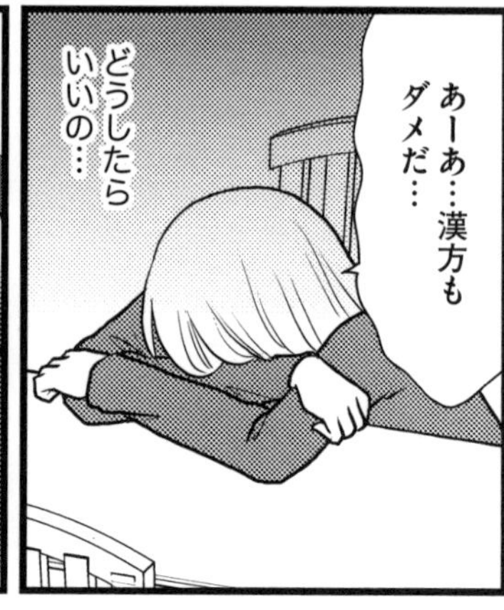
あーあ…漢方も
ダメだ…
どうしたら
いいの…

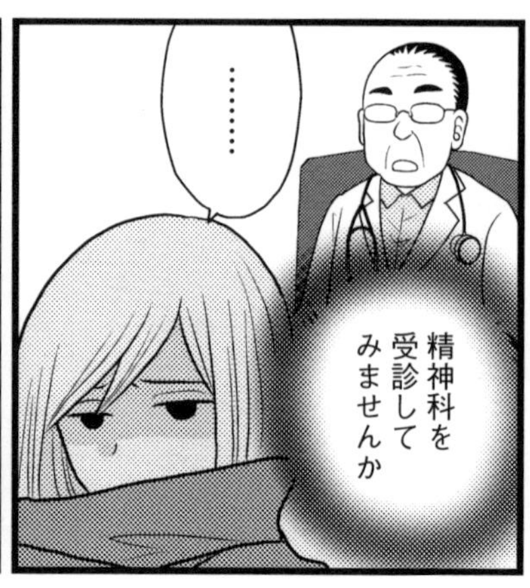
………
精神科を
受診して
みませんか

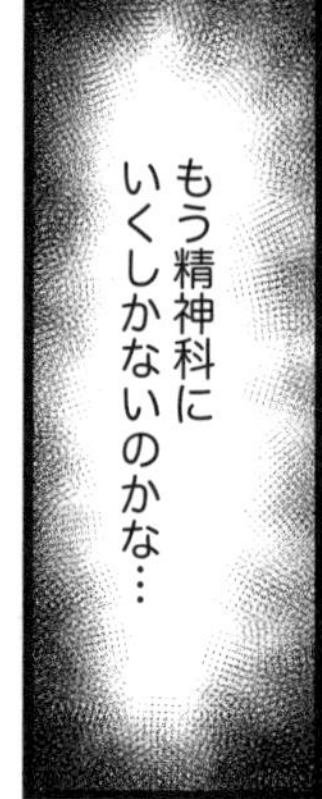
もう精神科に
いくしかないのかな…

13 ・ついに、精神科へ

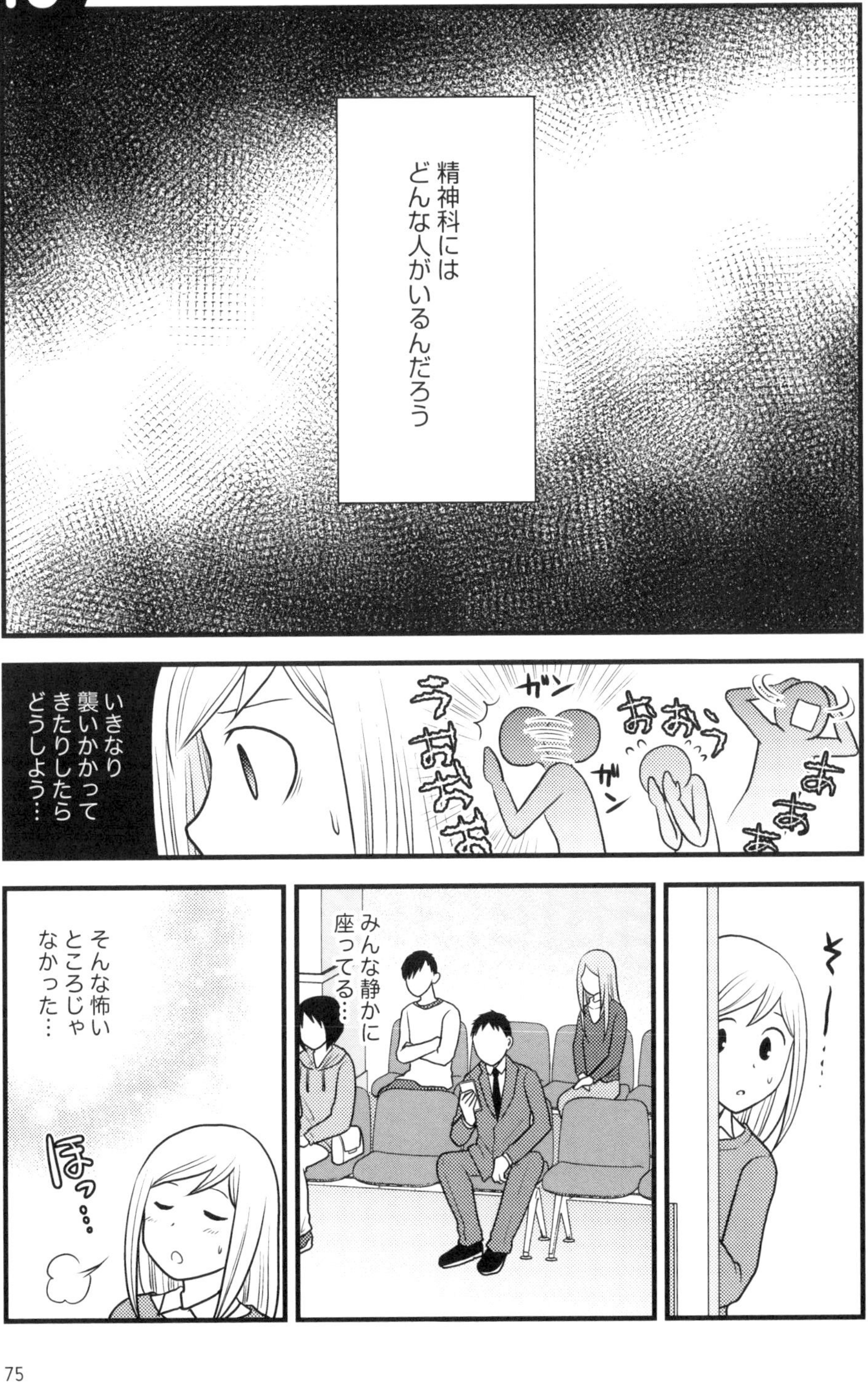

精神科には
どんな人がいるんだろう

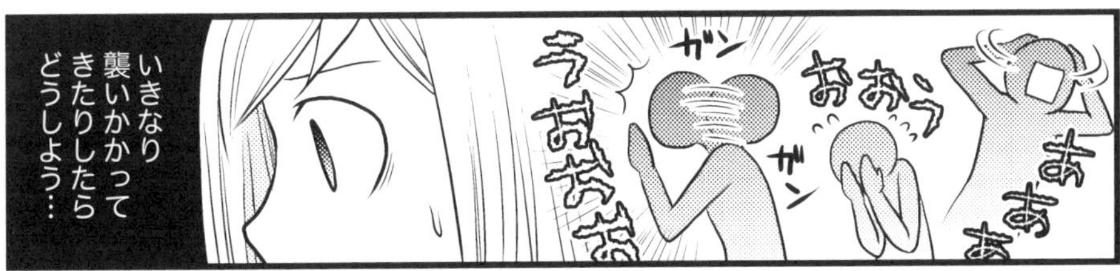
あああ
おおう
ガン
ガン
うおおお
いきなり
襲いかかって
きたりしたら
どうしよう…

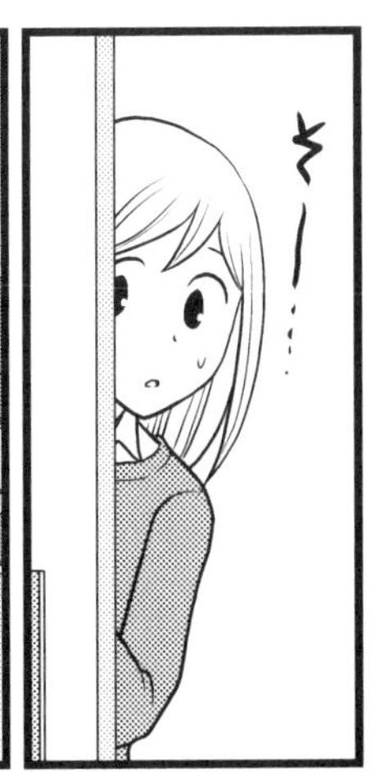
そ〜…

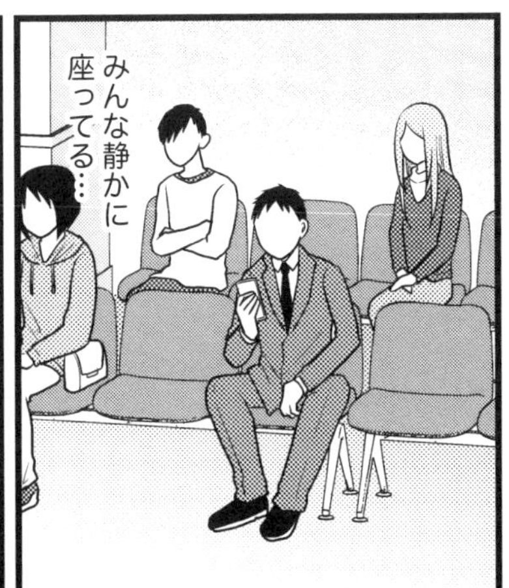
みんな静かに
座ってる…

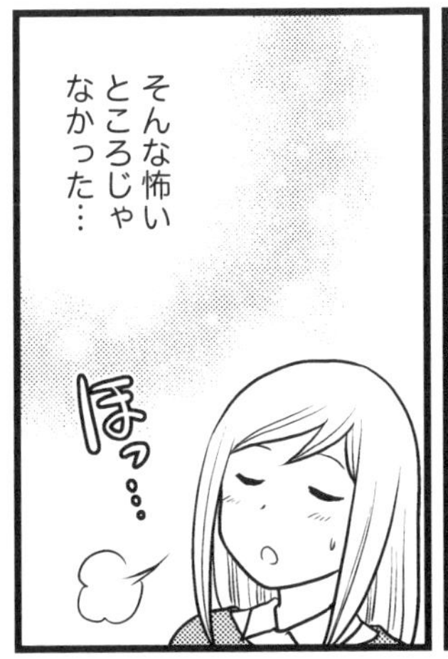
そんな怖い
ところじゃ
なかった…
ほっ…

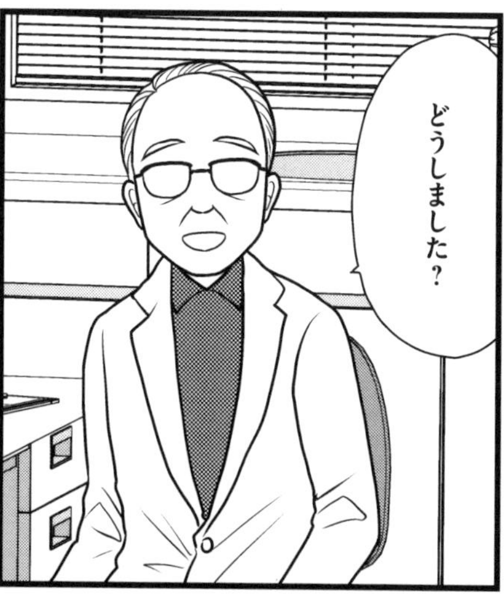
どうしました？

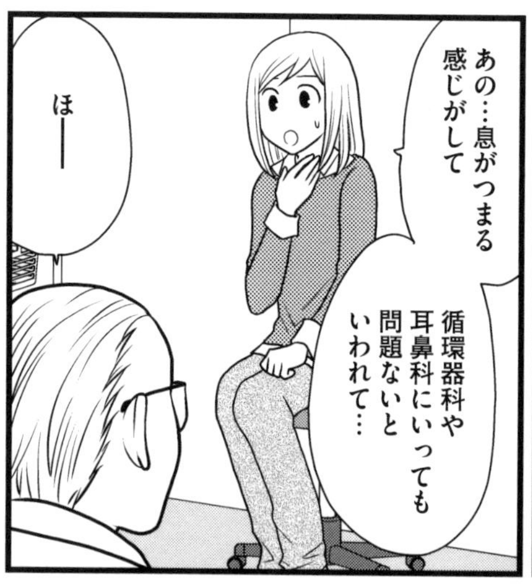
あの…息がつまる感じがして
循環器科や耳鼻科にいっても問題ないといわれて…
ほ――

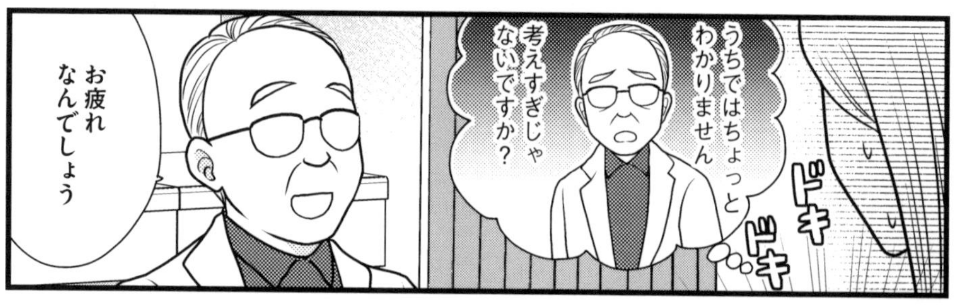
うちではちょっとわかりません考えすぎじゃないですか？
ドキ
ドキ
お疲れなんでしょう

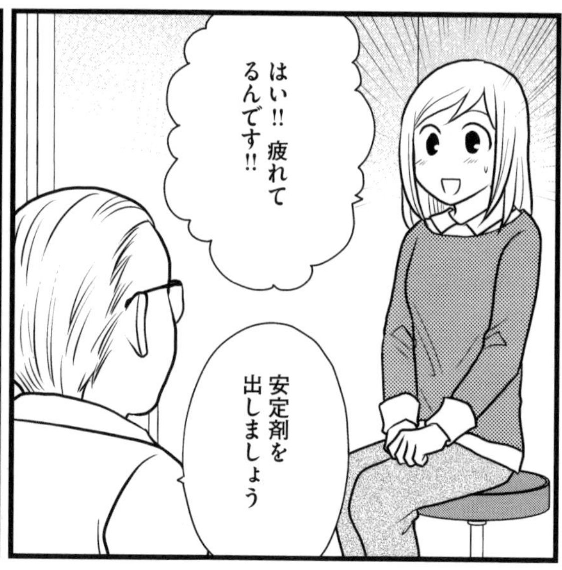
はい!! 疲れてるんです!!
安定剤を出しましょう

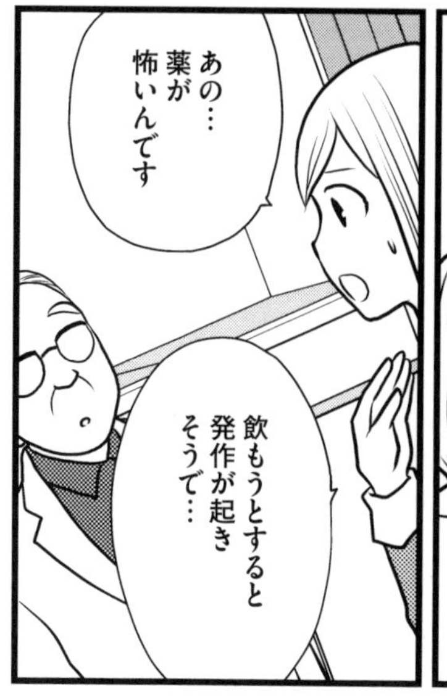
あの…薬が怖いんです
飲もうとすると発作が起きそうで…

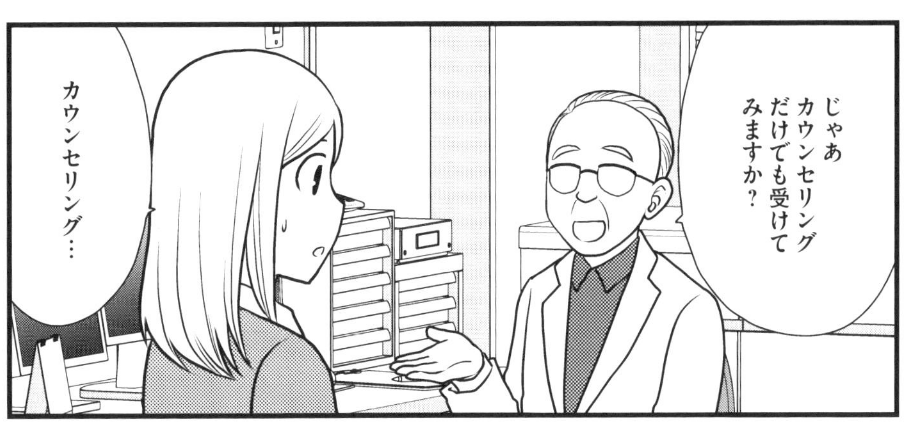
じゃあ
カウンセリング
だけでも受けて
みますか？
カウンセリング…

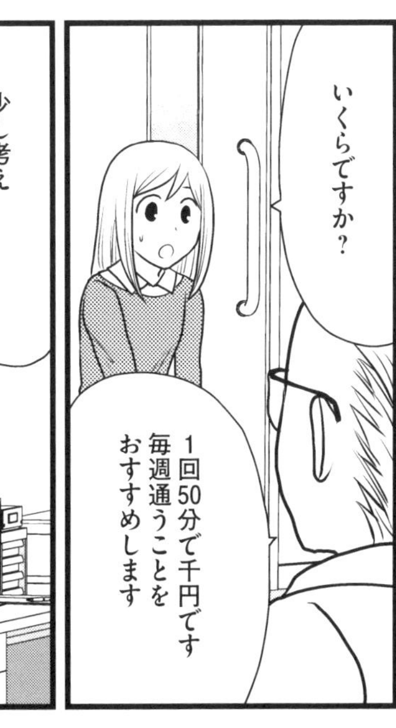
いくらですか？
1回50分で千円です
毎週通うことを
おすすめします

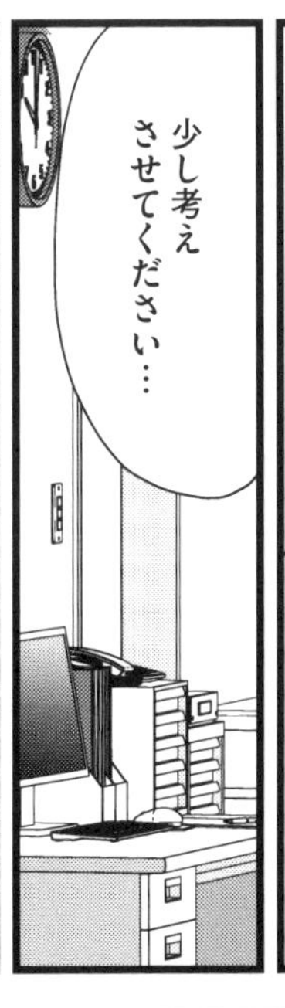
少し考え
させてください…

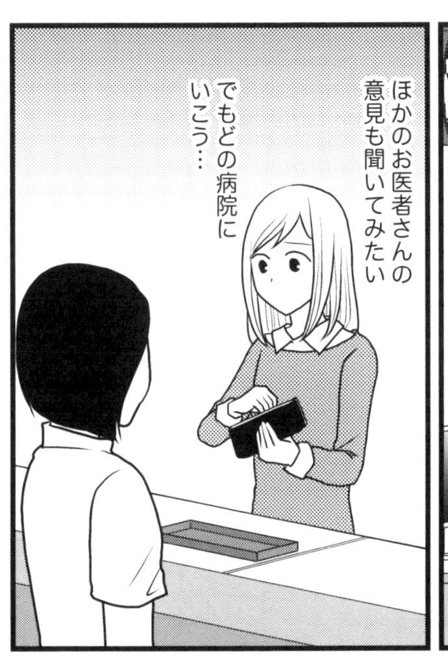
ほかのお医者さんの
意見も聞いてみたい
でもどの病院に
いこう…

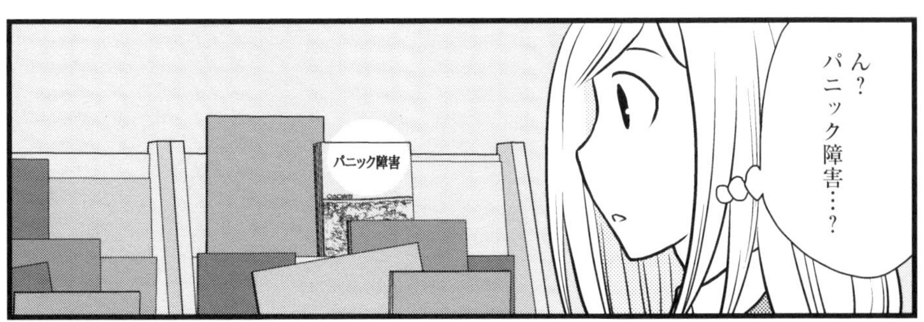
ん？
パニック障害…？
パニック障害

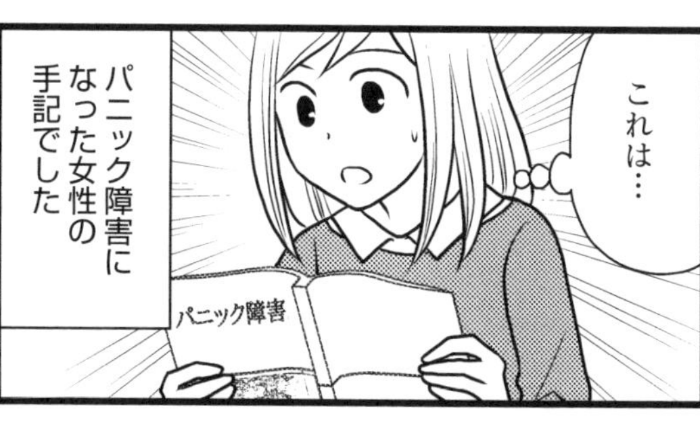
これは…
パニック障害になった女性の手記でした
パニック障害

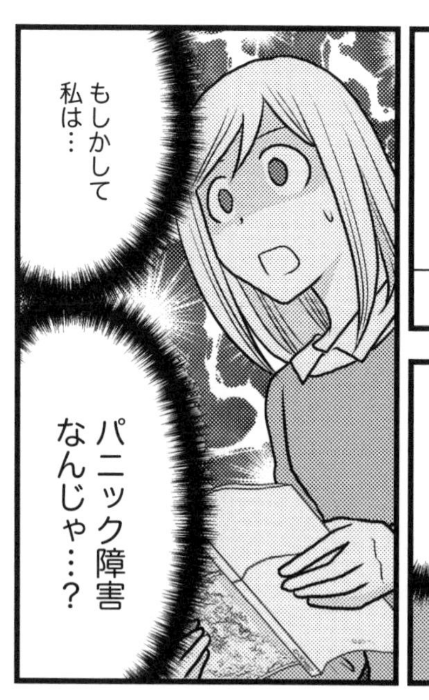
もしかして私は…
パニック障害なんじゃ…？

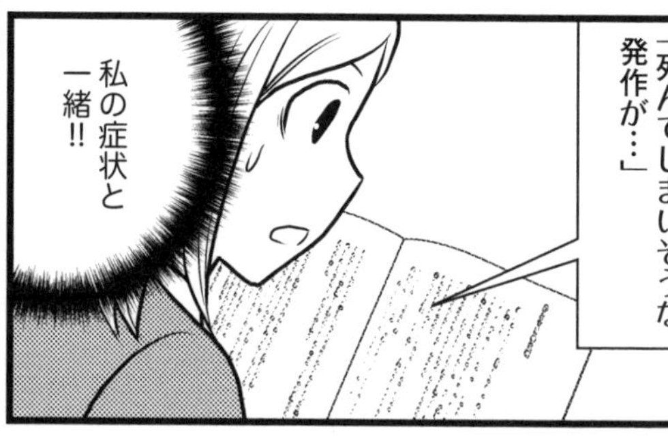
「死んでしまいそうな発作が…」
私の症状と一緒!!

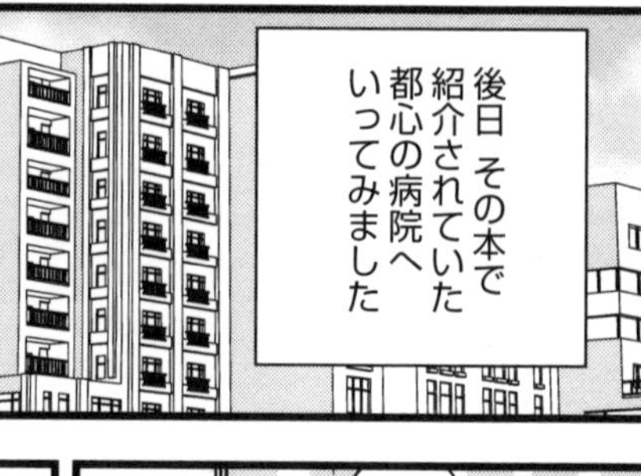
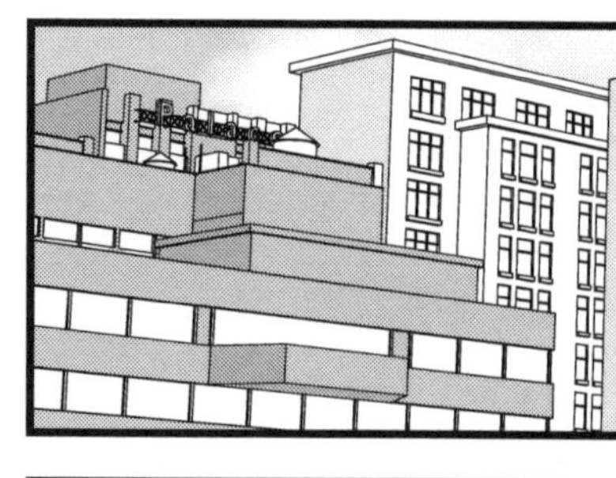
後日 その本で紹介されていた都心の病院へいってみました

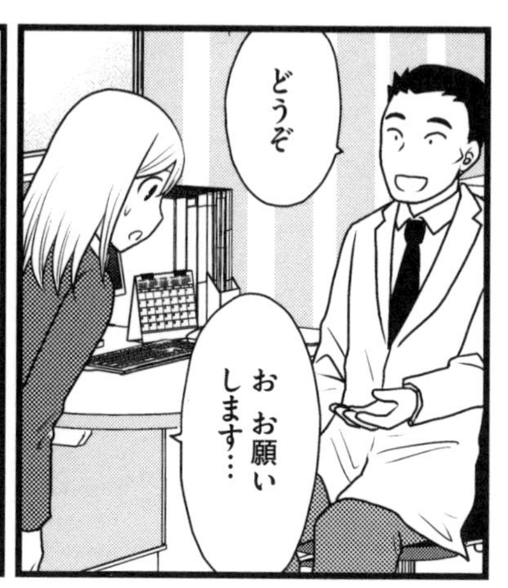
どうぞ
お お願いします…

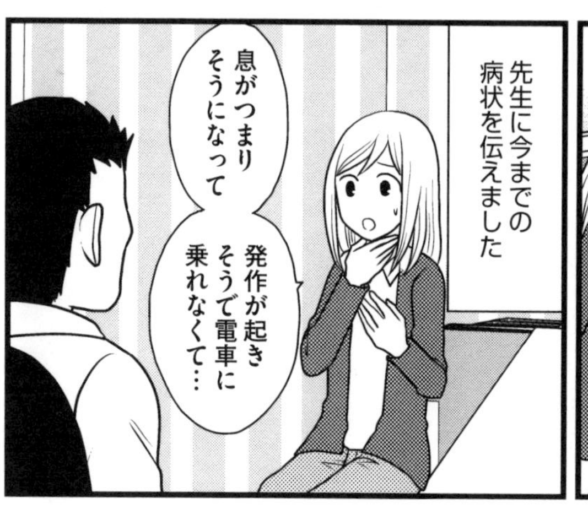
先生に今までの病状を伝えました
息がつまりそうになって
発作が起きそうで電車に乗れなくて…

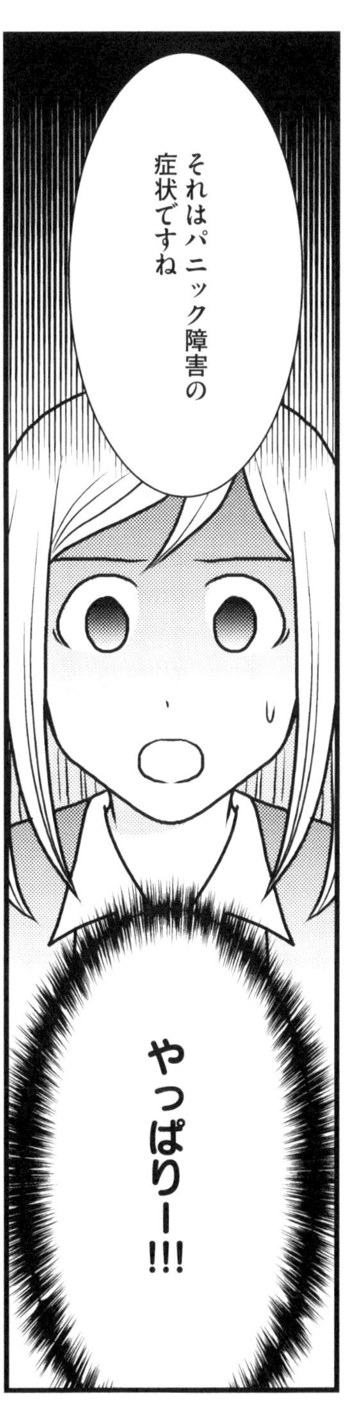
それはパニック障害の症状ですね
やっぱりー!!!

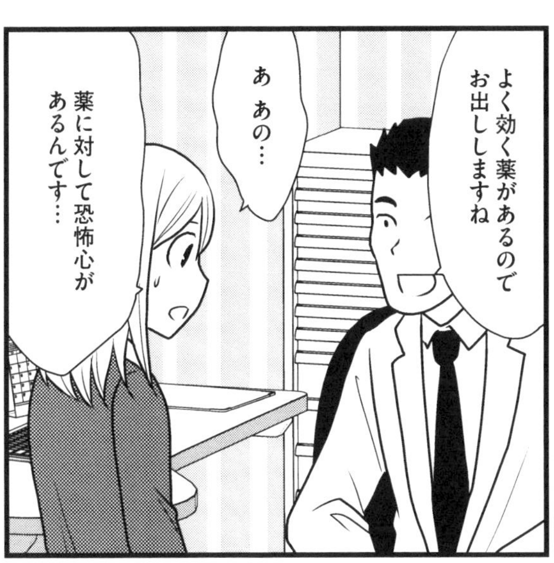
よく効く薬があるのでお出ししますね
あ あの…
薬に対して恐怖心があるんです…

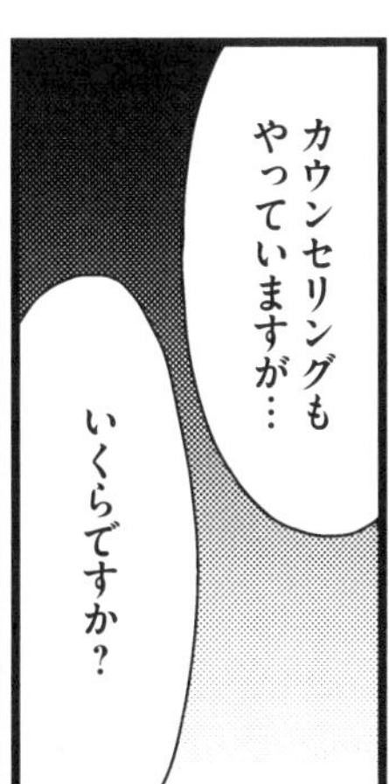
カウンセリングもやっていますが…
いくらですか？

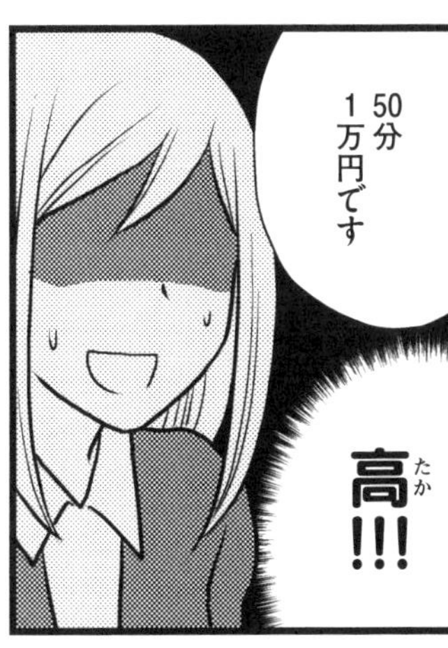
50分 1万円です
高!!!

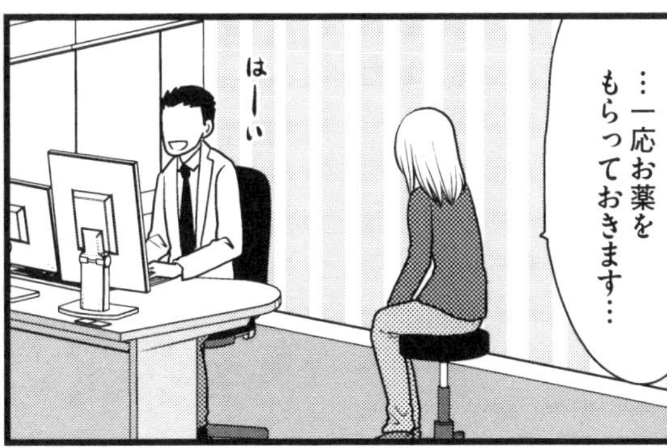
…一応お薬をもらっておきます…
はーい

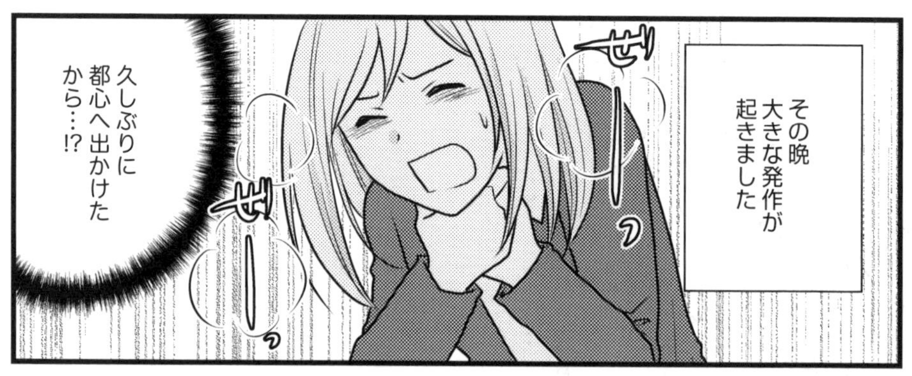
その晩
大きな発作が
起きました
ぜーーっ
ぜーーっ
久しぶりに
都心へ出かけた
から…!?

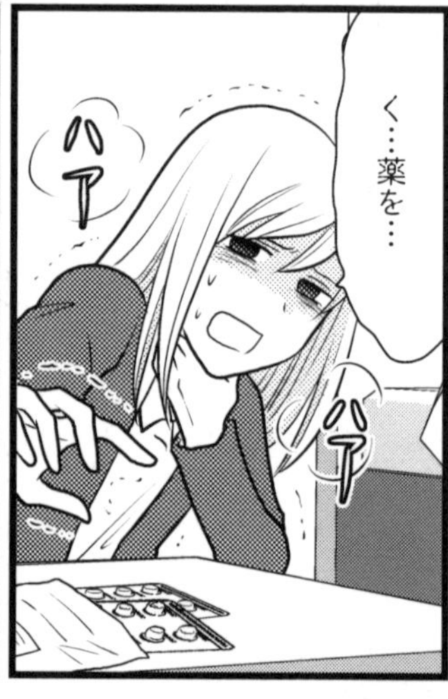
く…薬を…
ハア
ハア

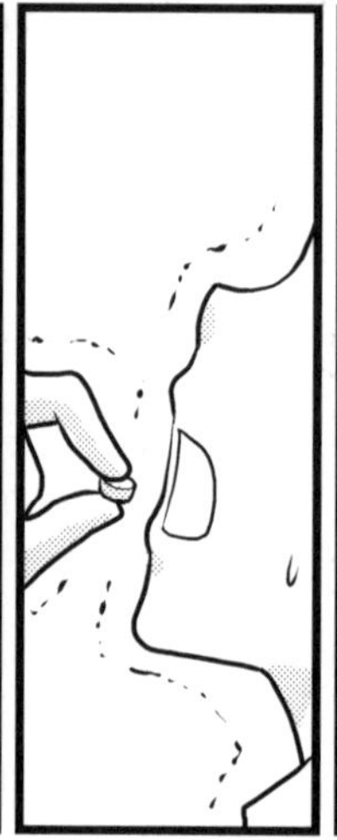

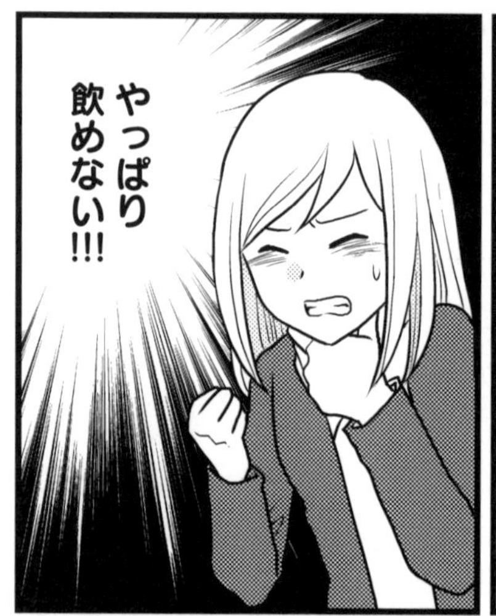
やっぱり
飲めない!!!

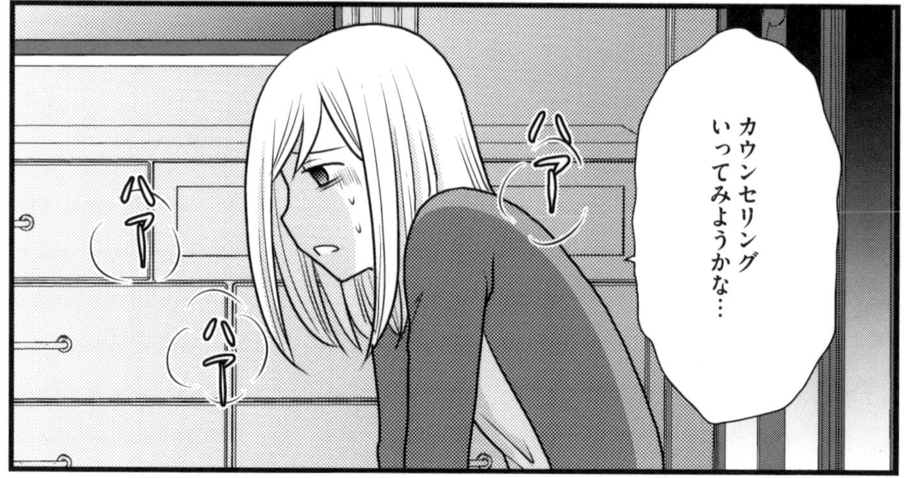
カウンセリング
いってみようかな…
ハア
ハア
ハア

精神科医による
SPコラム

1 パニック障害の原因と治療法

回答
那須こころの医院院長
石川純一先生

ストレス社会といわれる現代、パニック障害の受診者数が急増しています。厚生労働省の患者調査によると、1999年では受診者数が8千人だったのに対し、2017年には8万3千人に達したとのことです。約20年で10倍以上も増えたということです。また最近では、コロナ禍によるメンタルヘルスの悪化により、パニック障害の患者さんが更に増加している印象です。

パニック障害（パニック症ともいう）は、「パニック発作」が頻回に出現することで、日常生活に支障をきたす疾患です。「パニック発作」とは、動悸、息苦しさ、窒息感、胸痛、寒気、めまい感などの自律神経系を介した身体症状が急激に出現するものです。「死んでしまうのではないか」という恐怖感に襲われることもあります。この発作は強烈で苦しい体験であり、「再び同じ発作が出てしまうのではないか」などの不安を抱くようになります。この不安のため、次第に発作が出そうな場面を避けるようになり、行動範囲が狭くなり、結果的に日常生活に支障をきたしてしまうのです。

パニック障害の原因は、よくわかっていません。しかし、脳の誤作動により神経伝達物質が過剰に出て、「パニック発作」を起こすという仮説があります。「パニック発作」は、睡眠不足、過労、ストレスなどが引き金になります。よって、不規則な生活、過重労働、そしてDVなどの過酷な生活環境が発症の要因になることもあります。

この疾患は女性に圧倒的に多く、男性の約3倍の割合で発症します。また、20~30代の比較的若い世代に多いです。パニック障害になりやすい性格として、真面目で責任感が強い、他者からの評価を気にして自己主張が苦手、などが指摘されています。ただ、ストレスの多い現代ですから、誰もがこの疾患におちいる可能性があるといえます。

治療法は、「薬物療法」と「精神療法」のふたつがあります。「薬物療法」は、薬により不安や発作を軽減させ、回復を早めることが期待できるというメリットがあります。抗うつ薬や抗不安薬がよく用いられます。一方「精神療法」は、「発作で死んでしまうのでは」などの誤った認知（考え方）のゆがみを修正したり、行動範囲を広げることができるようサポートする治療が行われます。代表的なものに、認知行動療法、暴露療法、森田療法などがあります。なお、妻咲さんのように薬が飲めない方でも、薬なしで「精神療法」やカウンセリングを重ねていくことで回復したケースもよくあります。実際に、「精神療法」の治療効果は「薬物療法」と同等だったという研究の報告もあります。

妻咲さんのように、乗り物に乗ることに恐怖を感じる人も少なくありません。たとえば旅行や冠婚葬祭などで、どうしても飛行機に乗らなければならない場面に遭遇したとします。その際、「（その場所に）いきたい！　でももし、機内で発作が起きたら……」という迷いが生じることでしょう。万一機内で発作が起こっても大丈夫です。発作はとても苦しいですが、数十分以内で必ず治まります。ビクビクハラハラしているうちに、いつしか目的地に到着しているものです。以前、私の診療所で、「友人の結婚式に出るために飛行機に乗るけれど、機内でパニック発作が起きるのではと心配です」という患者さんに対し同様の助言をしたところ、次の診察の際、その患者さんは、「不安だったけど飛行機に乗り、無事結婚式に出席できました」と喜んで報告をしてくださいました。本作の最終話で、妻咲さんが飛行機を克服しようとVRゴーグルを使用して練習をする場面がありますが、実はそのような練習は一切不要で、あえておっかなびっくりで「乗る」という選択をしてみることをおすすめします。

14 はじめてのカウンセリング

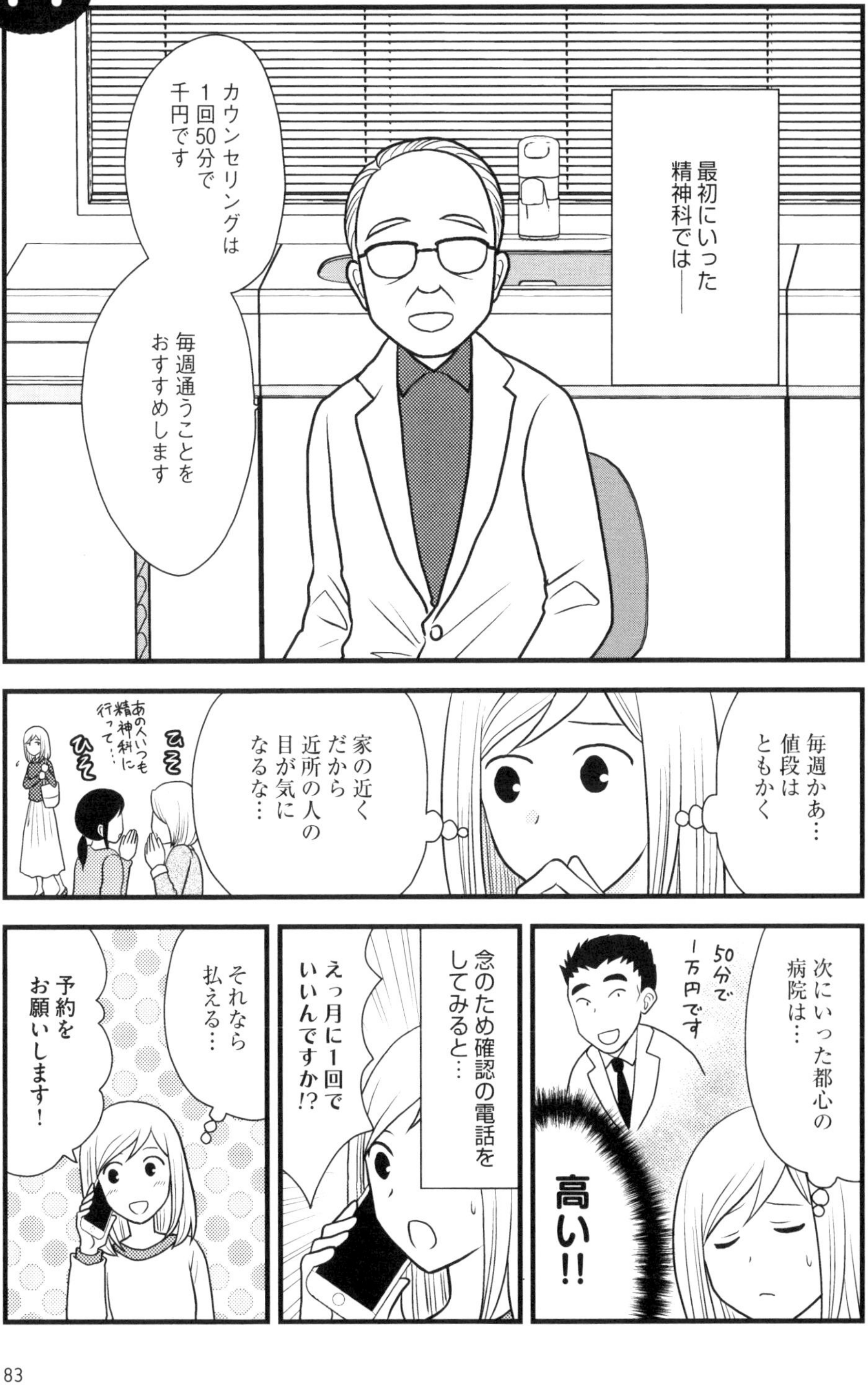

最初にいった精神科では――

カウンセリングは1回50分で千円です

毎週通うことをおすすめします

毎週かぁ…
値段はともかく
家の近くだから近所の人の目が気になるな…
ひそ ひそ
あの人いつも精神科に行ってて…

次にいった都心の病院は…
50分で1万円です
高い!!

念のため確認の電話をしてみると…
えっ月に1回でいいんですか!?

それなら払える…
予約をお願いします!

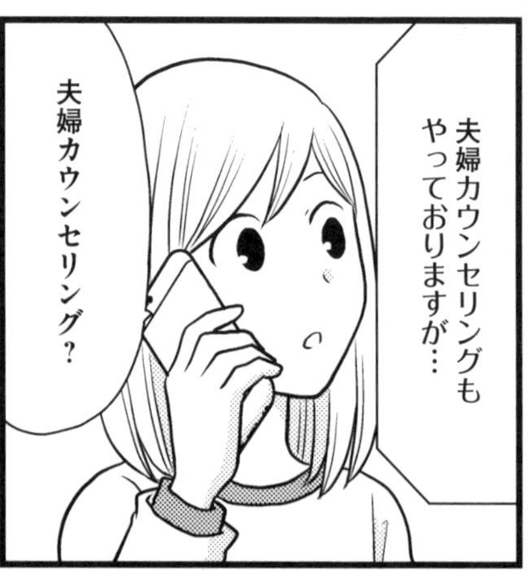
夫婦カウンセリングも
やっておりますが…
夫婦カウンセリング？

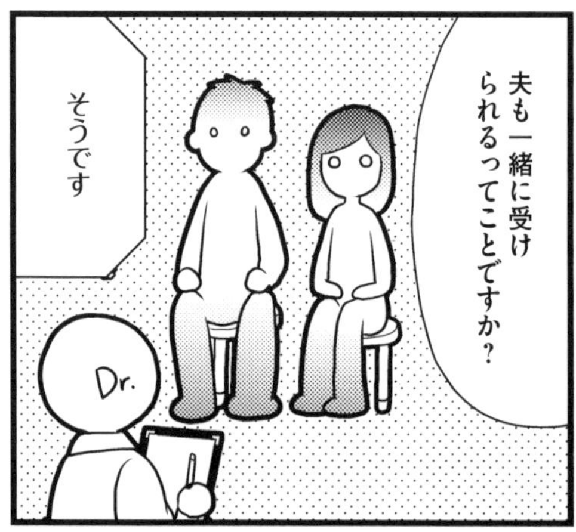
夫も一緒に受けられるってことですか？
そうです
Dr.

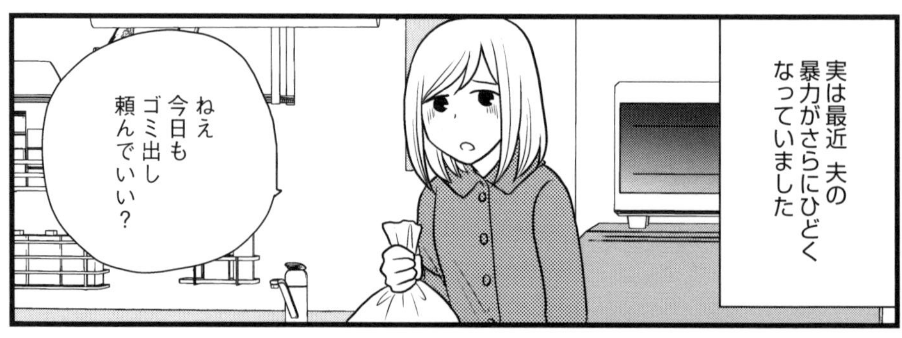
実は最近 夫の暴力がさらにひどくなっていました
ねえ
今日も
ゴミ出し
頼んでいい？

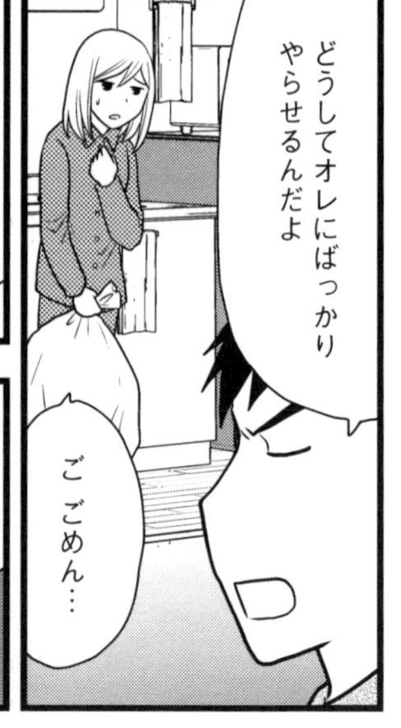
どうしてオレにばっかりやらせるんだよ
ご ごめん…

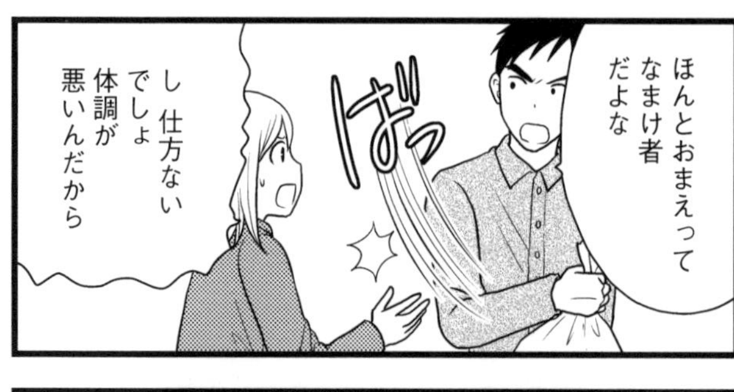
ほんとおまえってなまけ者だよな
ばっ
し 仕方ないでしょ
体調が悪いんだから

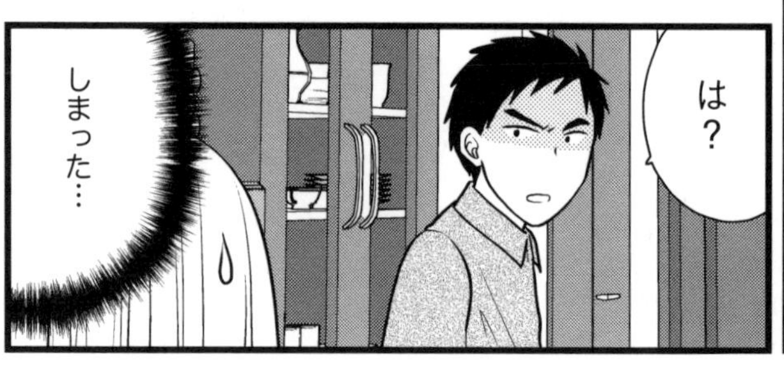
は？
しまった…

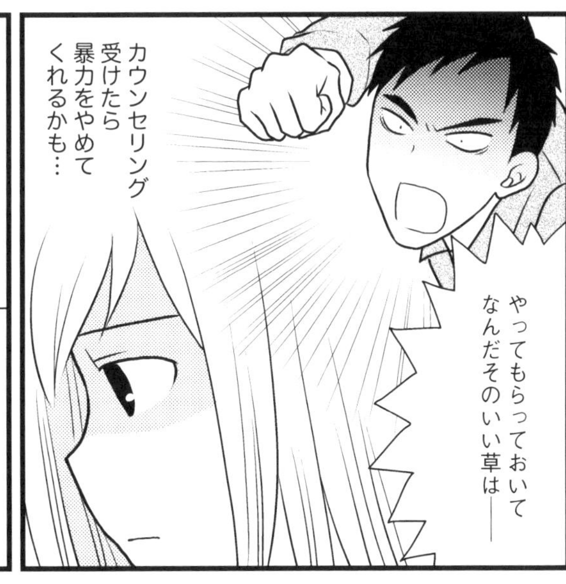
やってもらっておいて
なんだそのいい草は――
カウンセリング
受けたら
暴力をやめて
くれるかも…

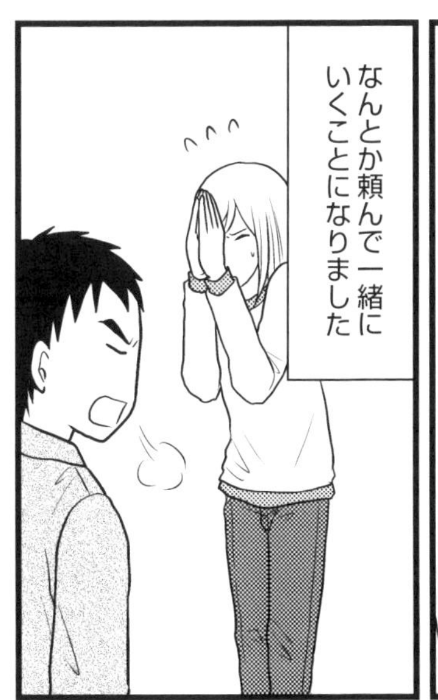
なんとか頼んで一緒に
いくことになりました

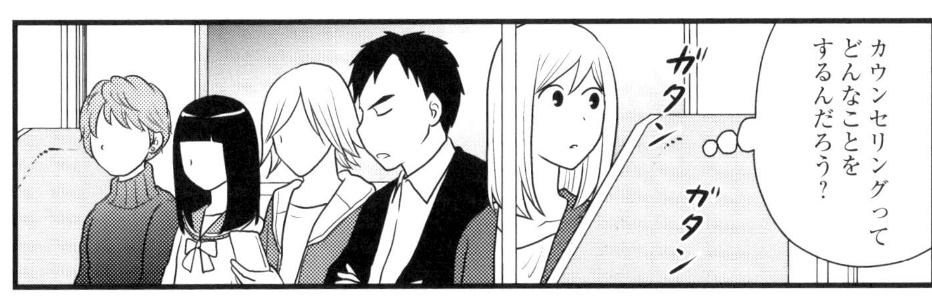
カウンセリングって
どんなことを
するんだろう？
ガタン
ガタン

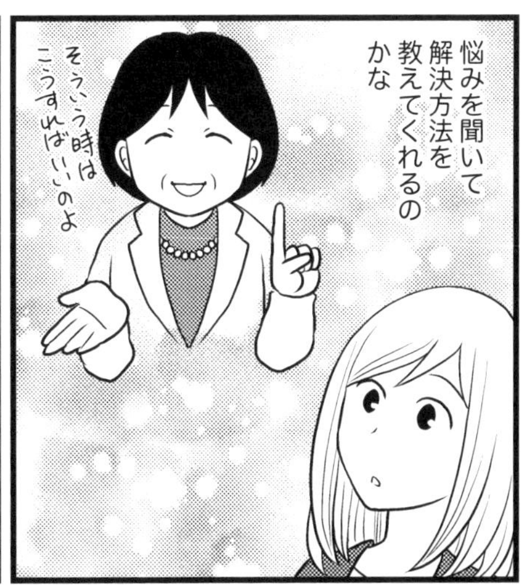
悩みを聞いて
解決方法を
教えてくれるの
かな
そういう時は
こうすればいいのよ

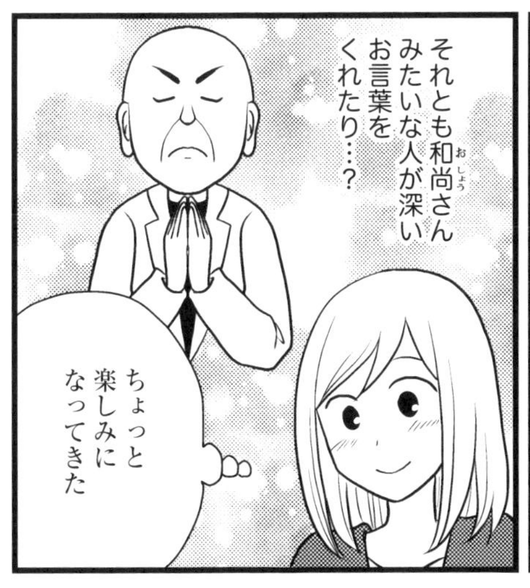
それとも和尚さん
みたいな人が深い
お言葉を
くれたり…？
ちょっと
楽しみに
なってきた

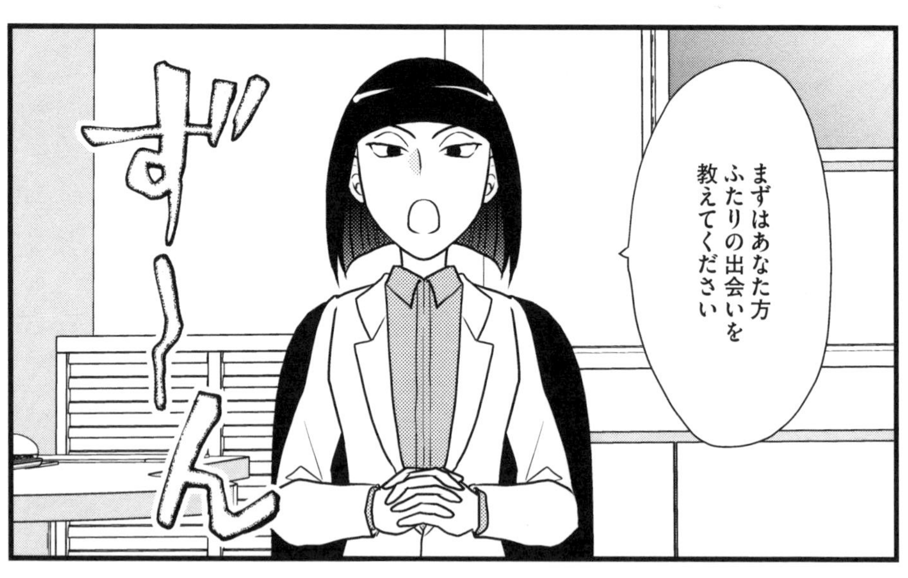
まずはあなた方
ふたりの出会いを
教えてください
ず〜ん

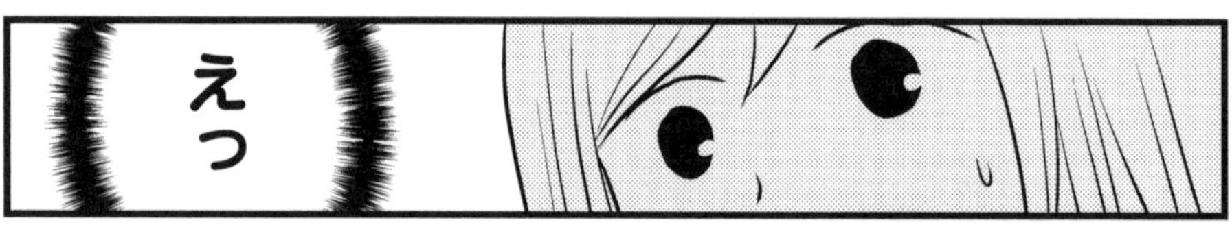
えっ

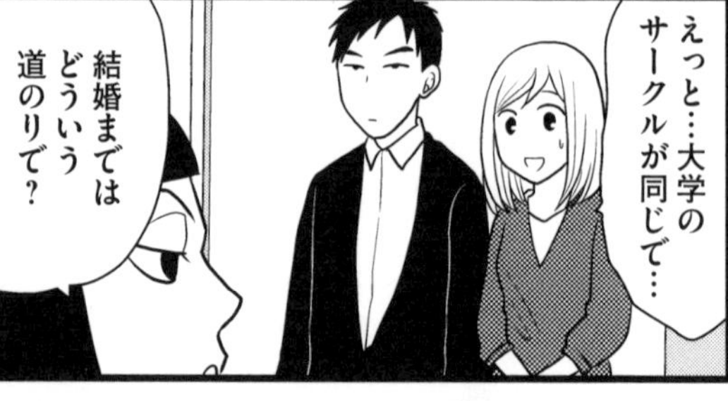
えっと…大学の
サークルが同じで…
結婚までは
どういう
道のりで？

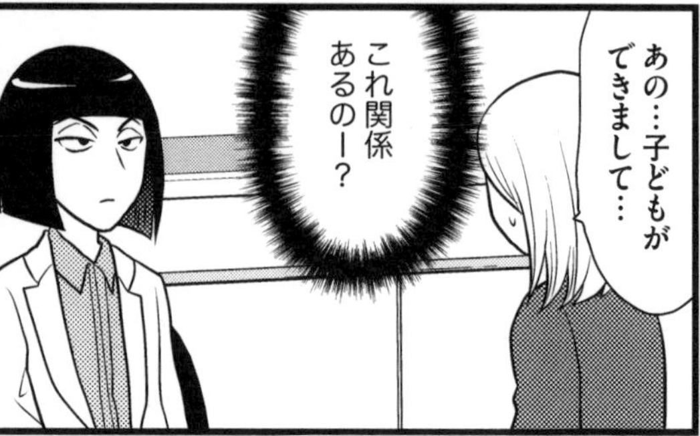
あの…子どもが
できまして…
これ関係
あるのー？

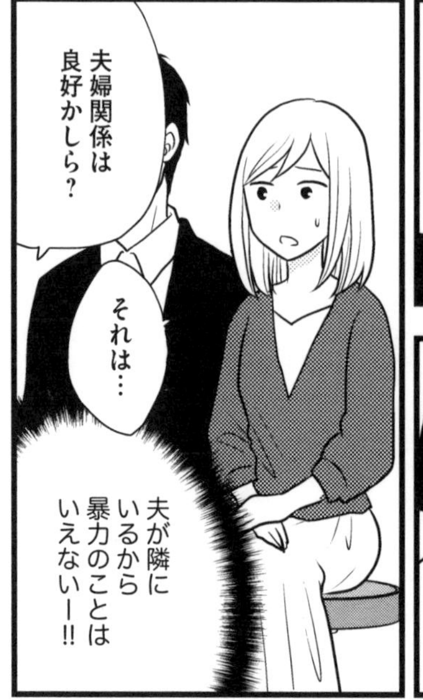
夫婦関係は
良好かしら？
それは…
夫が隣に
いるから
暴力のことは
いえないー!!

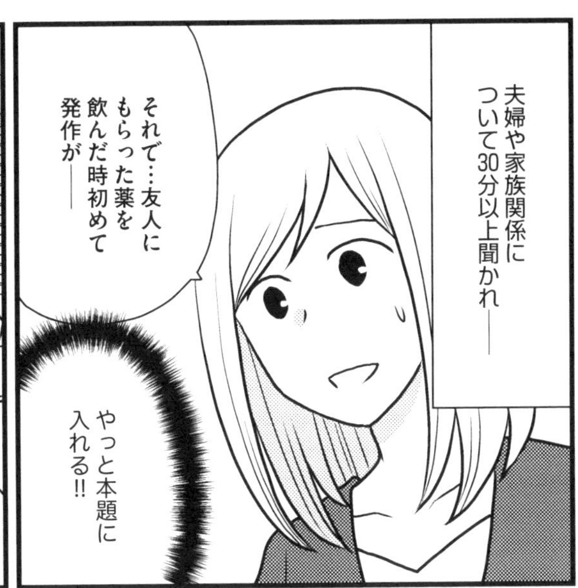
夫婦や家族関係について30分以上聞かれ――
それで…友人にもらった薬を飲んだ時初めて発作が――
やっと本題に入れる!!

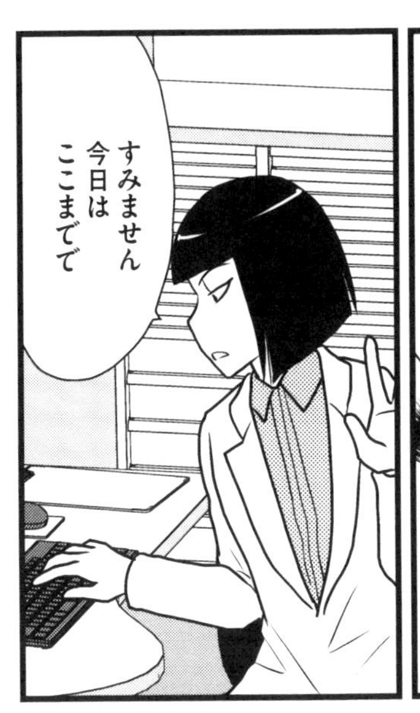
すみません今日はここまでで

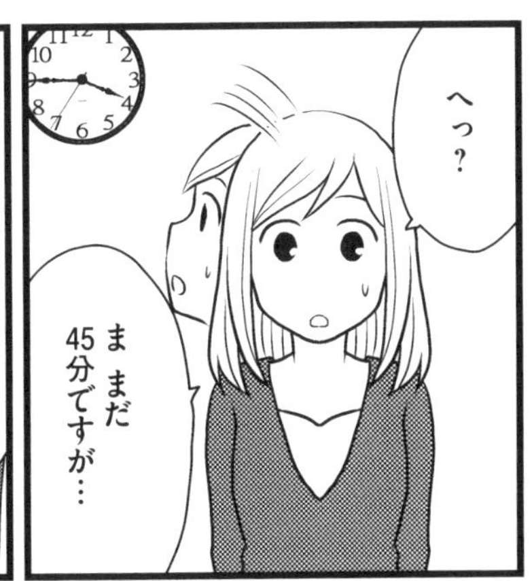
へっ?
ま まだ45分ですが…

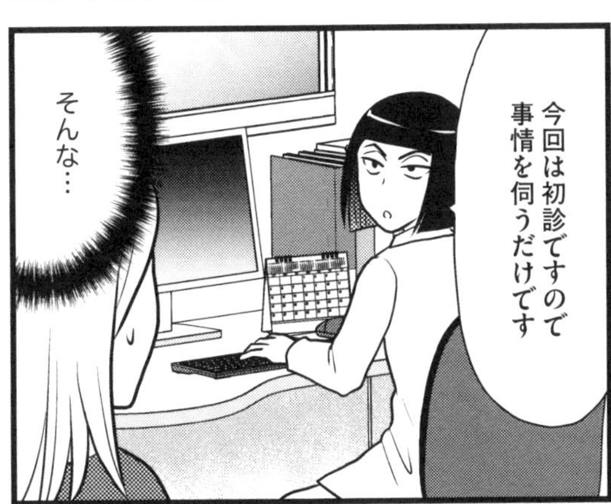
今回は初診ですので事情を伺うだけです
そんな…

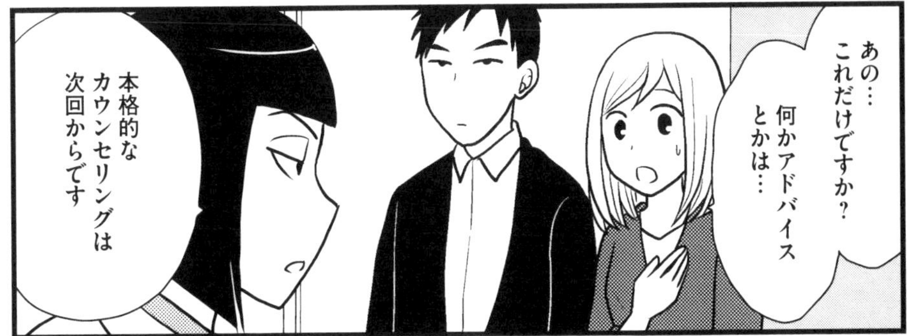
あの…これだけですか?
何かアドバイスとかは…
本格的なカウンセリングは次回からです

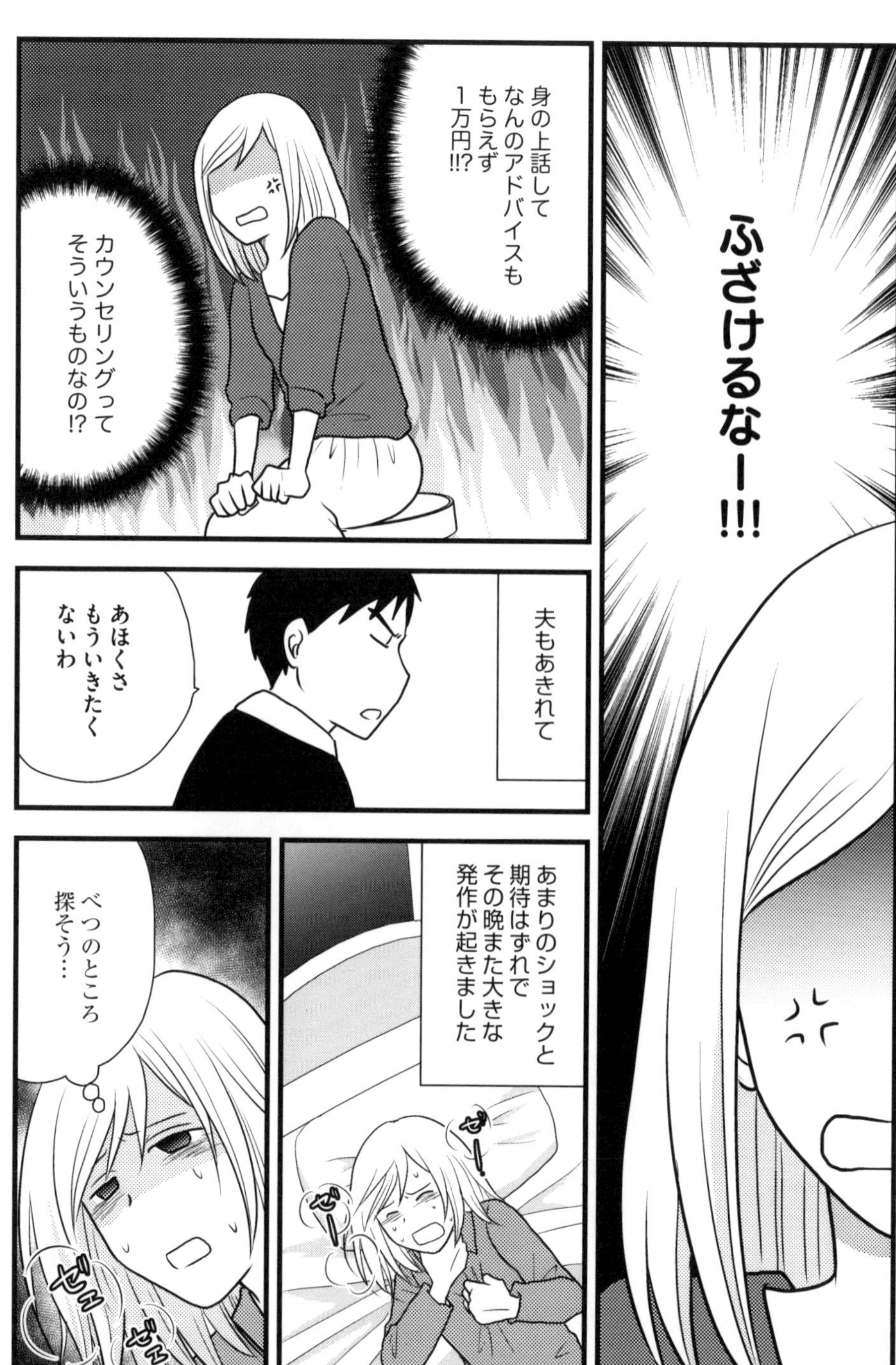

ふざけるなー!!!
身の上話して
なんのアドバイスも
もらえず
1万円!!?
カウンセリングって
そういうものなの!?
夫もあきれて
あほくさ
もういきたく
ないわ
あまりのショックと
期待はずれで
その晩また大きな
発作が起きました
ぜー
ぜー
べつのところ
探そう…
ぜぇ
ぜぇ

15 カウンセラージプシー

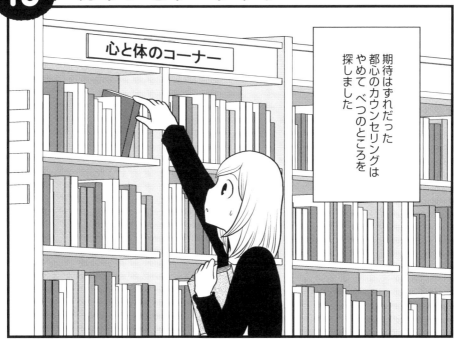

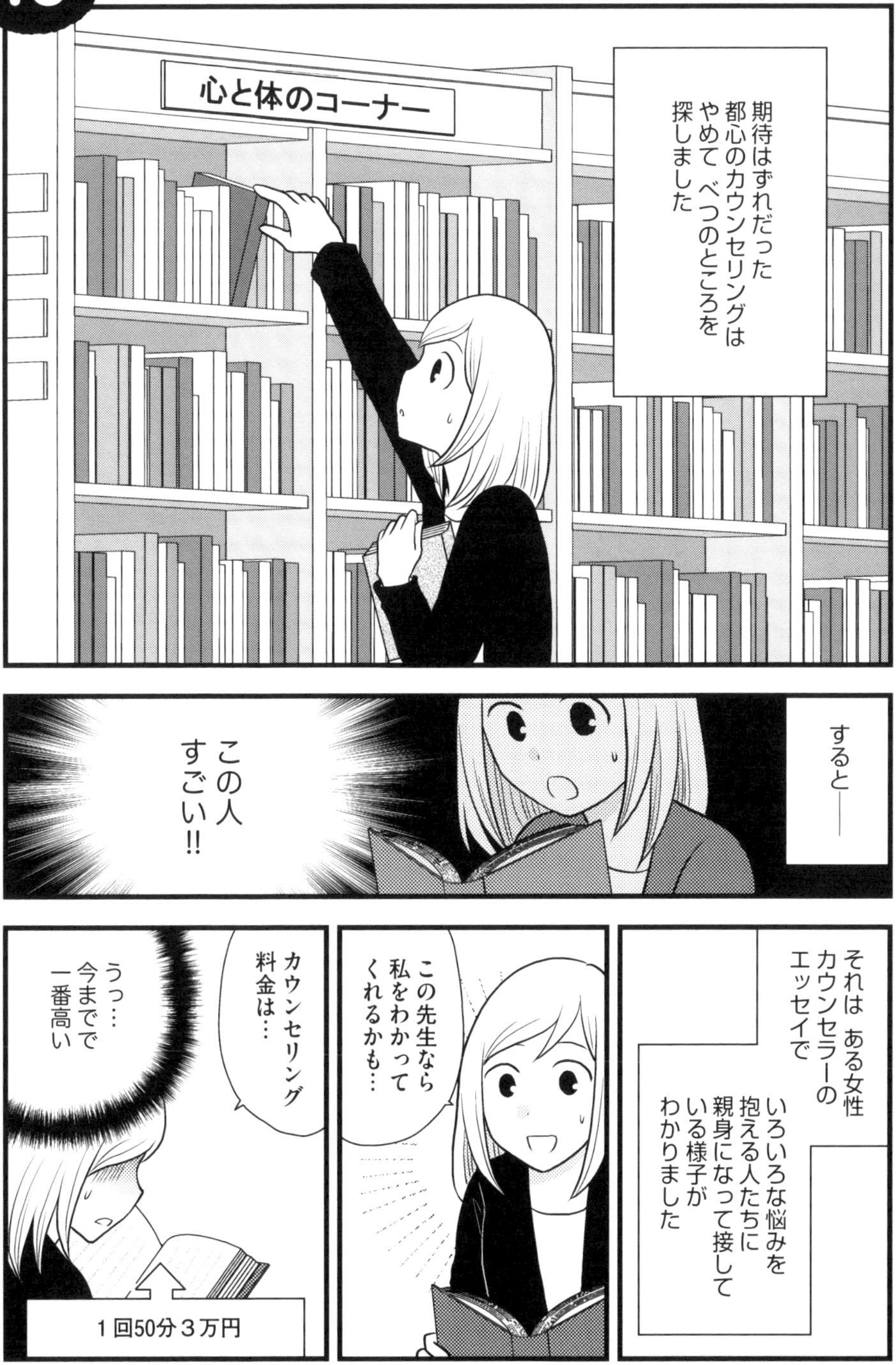

心と体のコーナー

期待はずれだった
都心のカウンセリングは
やめて べつのところを
探しました

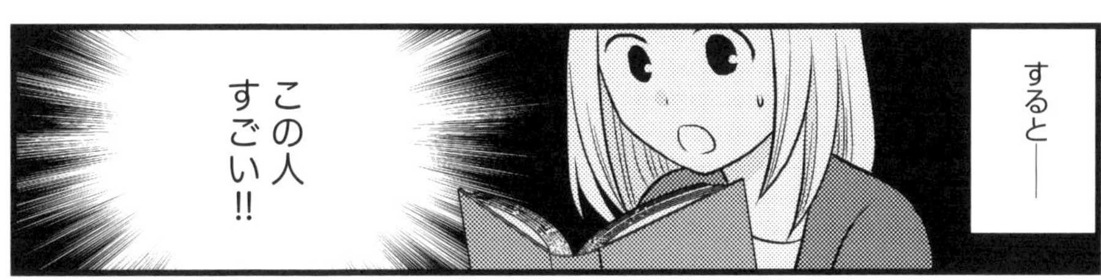
すると——
この人
すごい!!

それは ある女性
カウンセラーの
エッセイで

いろいろな悩みを
抱える人たちに
親身になって接して
いる様子が
わかりました

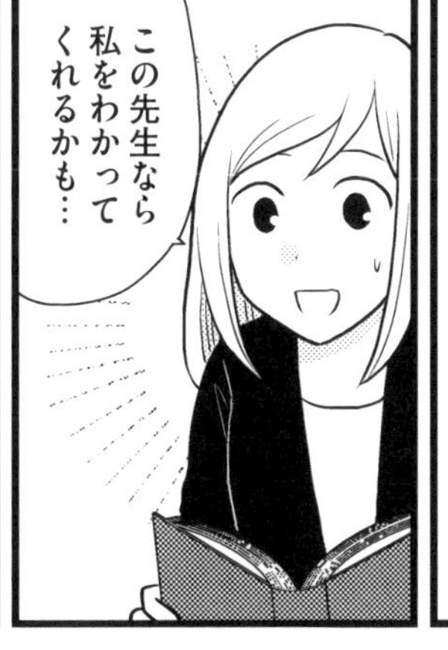
この先生なら
私をわかって
くれるかも…

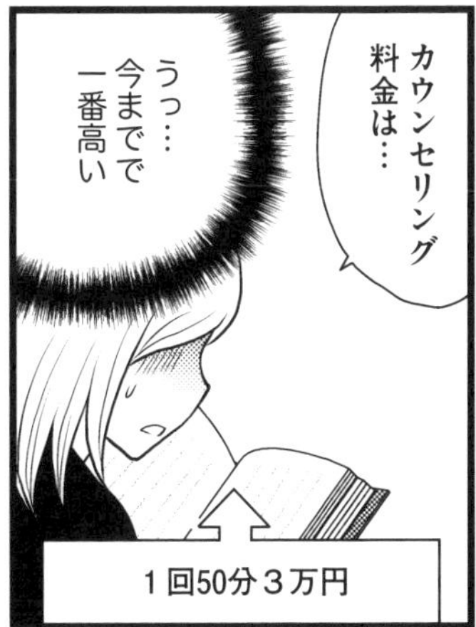
カウンセリング
料金は…
うっ…
今までで
一番高い
1回50分3万円

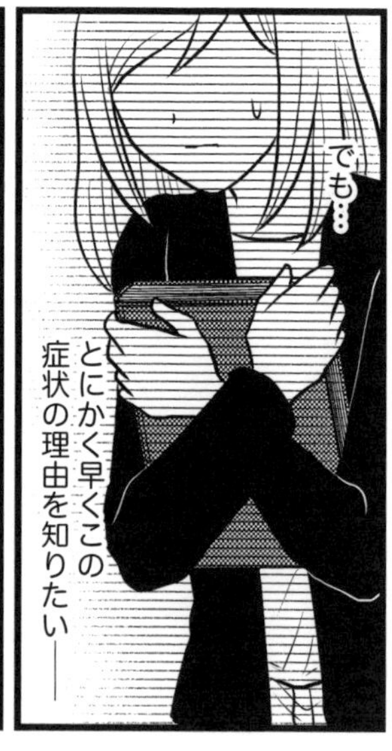
でも…
とにかく早くこの
症状の理由を知りたい——

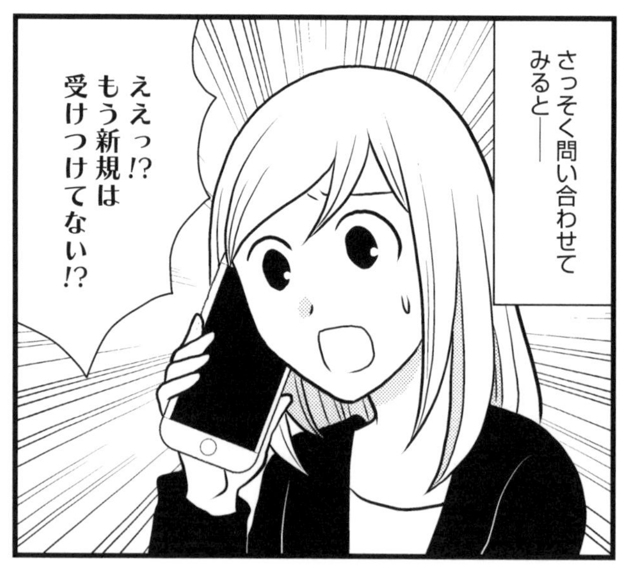
さっそく問い合わせて
みると——
ええっ!?
もう新規は
受けつけてない!?

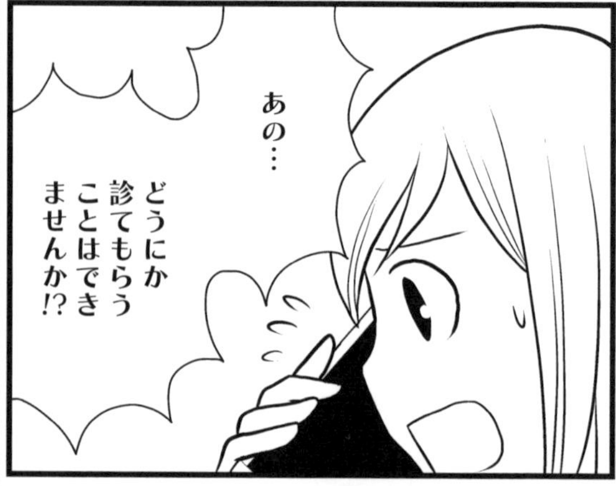
あの…
どうにか
診てもらう
ことはでき
ませんか!?

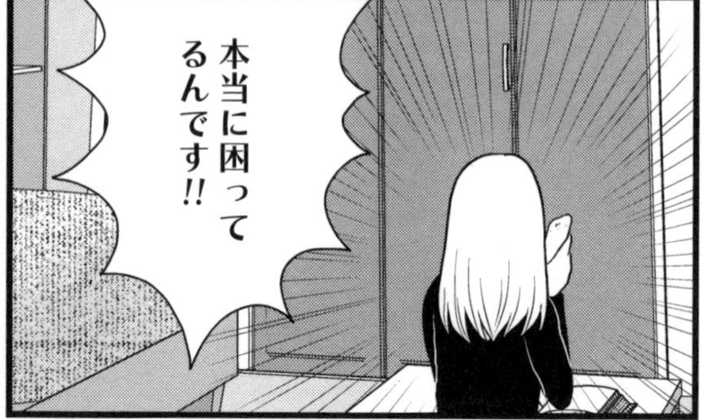
本当に困って
るんです!!

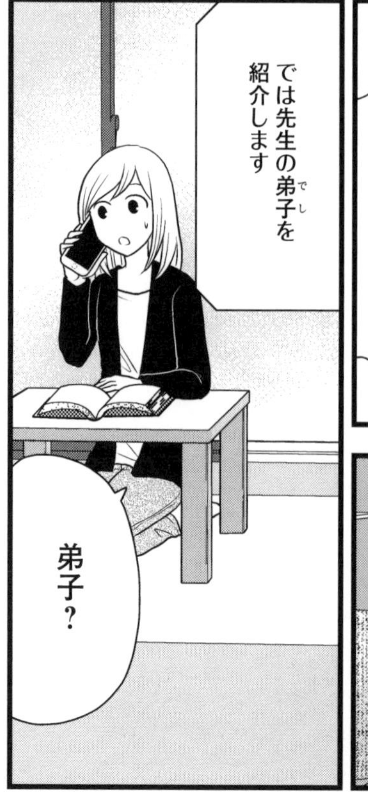
では先生の弟子を
紹介します
弟子?

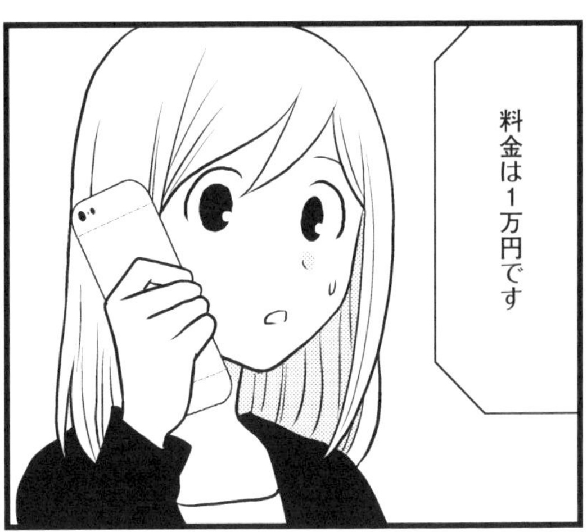
料金は1万円です

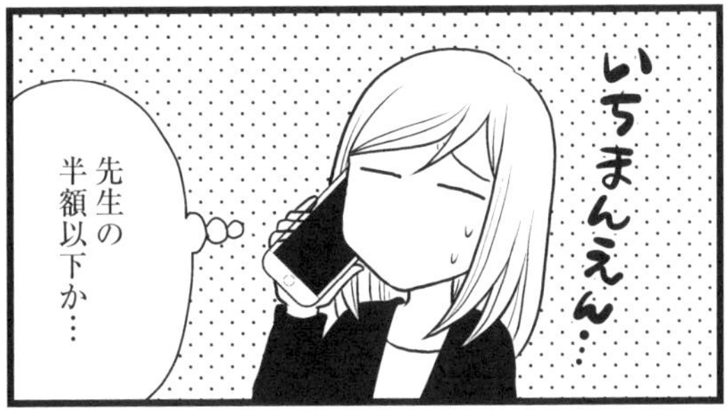
いちまんえん…
先生の半額以下か…

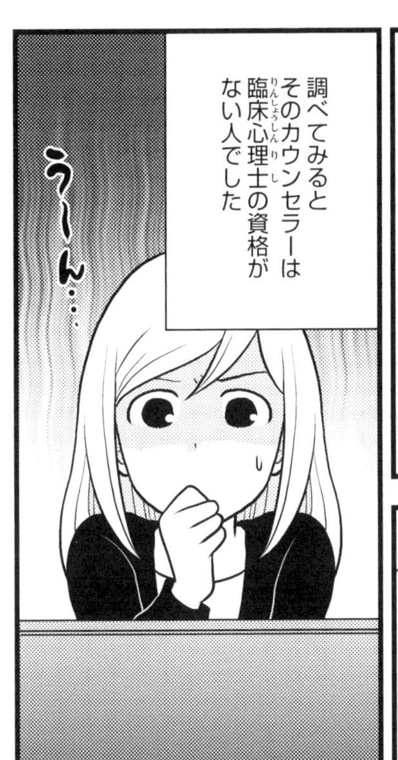
調べてみるとそのカウンセラーは臨床心理士の資格がない人でした
う～ん…

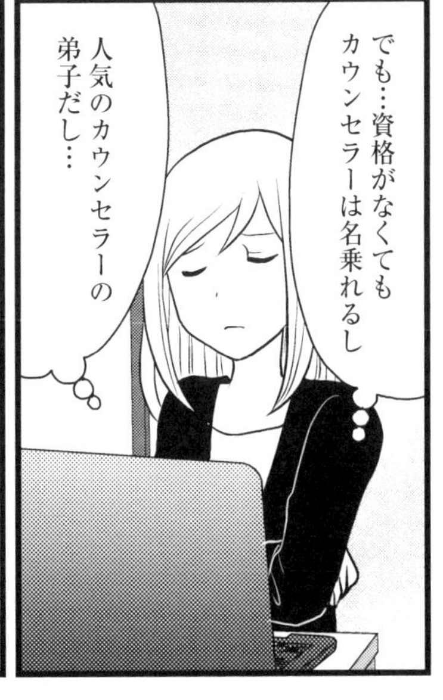
でも…資格がなくてもカウンセラーは名乗れるし
人気のカウンセラーの弟子だし…

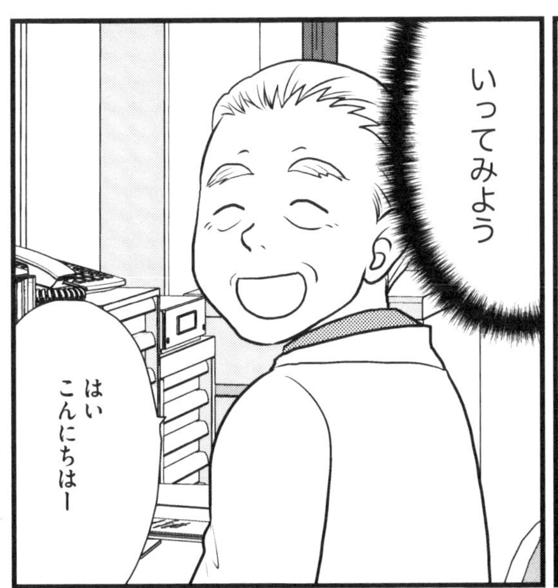
いってみよう
はい こんにちはー

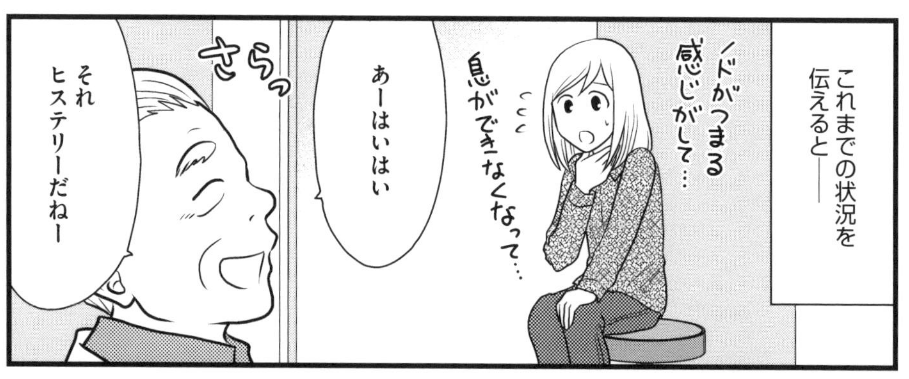
これまでの状況を
伝えると――
ノドがつまる
感じがして…
息ができなくなって…
あーはいはい
さらっ
それ
ヒステリーだねー

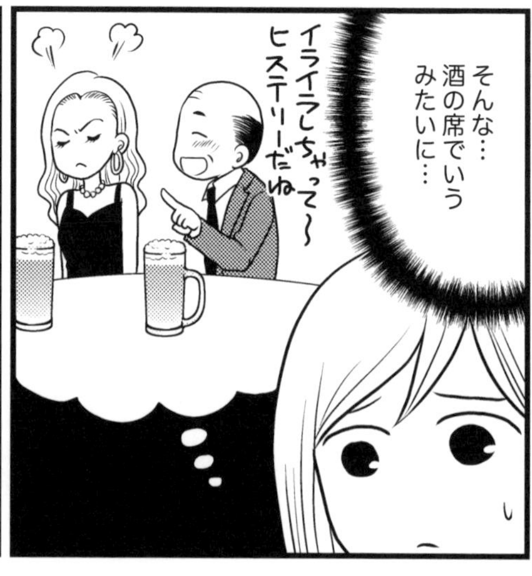
そんな…
酒の席でいう
みたいに…
イライラしちゃって～
ヒステリーだね

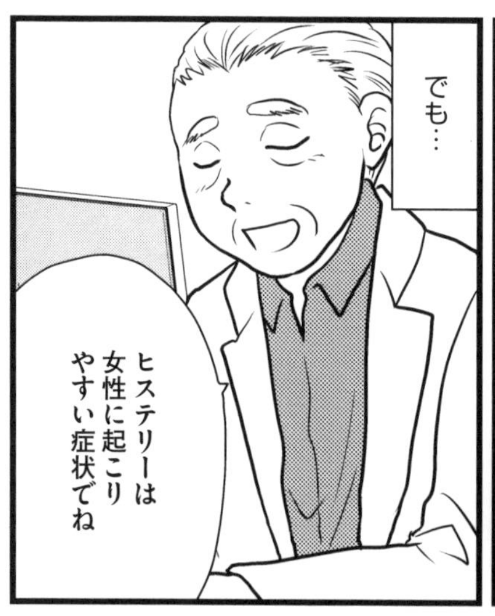
でも…
ヒステリーは
女性に起こり
やすい症状でね

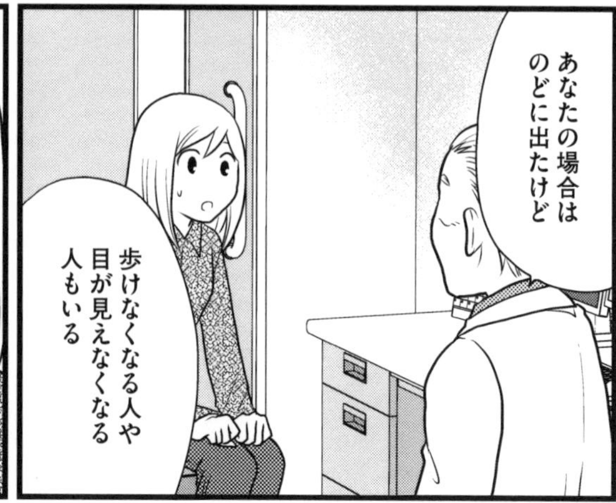
あなたの場合は
のどに出たけど
歩けなくなる人や
目が見えなくなる
人もいる

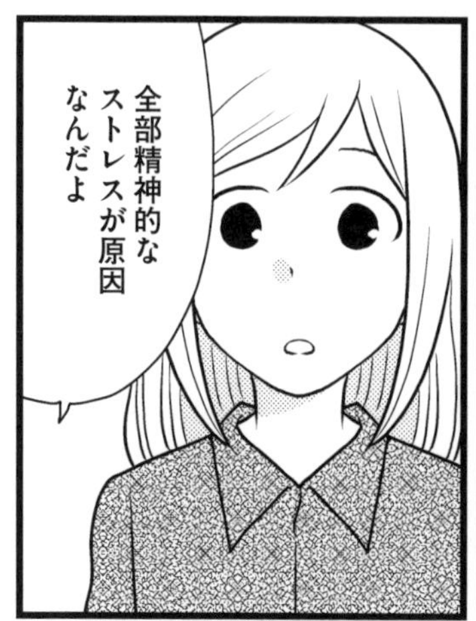
全部精神的な
ストレスが原因
なんだよ

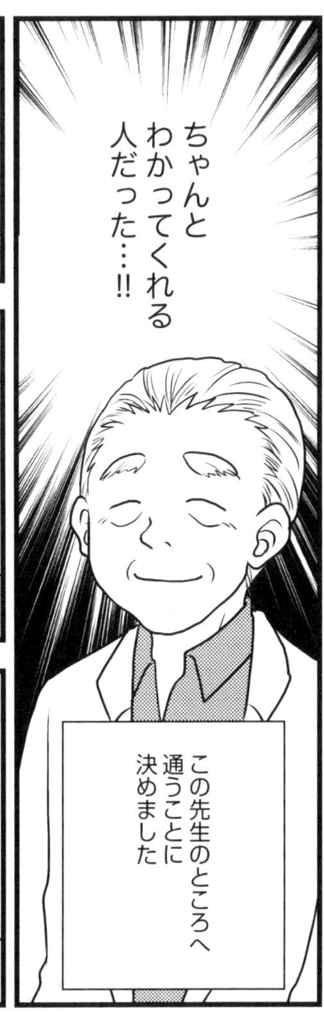
ちゃんと
わかってくれる
人だった…!!
この先生のところへ
通うことに
決めました

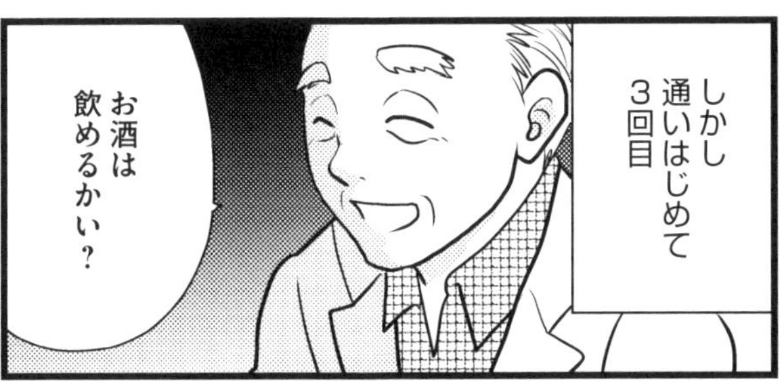
しかし
通いはじめて
3回目
お酒は
飲めるかい？

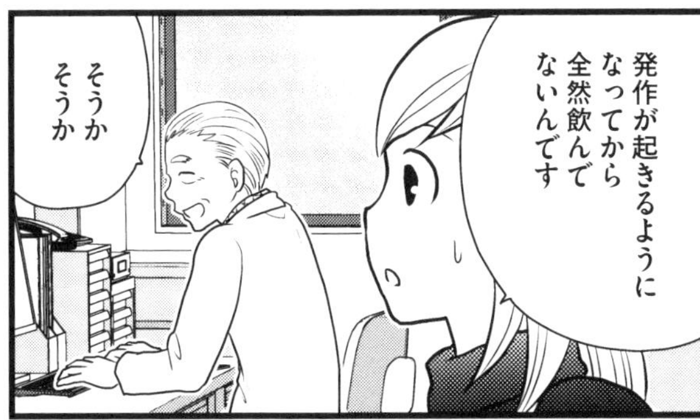
発作が起きるように
なってから
全然飲んで
ないんです
そうか
そうか

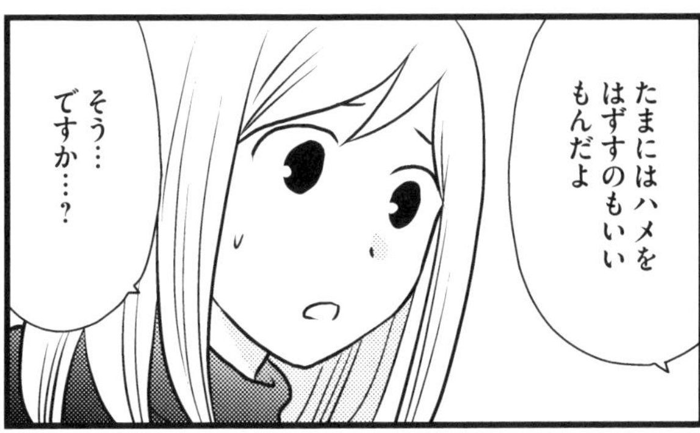
たまにはハメを
はずすのもいい
もんだよ
そう…
ですか…？

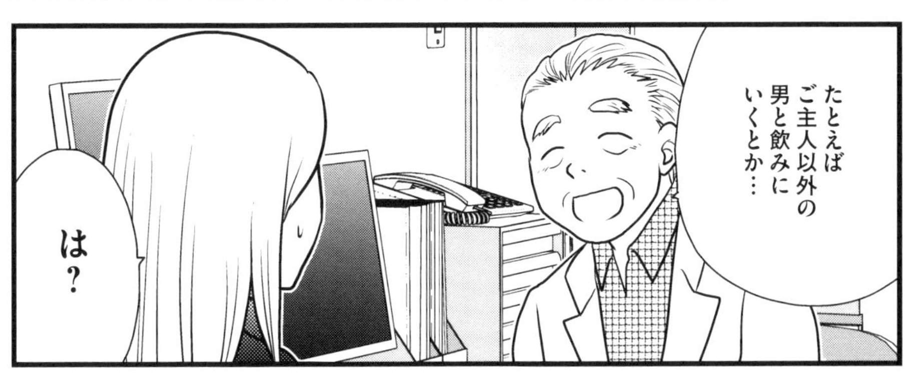
たとえば
ご主人以外の
男と飲みに
いくとか…
は？

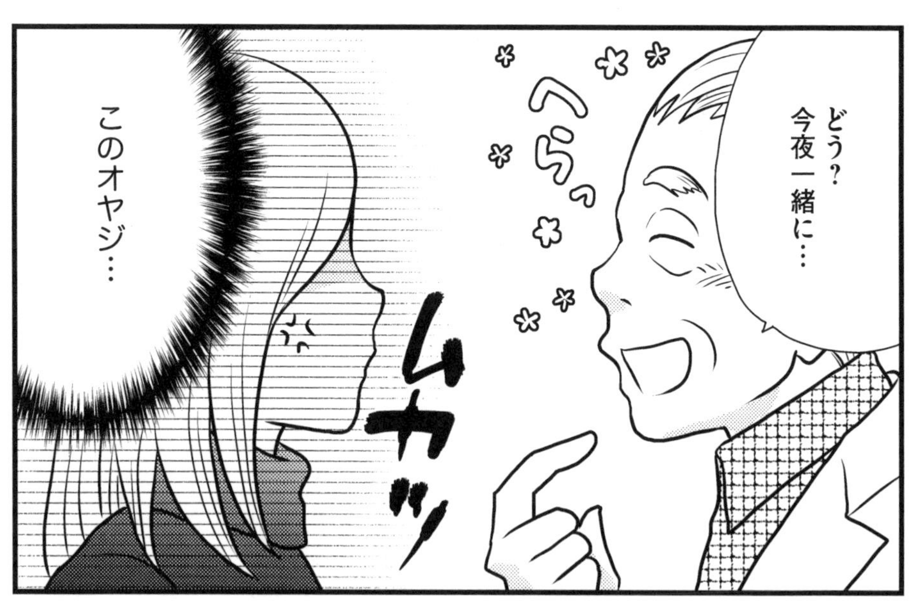
どう？
今夜一緒に…
へらっ
ムカッ
このオヤジ…

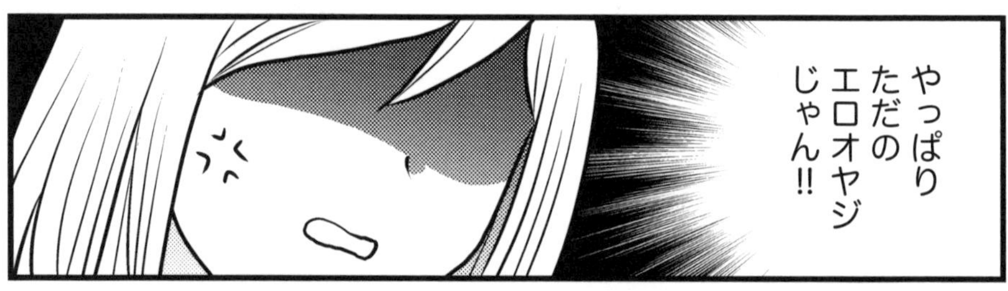
やっぱり
ただの
エロオヤジ
じゃん!!

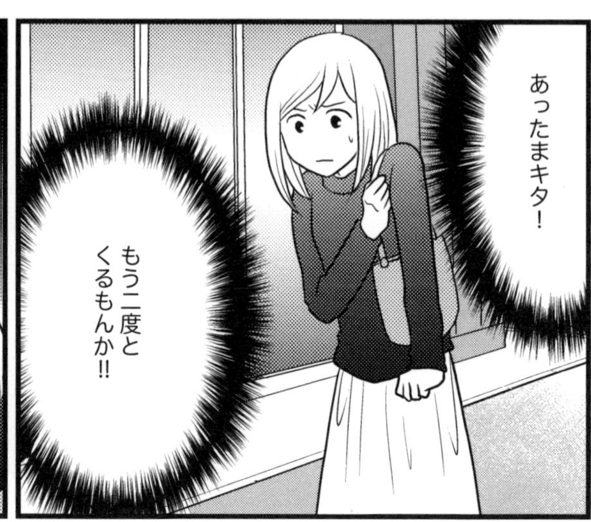
あったまキタ！
もう二度と
くるもんか!!

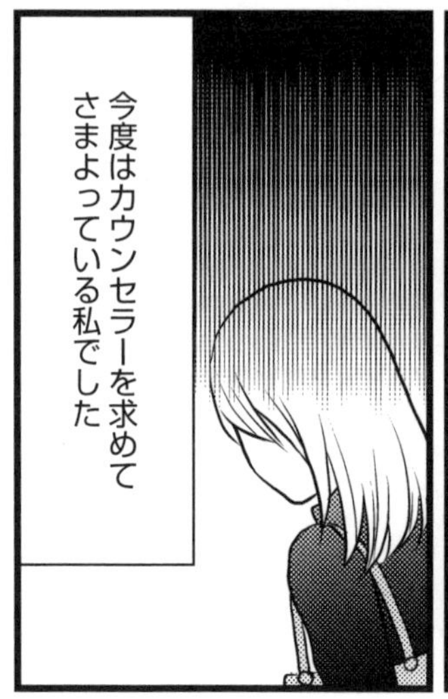
今度はカウンセラーを求めて
さまよっている私でした

16 認知療法をしてみたら…

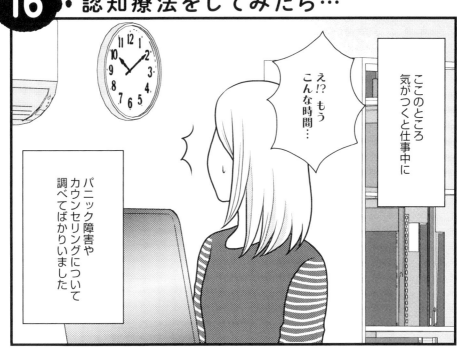

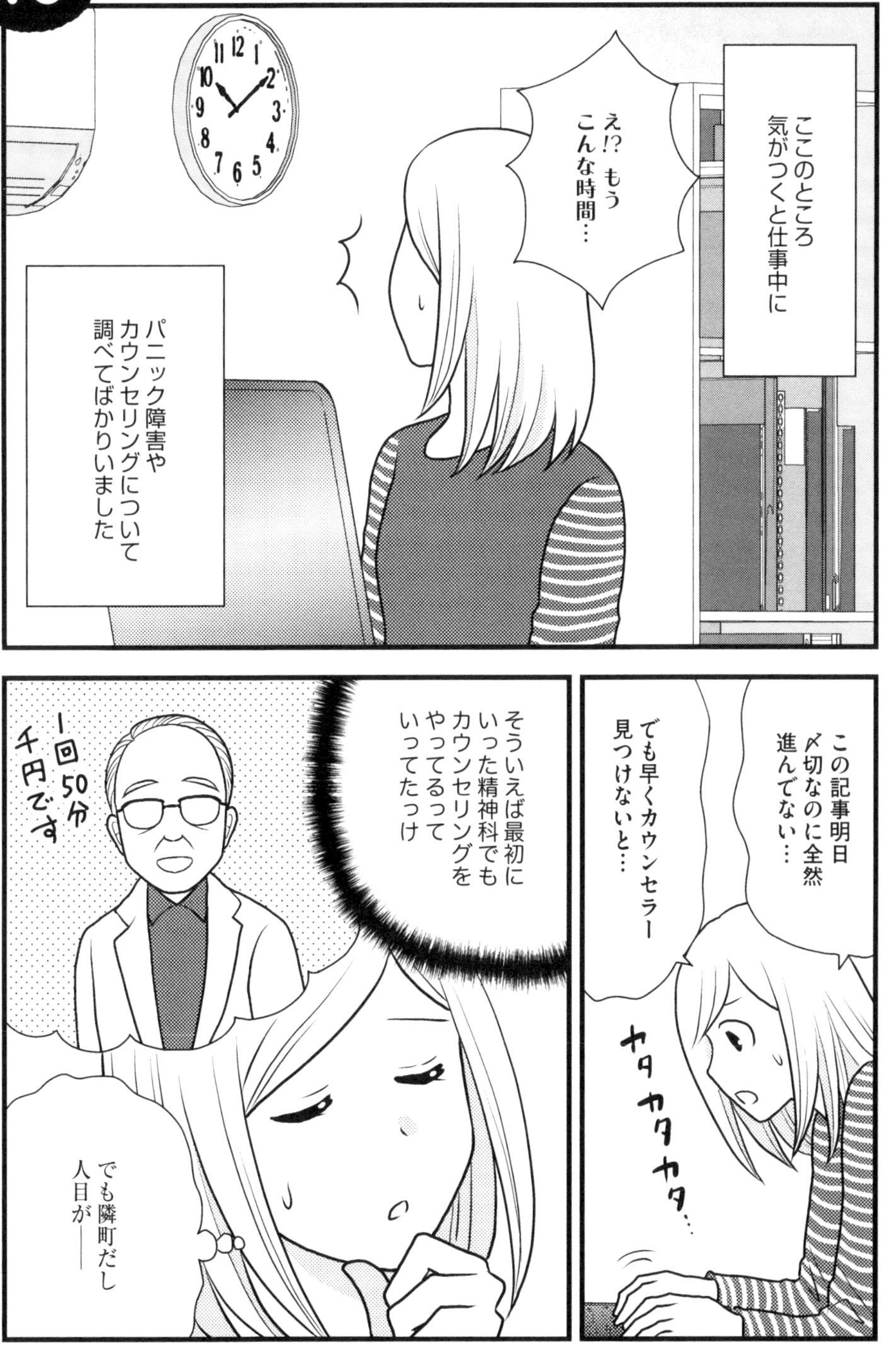

ここのところ気がつくと仕事中に

え!? もうこんな時間…

パニック障害やカウンセリングについて調べてばかりいました

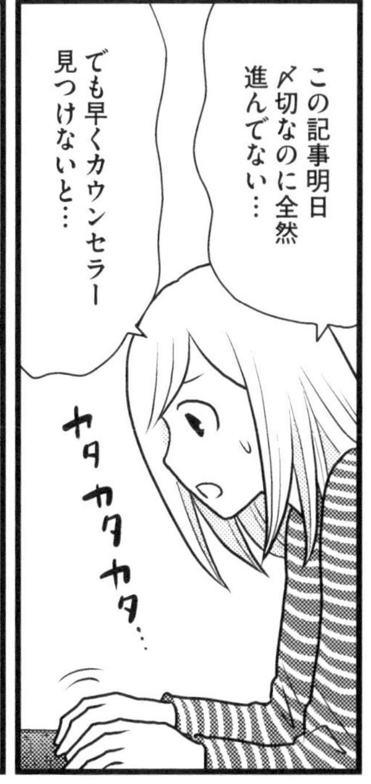
この記事明日〆切なのに全然進んでない…
でも早くカウンセラー見つけないと…
カタカタカタ…

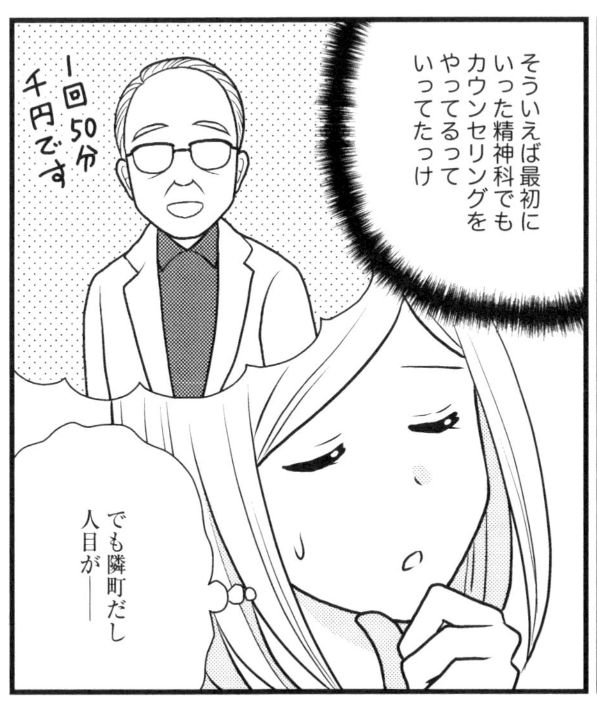
そういえば最初にいった精神科でもカウンセリングをやってるっていってたっけ
1回50分千円です
でも隣町だし人目が――

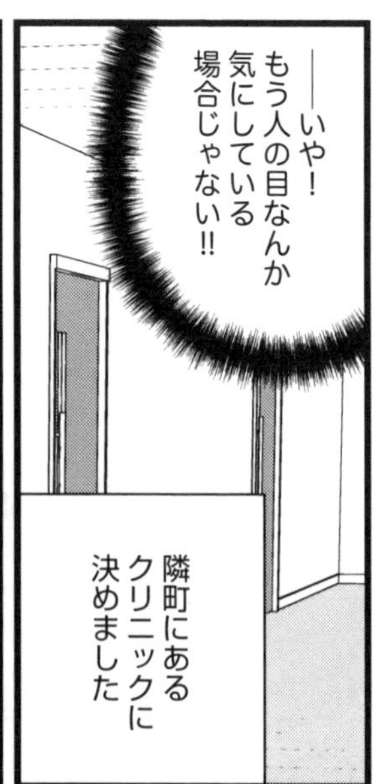
――いや！
もう人の目なんか
気にしている
場合じゃない!!
隣町にある
クリニックに
決めました

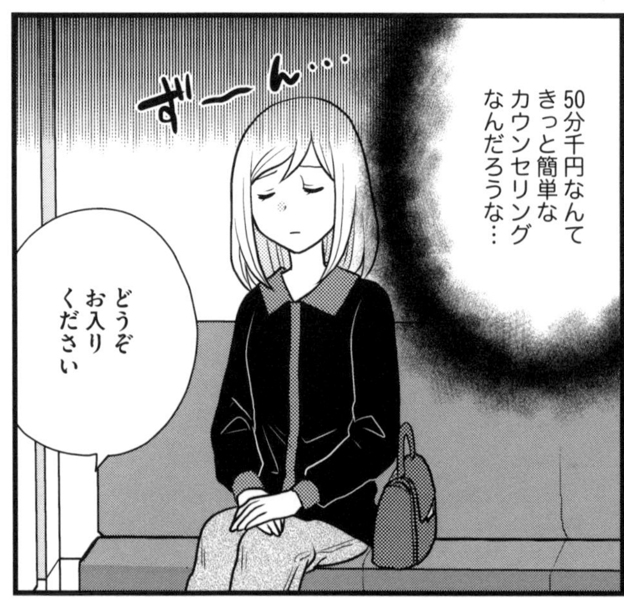
50分千円なんて
きっと簡単な
カウンセリング
なんだろうな…
ず〜ん…
どうぞ
お入り
ください

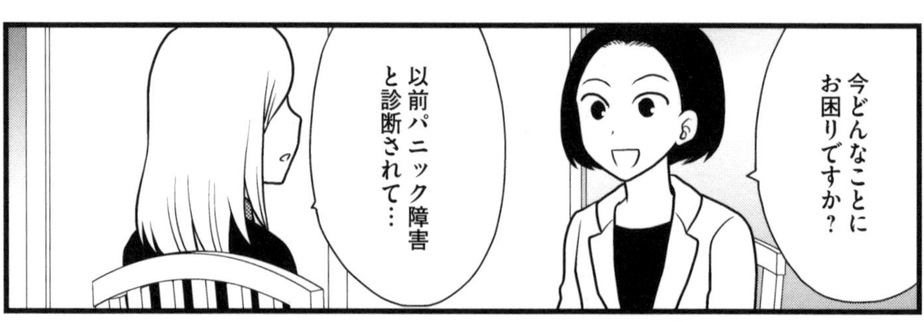
今どんなことに
お困りですか？
以前パニック障害
と診断されて…

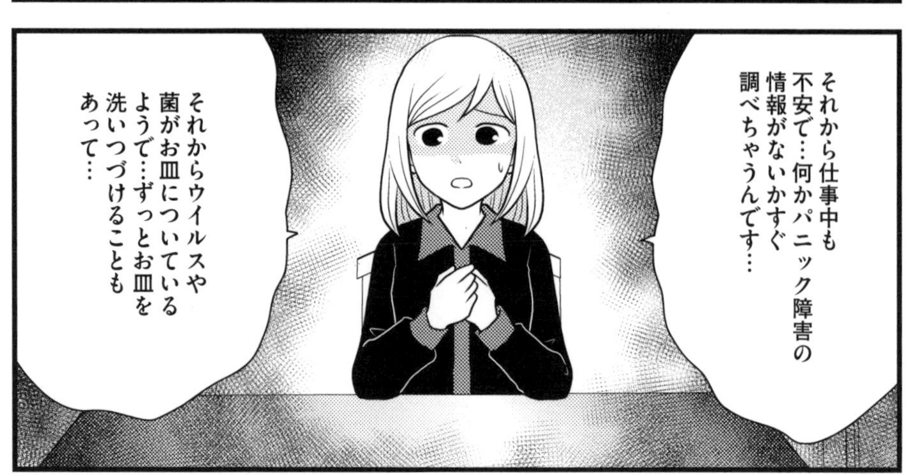
それから仕事中も
不安で…何かパニック障害の
情報がないかすぐ
調べちゃうんです…
それからウイルスや
菌がお皿についている
ようで…ずっとお皿を
洗いつづけることも
あって…

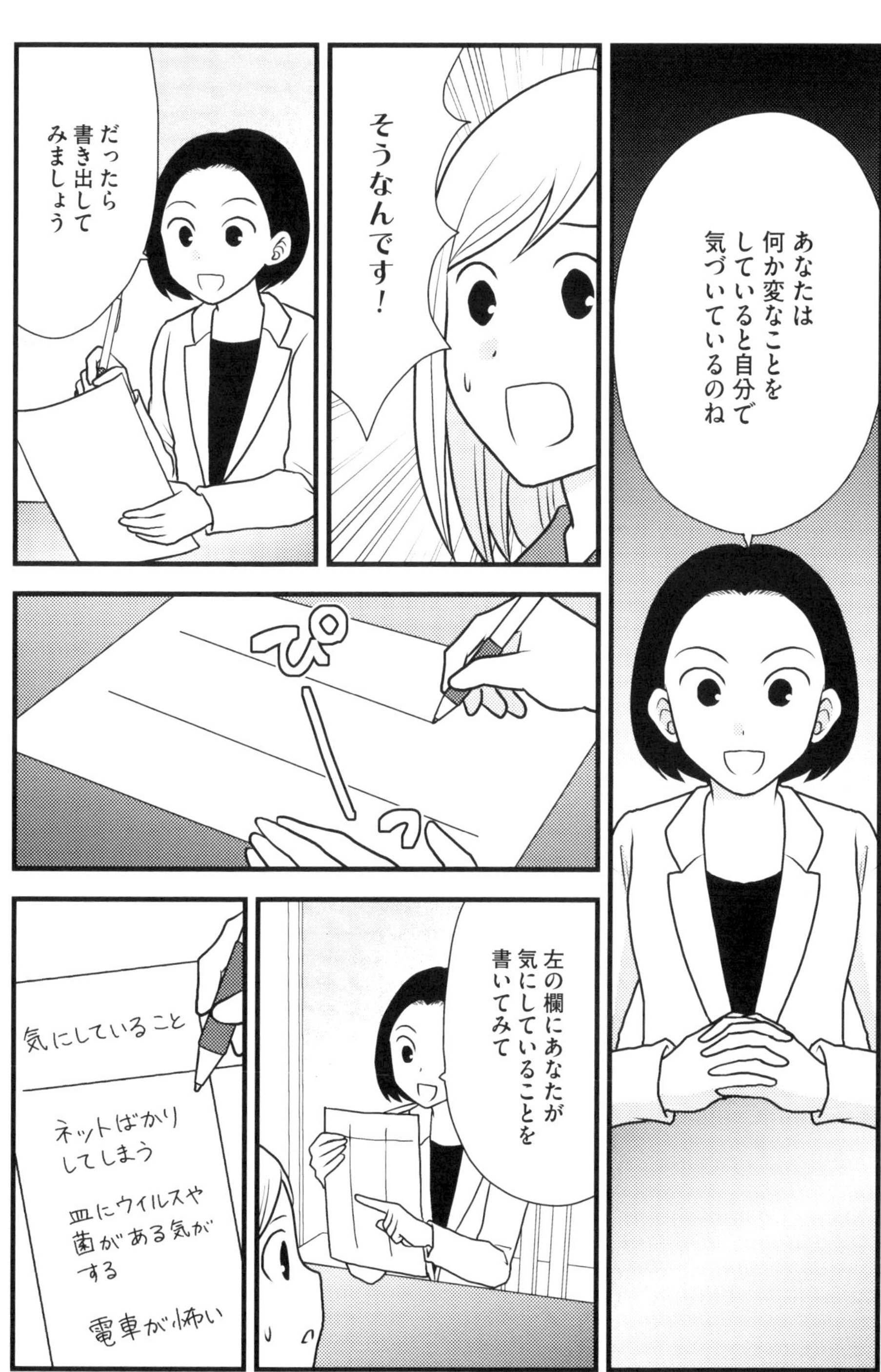
あなたは
何か変なことを
していると自分で
気づいているのね
そうなんです！
だったら
書き出して
みましょう
ぴっ
左の欄にあなたが
気にしていることを
書いてみて
気にしていること
ネットばかり
してしまう
皿にウイルスや
菌がある気が
する
電車が怖い

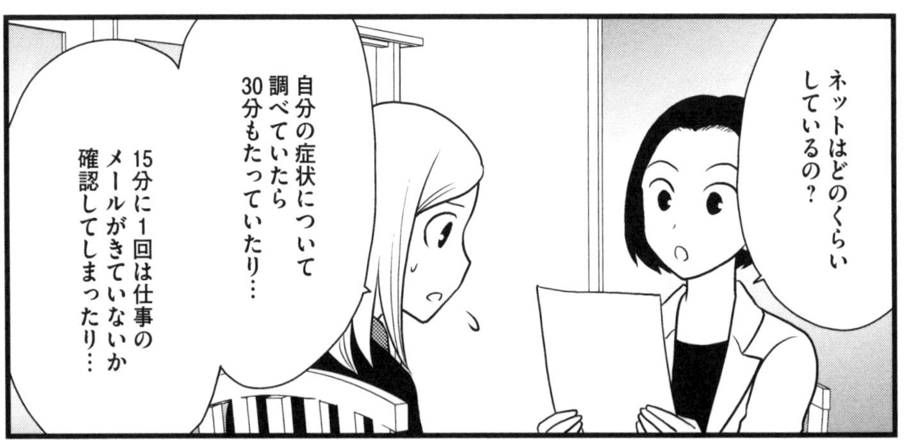
ネットはどのくらいしているの？
自分の症状について調べていたら30分もたっていたり…
15分に1回は仕事のメールがきていないか確認してしまったり…

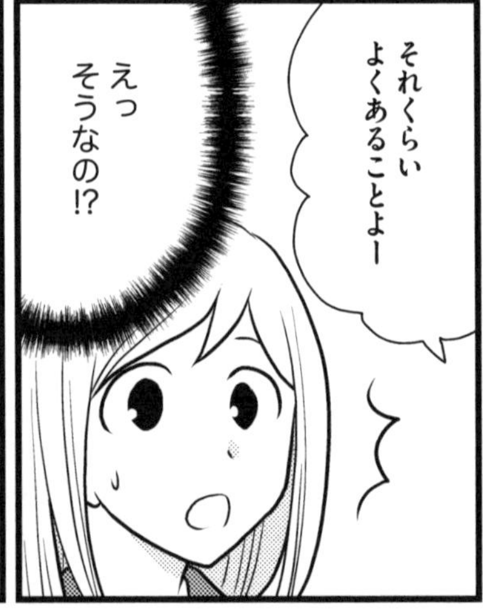
それくらいよくあることよー
えっ
そうなの!?

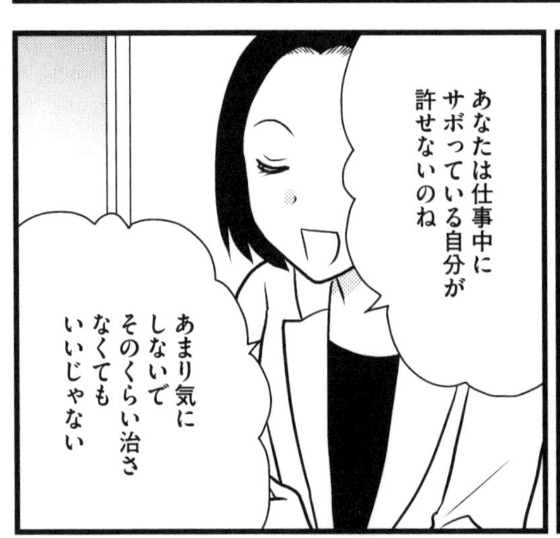
あなたは仕事中にサボっている自分が許せないのね
あまり気にしないでそのくらい治さなくてもいいじゃない

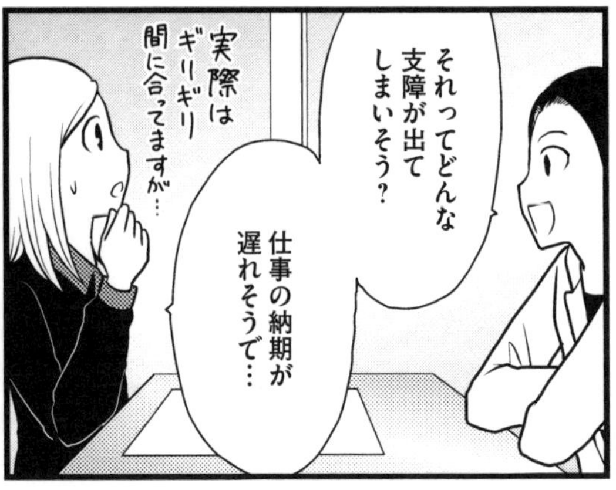
それってどんな支障が出てしまいそう？
仕事の納期が遅れそうで…
実際はギリギリ間に合ってますが…

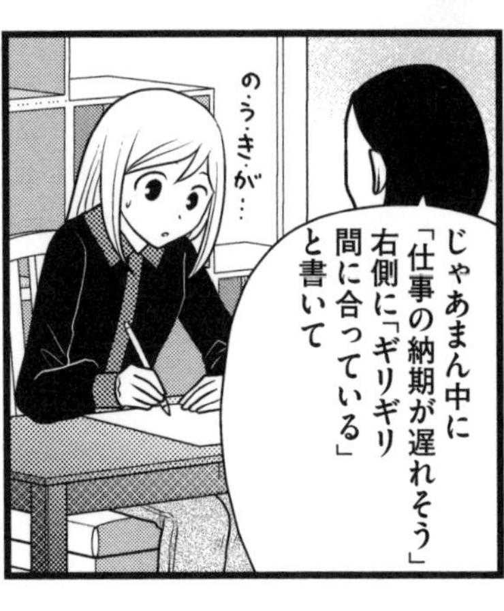
じゃあまん中に「仕事の納期が遅れそう」右側に「ギリギリ間に合っている」と書いて
の・う・き・が…

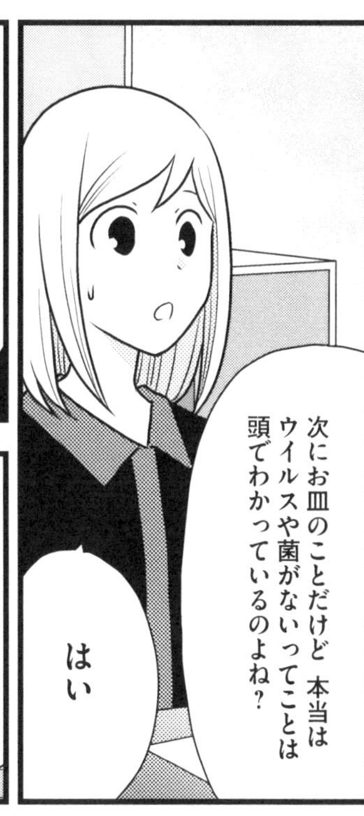
次にお皿のことだけど　本当は
ウイルスや菌がないってことは
頭でわかっているのよね？
はい

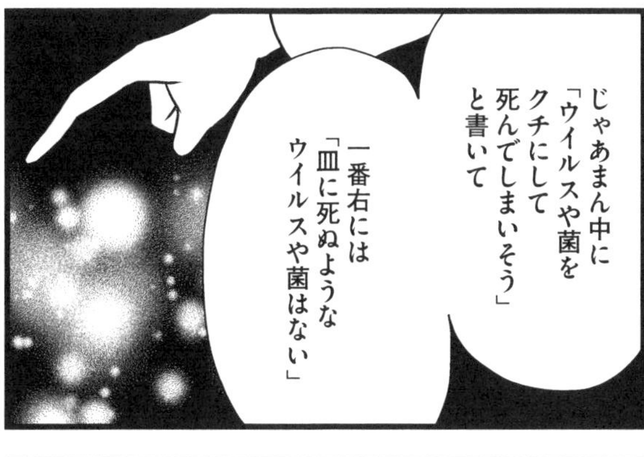
じゃあまん中に
「ウイルスや菌を
クチにして
死んでしまいそう」
と書いて
一番右には
「皿に死ぬような
ウイルスや菌はない」

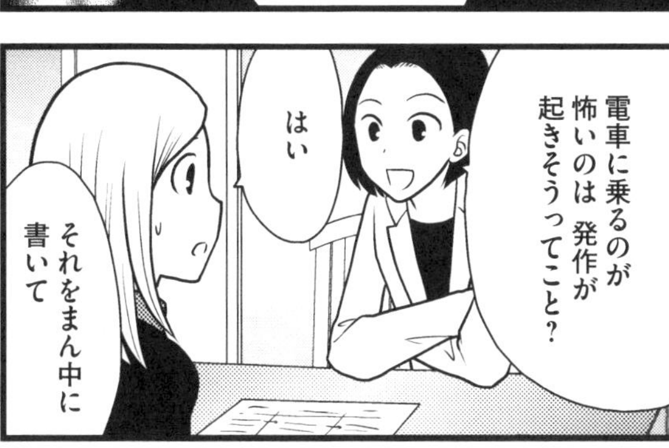
電車に乗るのが
怖いのは　発作が
起きそうってこと？
はい
それをまん中に
書いて

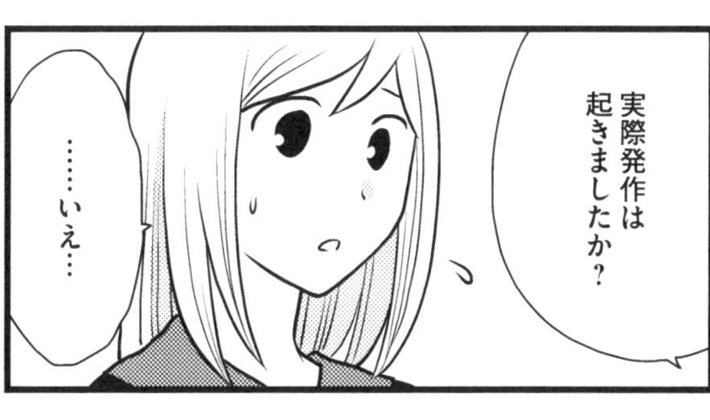
実際発作は
起きましたか？
……いえ…

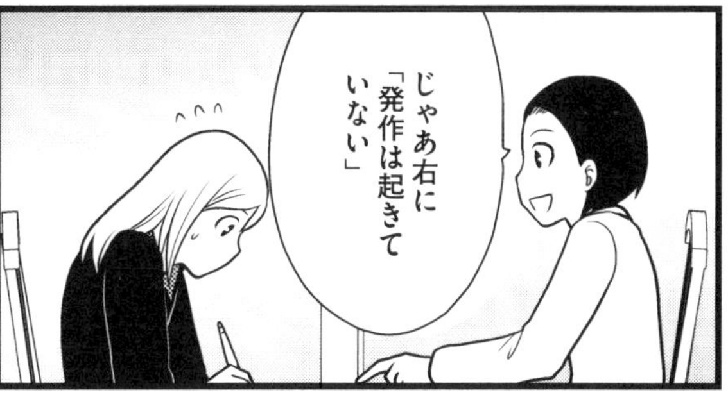
じゃあ右に
「発作は起きて
いない」

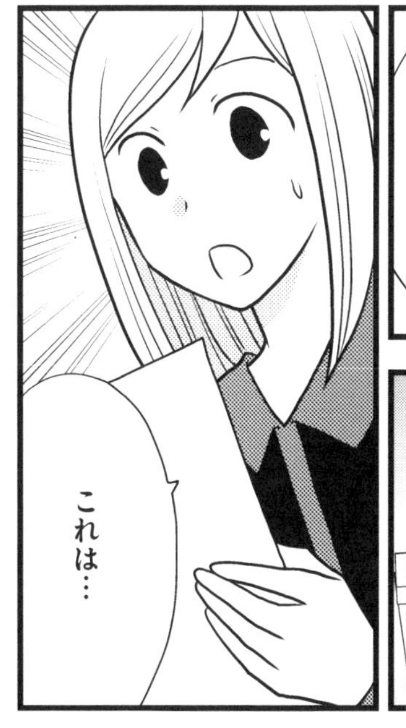
これは…

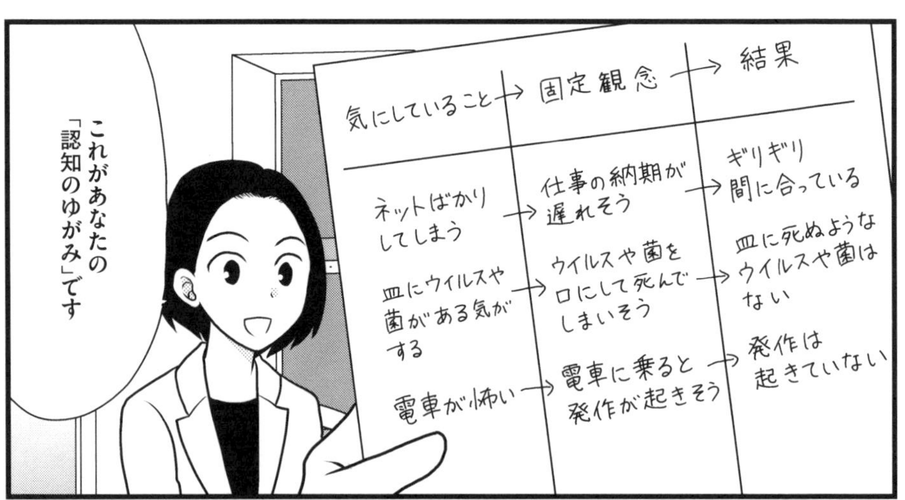
これがあなたの「認知のゆがみ」です
気にしていること→固定観念→結果
ネットばかりしてしまう→仕事の納期が遅れそう→ギリギリ間に合っている
皿にウイルスや菌がある気がする→ウイルスや菌を口にして死んでしまいそう→皿に死ぬようなウイルスや菌はない
電車が怖い→電車に乗ると発作が起きそう→発作は起きていない

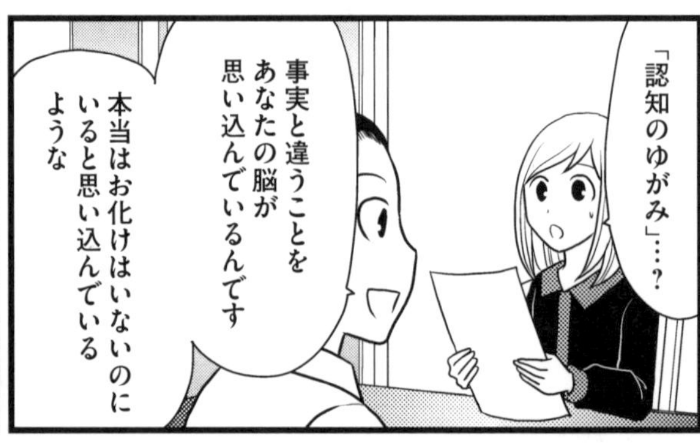
「認知のゆがみ」…？
事実と違うことをあなたの脳が思い込んでいるんです
本当はお化けはいないのにいると思い込んでいるような

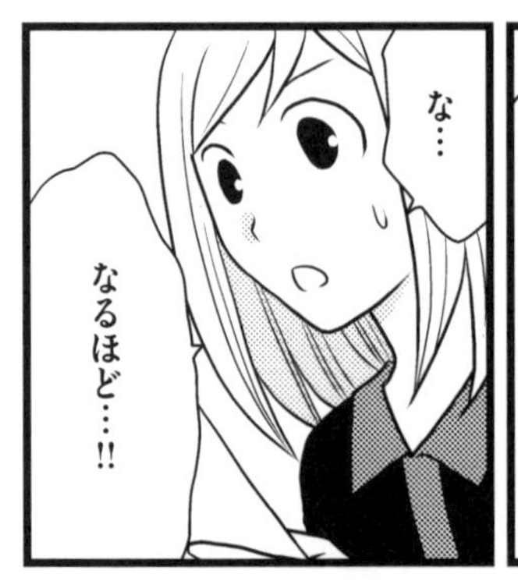
な…
なるほど…!!

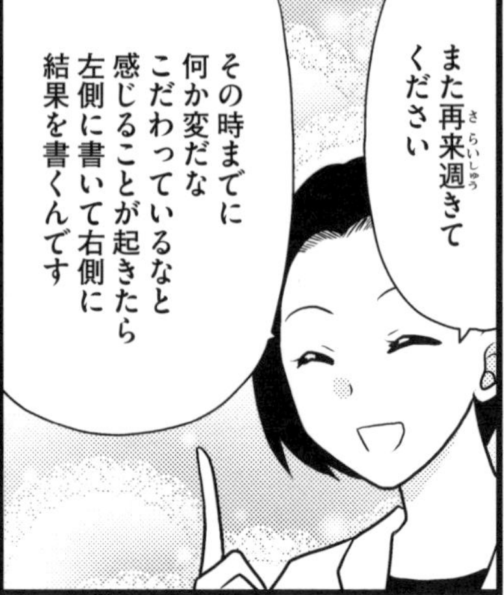
また再来週きてください
その時までに何か変だなこだわっているなと感じることが起きたら左側に書いて右側に結果を書くんです

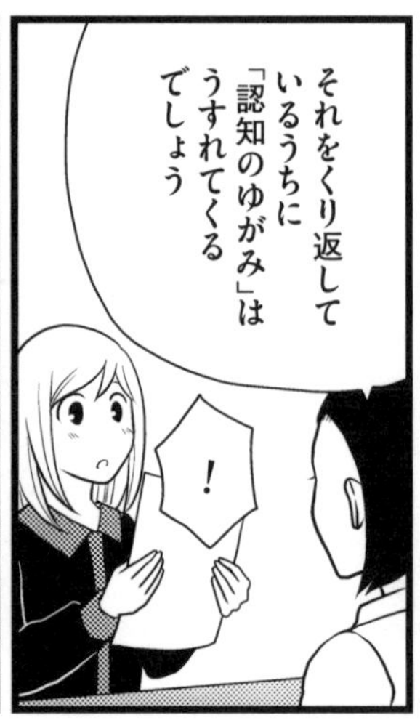
それをくり返しているうちに「認知のゆがみ」はうすれてくるでしょう
!

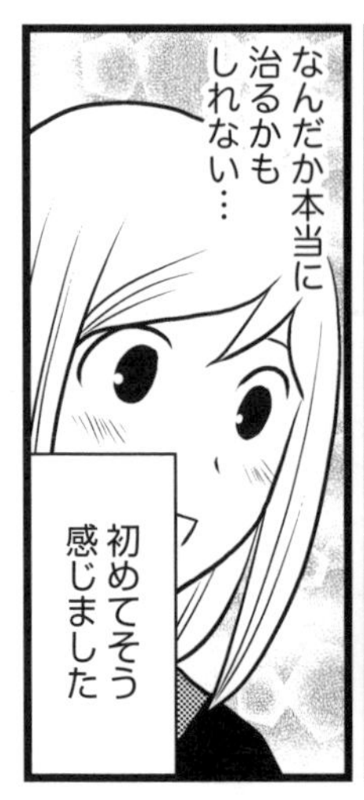
なんだか本当に治るかもしれない…
初めてそう感じました

17 今度は気功教室へ

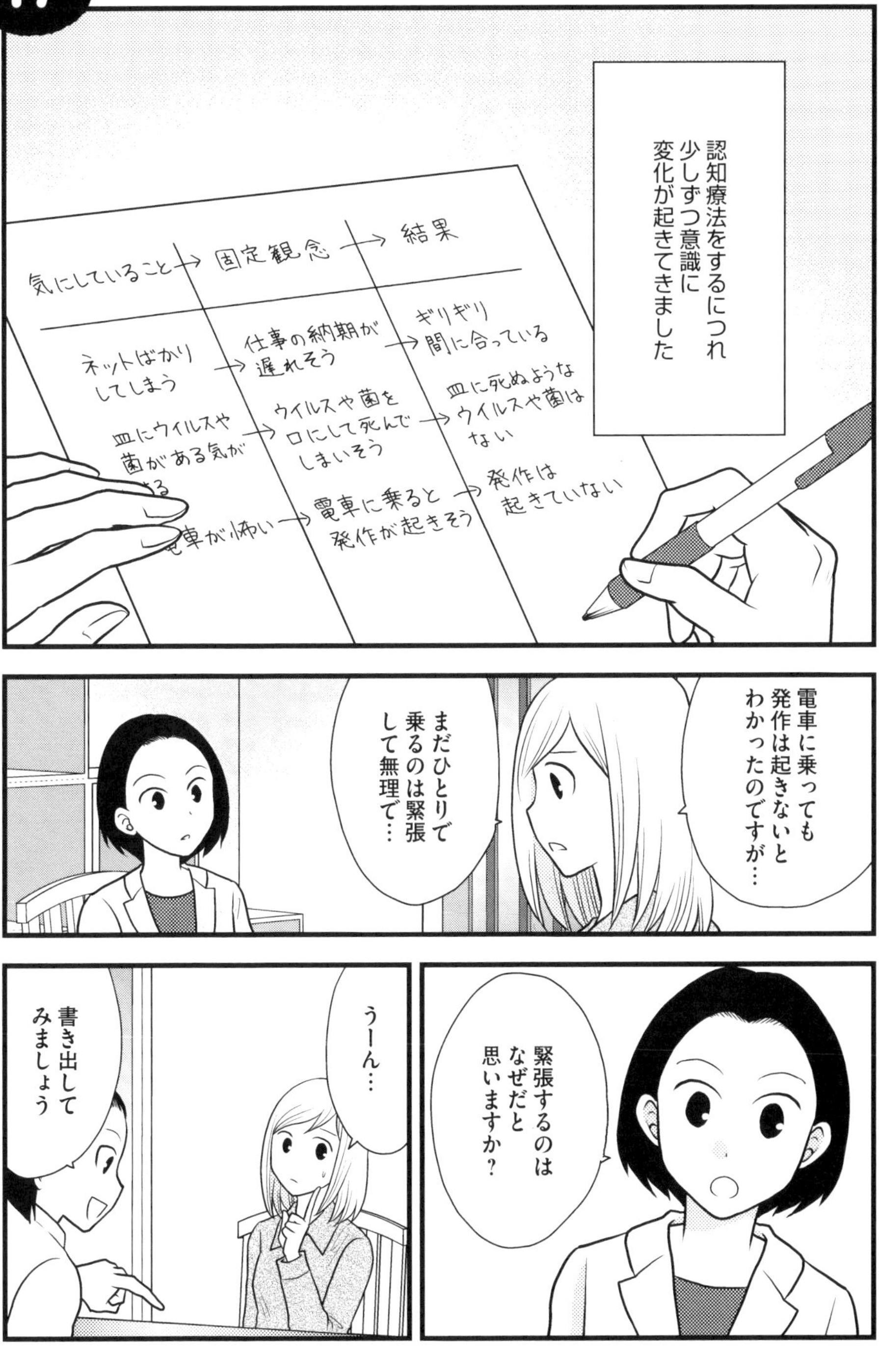

認知療法をするにつれ少しずつ意識に変化が起きてきました

気にしていること	固定観念	結果
ネットばかりしてしまう	仕事の納期が遅れそう	ギリギリ間に合っている
皿にウイルスや菌がある気がする	ウイルスや菌を口にして死んでしまいそう	皿に死ぬようなウイルスや菌はない
電車が怖い	電車に乗ると発作が起きそう	発作は起きていない

電車に乗っても発作は起きないとわかったのですが…
まだひとりで乗るのは緊張して無理で…

緊張するのはなぜだと思いますか？

うーん…
書き出してみましょう

気にしていること

電車に乗ると緊張する

固定観念

人がいる中で発作が起きたら

恥ずかしい

人に見られたくない

結果

発作は起きていない

恥ずかしいことはない

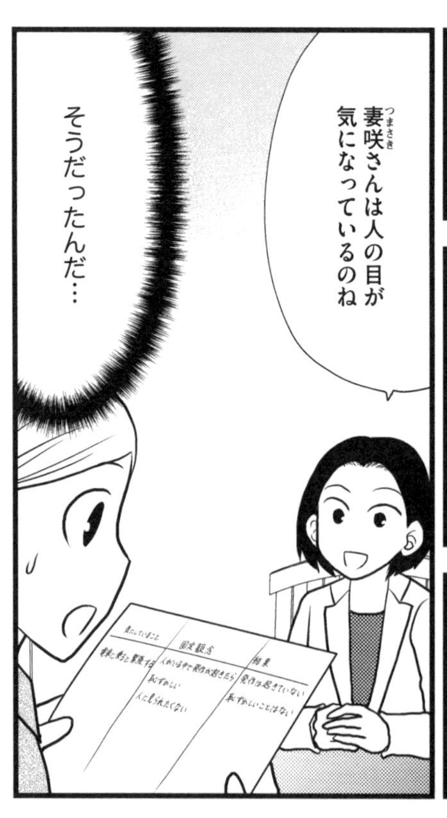
妻咲さんは人の目が気になっているのね
そうだったんだ…

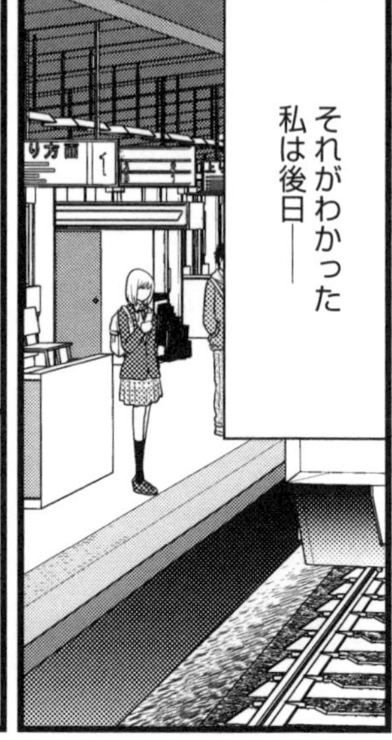
それがわかった私は後日——

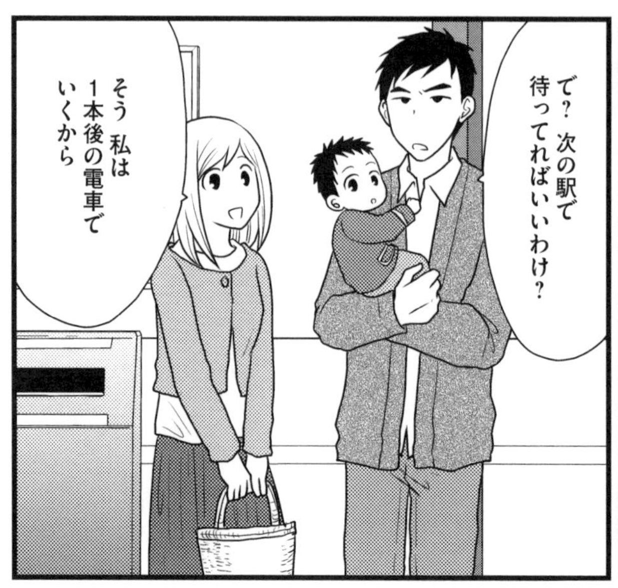
で？次の駅で待ってればいいわけ？
そう 私は1本後の電車でいくから

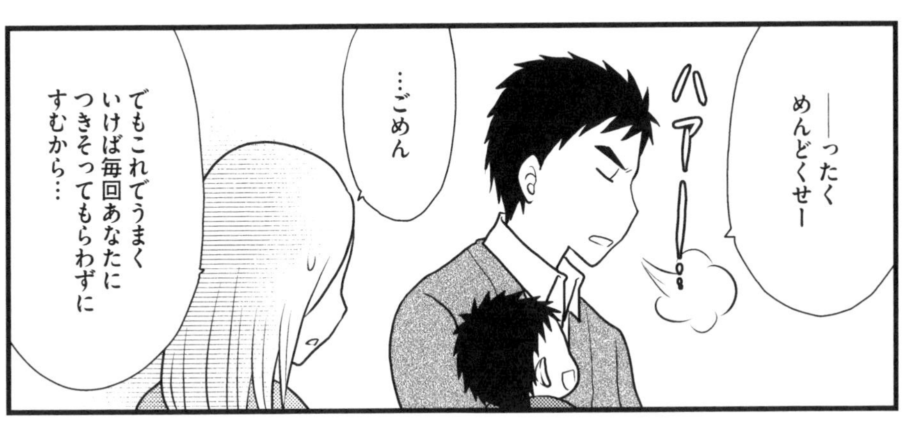
――ったく
めんどくせー
ハアーー!!
…ごめん
でもこれでうまく
いけば毎回あなたに
つきそってもらわずに
すむから…

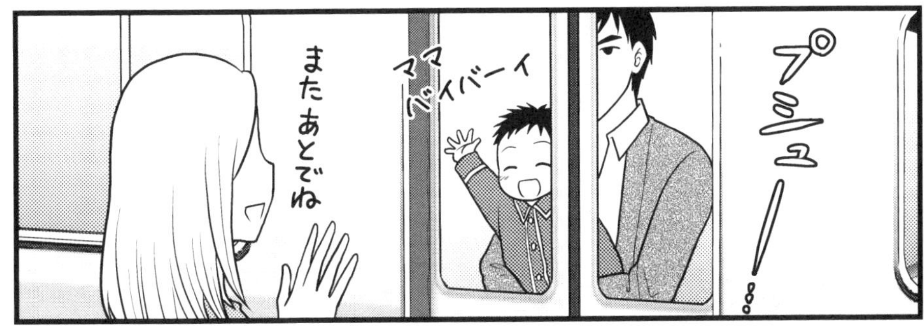
プシュー!!
ママ
バイバーイ
またあとでね

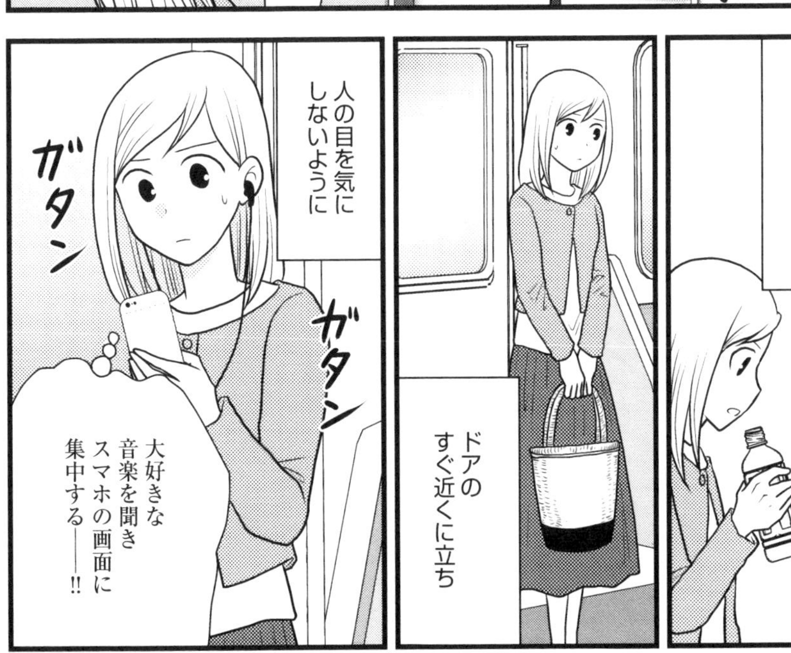
緊張でのどが
渇くからミネラル
ウオーターを飲み
さてと…
ドアの
すぐ近くに立ち
人の目を気に
しないように
ガタン
ガタン
大好きな
音楽を聞き
スマホの画面に
集中する――!!

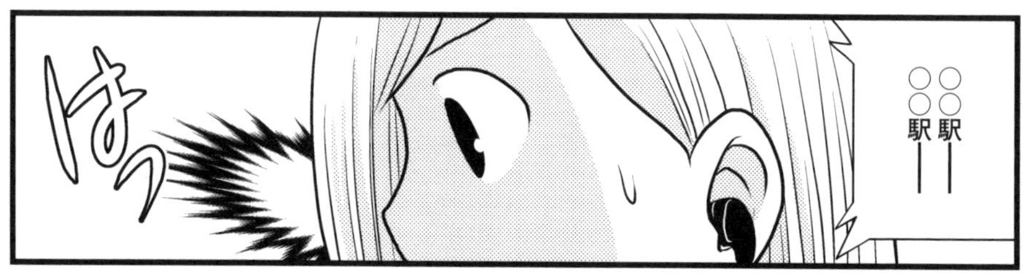
○○駅――
○○駅――
はっ

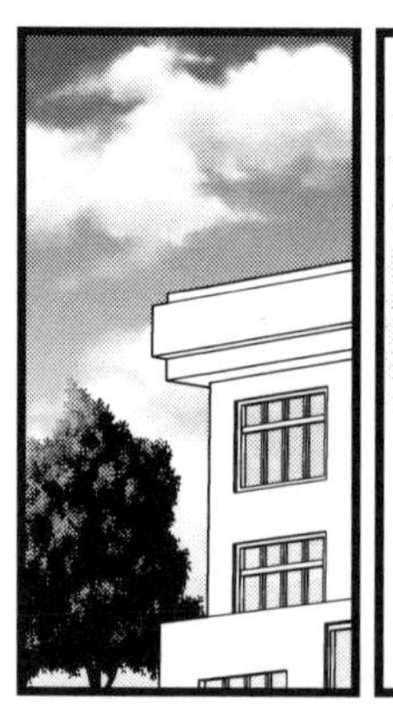

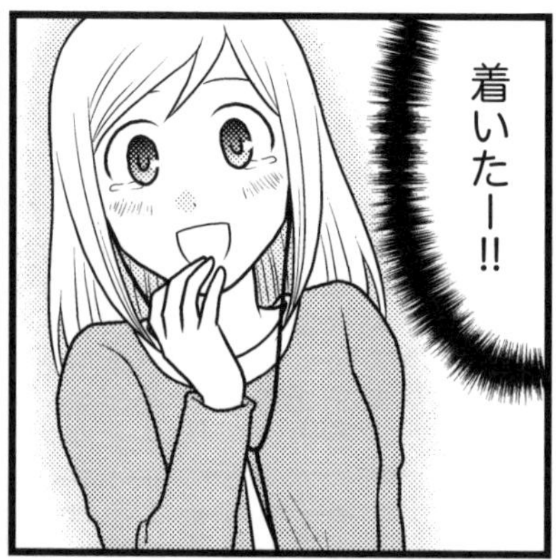
着いたー!!

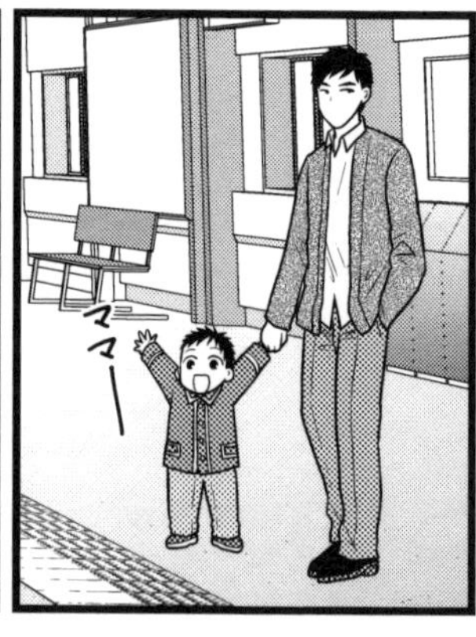
ママー

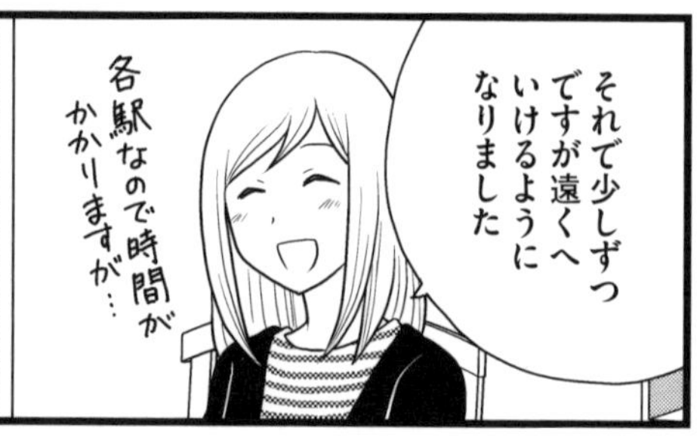
それで少しずつですが遠くへいけるようになりました
各駅なので時間がかかりますが…

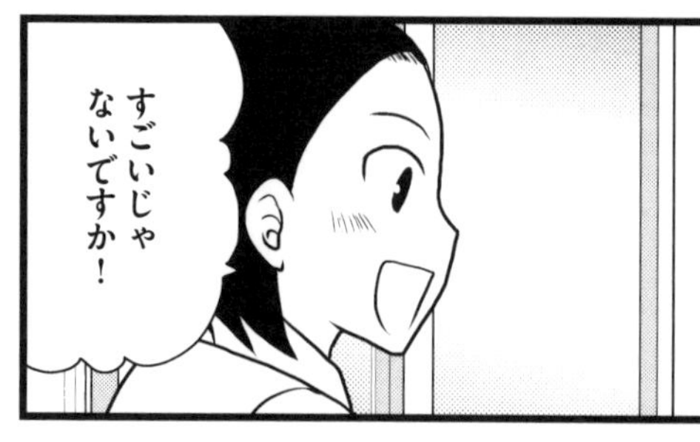
すごいじゃないですか!

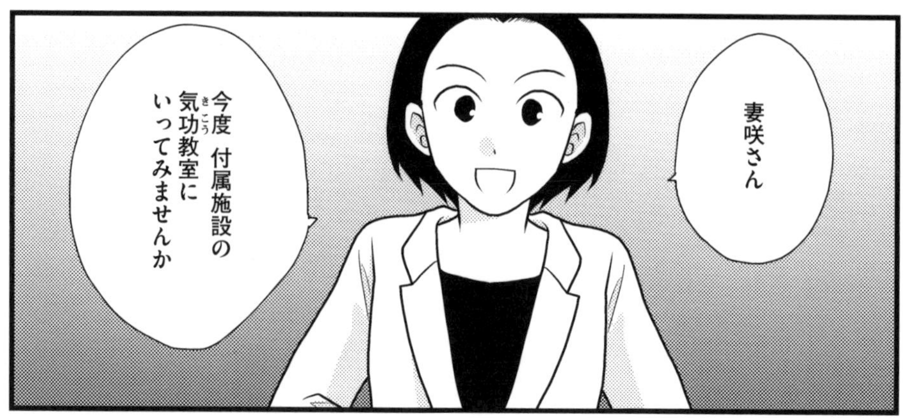
妻咲さん
今度 付属施設の気功教室にいってみませんか

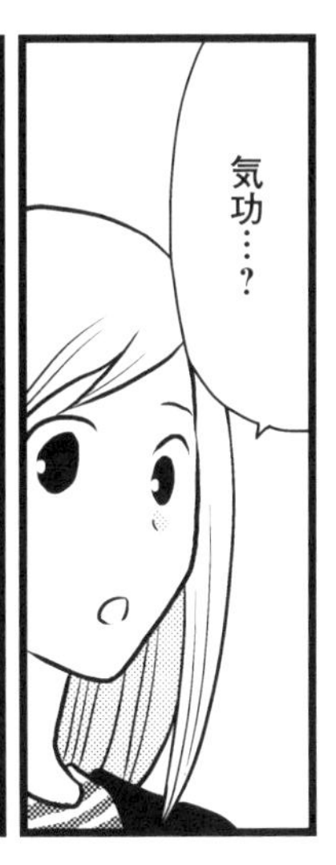
気功…？

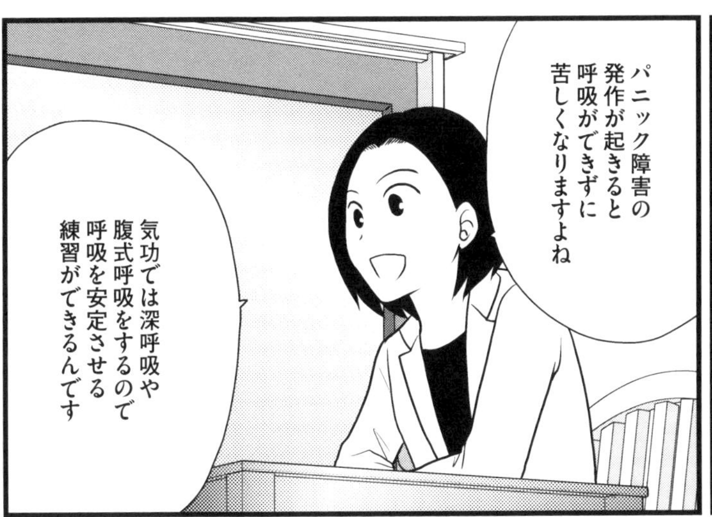
パニック障害の発作が起きると呼吸ができずに苦しくなりますよね
気功では深呼吸や腹式呼吸をするので呼吸を安定させる練習ができるんです

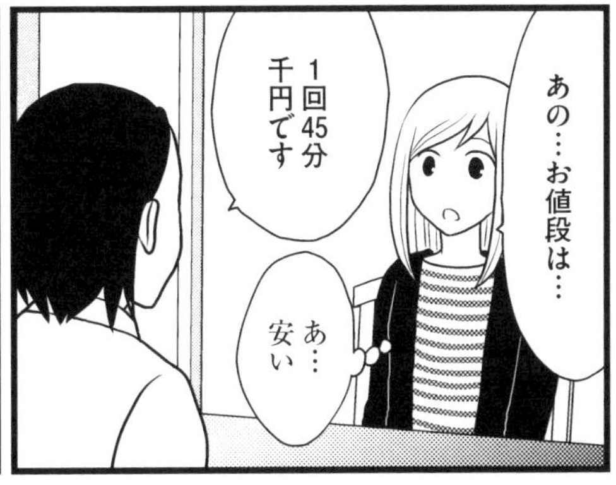
あの…お値段は…
1回45分千円です
あ…安い

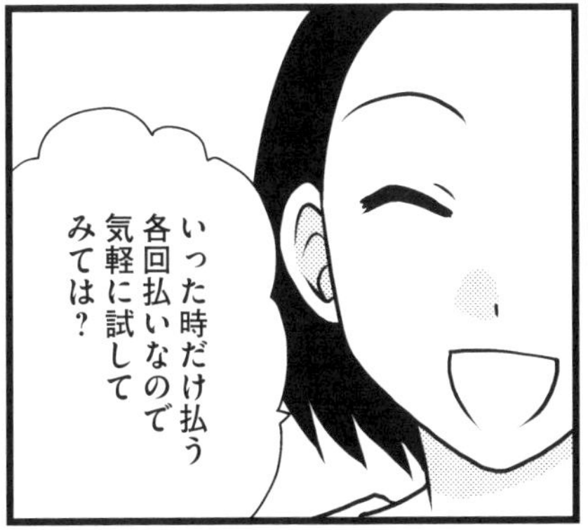
いった時だけ払う各回払いなので気軽に試してみては？

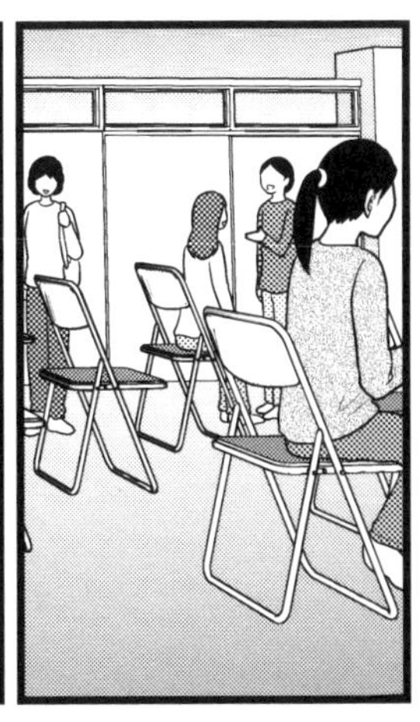

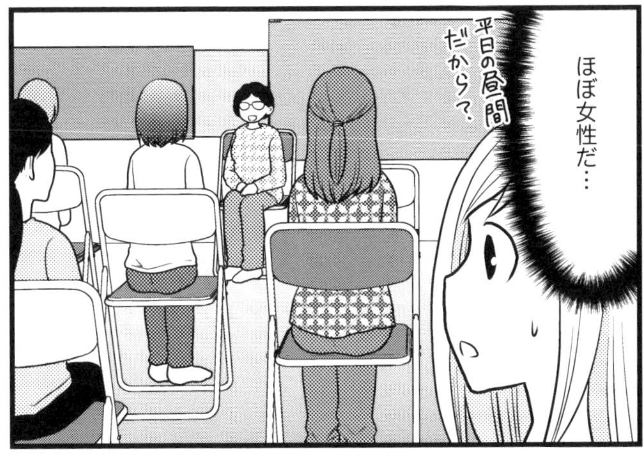
ほぼ女性だ…
平日の昼間だからって

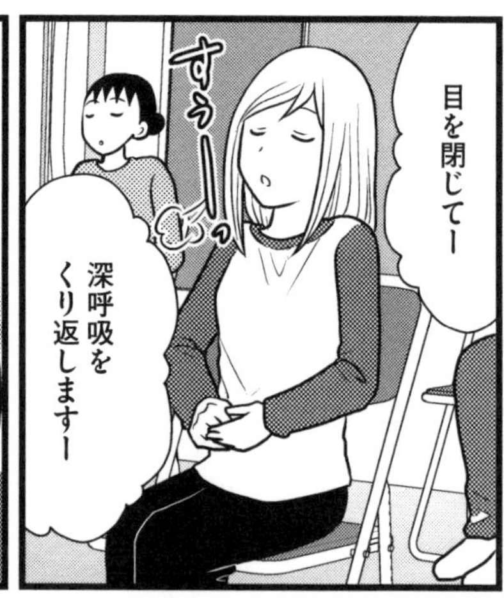
目を閉じてー
すぅーーっ
深呼吸をくり返しますー

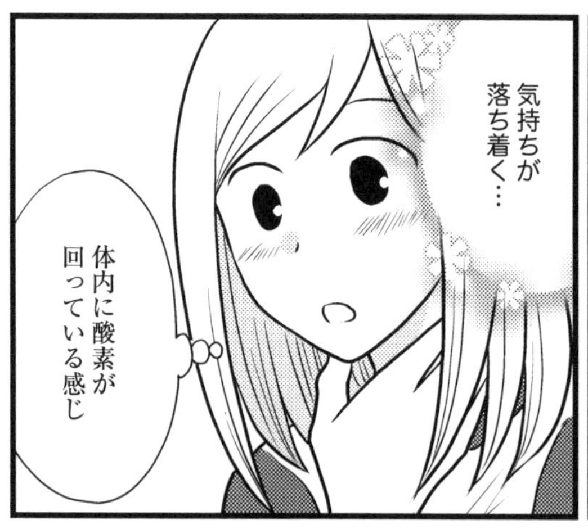
気持ちが落ち着く…
体内に酸素が回っている感じ

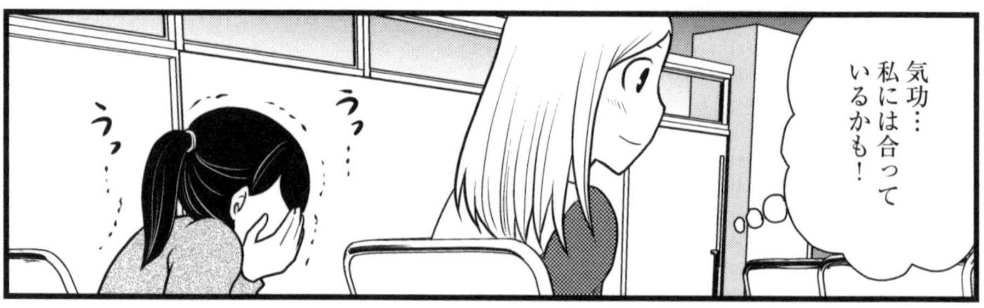
気功…私には合っているかも！
うっ…
うっ…

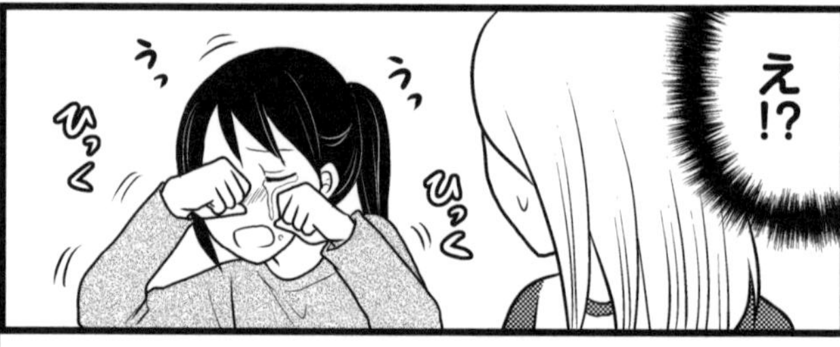
え!?
うっ
うっ
ひっく
ひっく

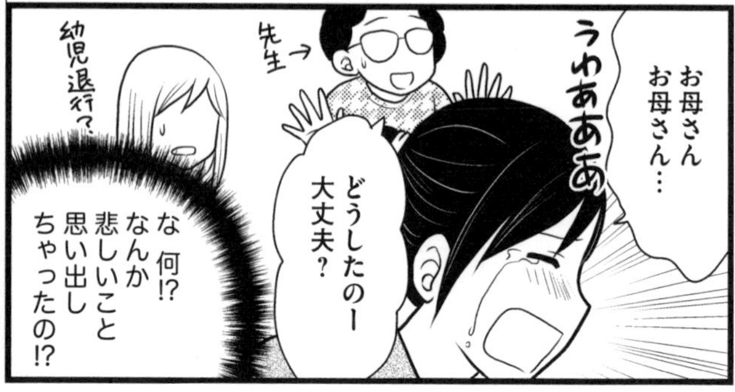
お母さんお母さん…
うわあああ
先生→
どうしたのー大丈夫？
な 何!? なんか悲しいこと思い出しちゃったの!?
幼児退行？

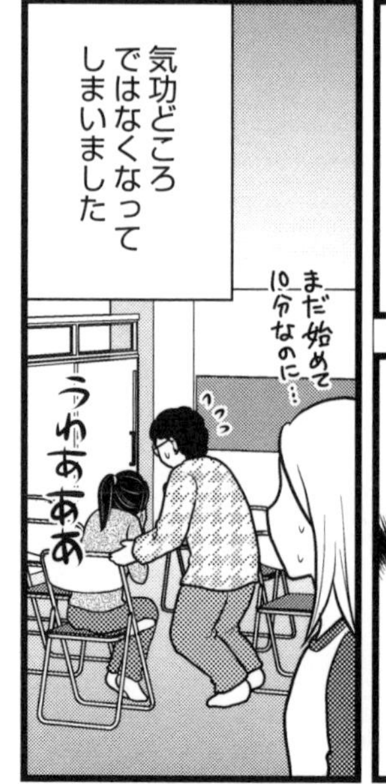
気功どころではなくなってしまいました
まだ始めて10分なのに…
うわあああ

18・私はアダルトチルドレン？

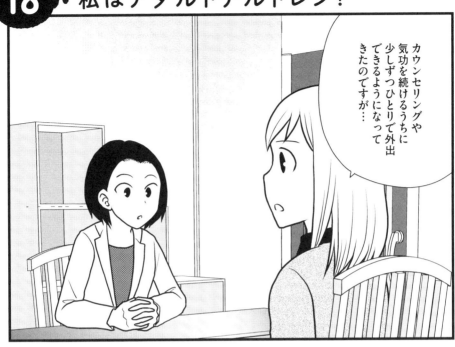

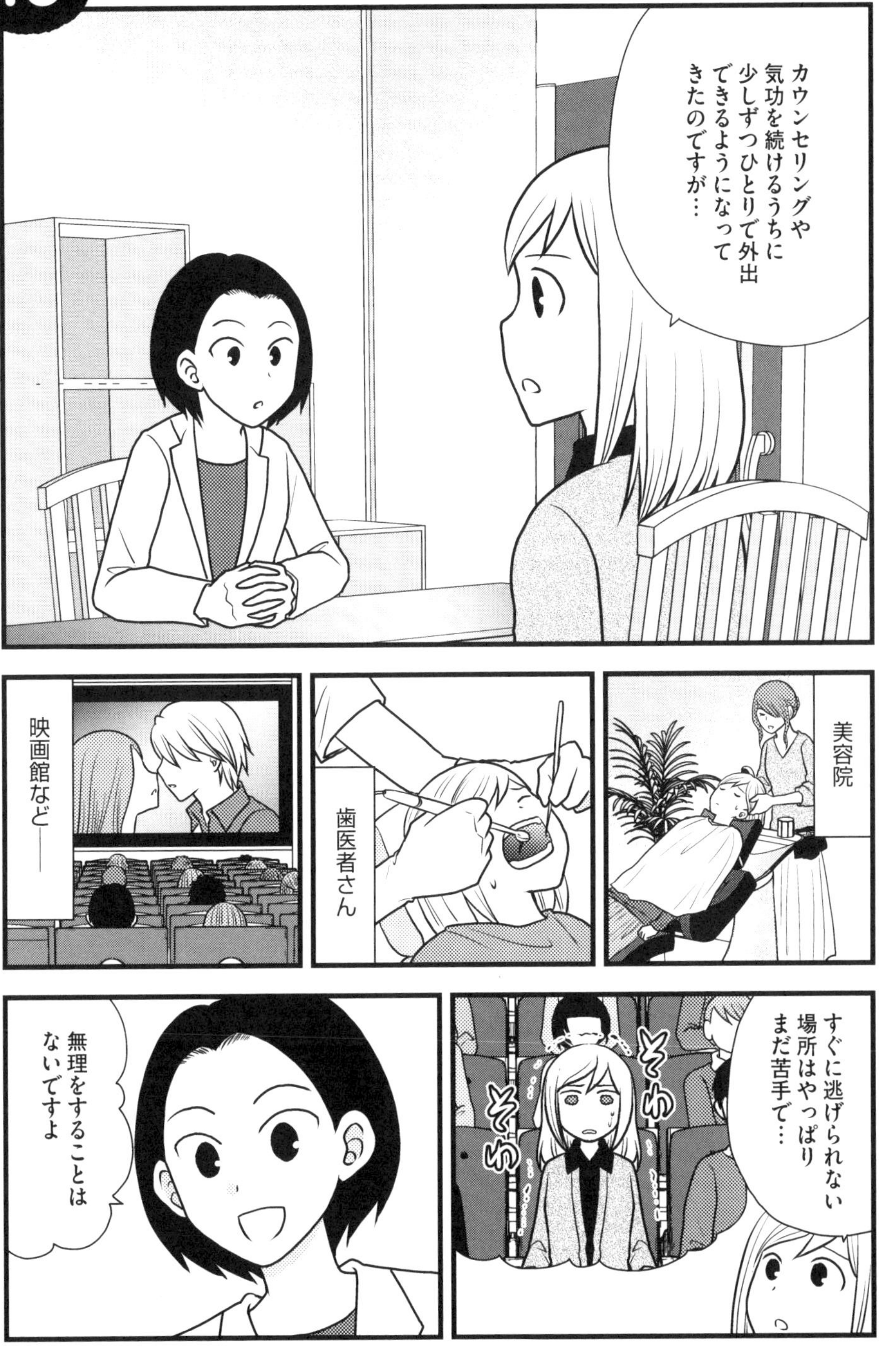

カウンセリングや
気功を続けるうちに
少しずつひとりで外出
できるようになって
きたのですが…

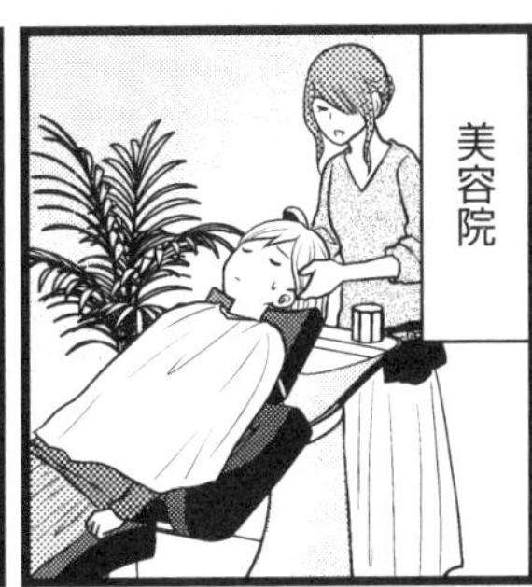
美容院

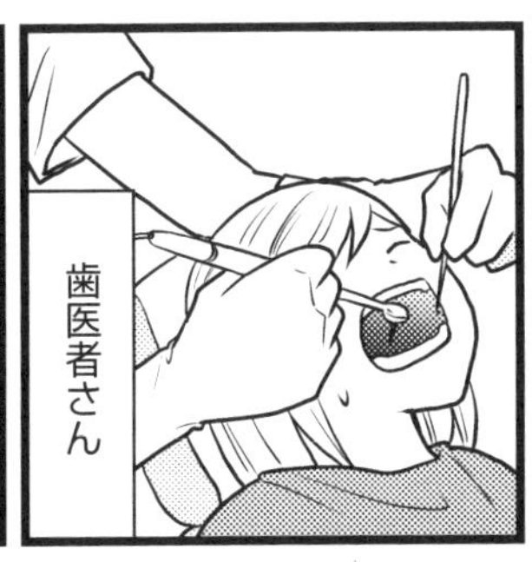
歯医者さん

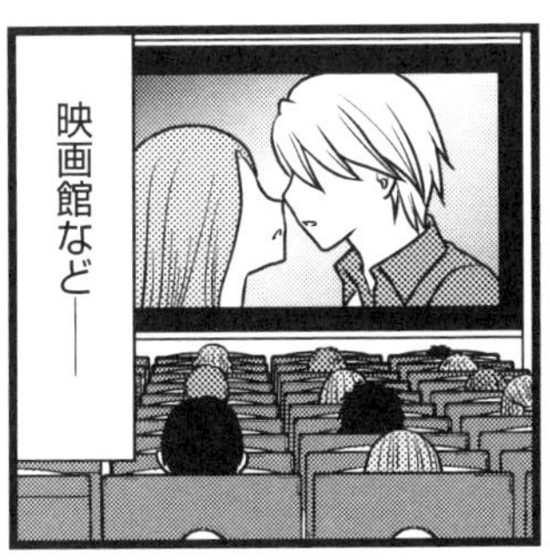
映画館など——

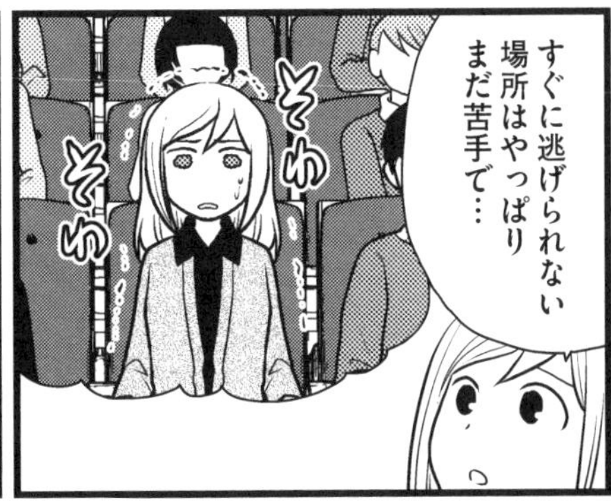
すぐに逃げられない
場所はやっぱり
まだ苦手で…
そわ
そわ

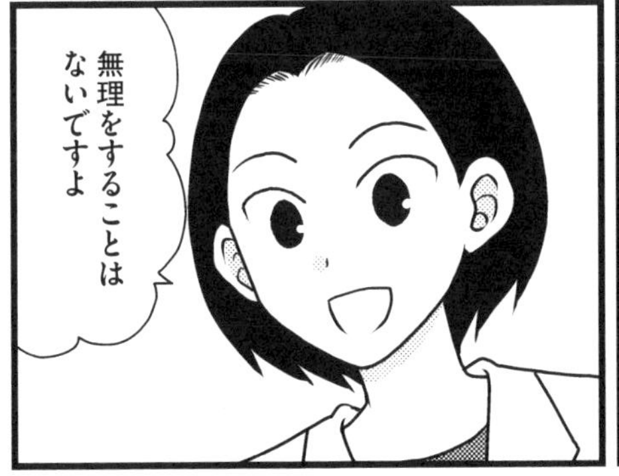
無理をすることは
ないですよ

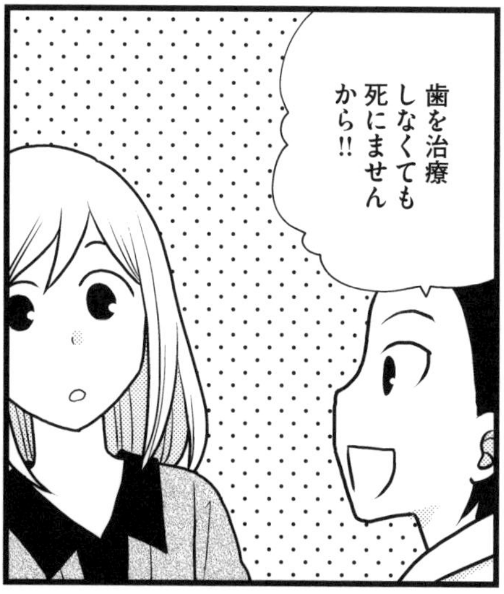
歯を治療
しなくても
死にません
から!!

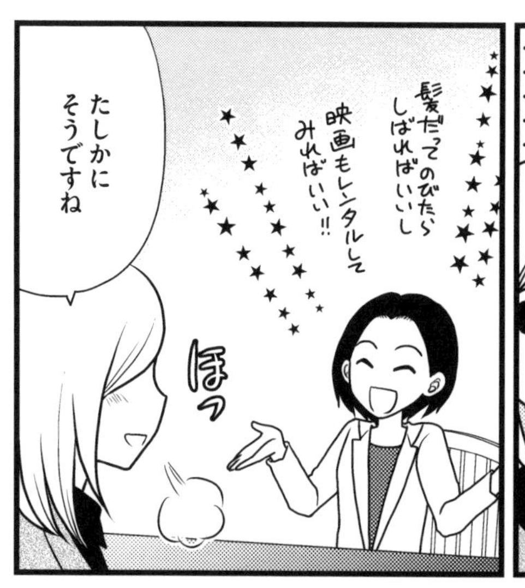
髪だってのびたら
しばればいいし
映画もレンタルして
みればいい!!
ほっ
たしかに
そうですね

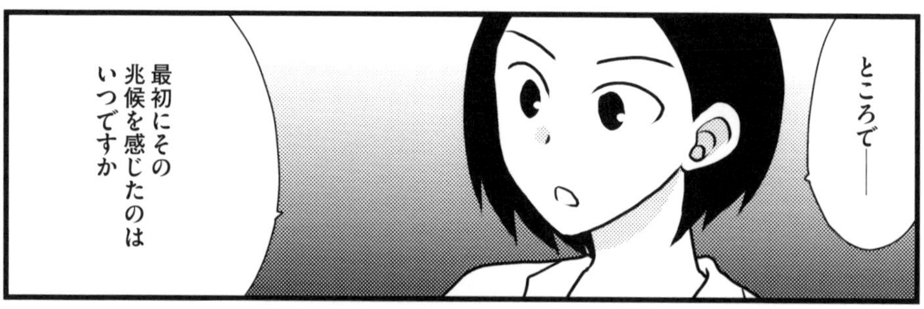
ところで――
最初にその
兆候を感じたのは
いつですか

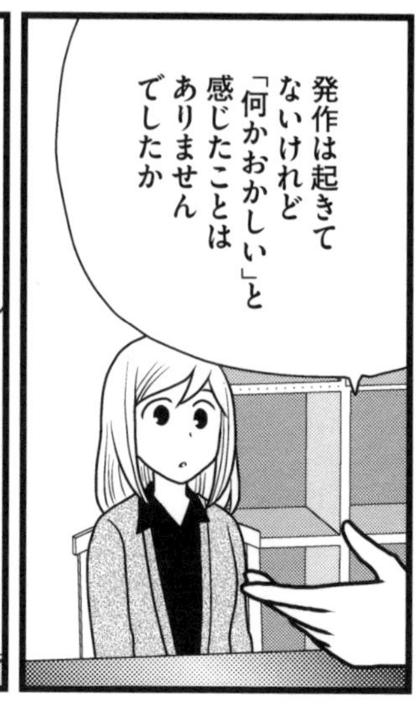
発作は起きて
ないけれど
「何かおかしい」と
感じたことは
ありません
でしたか

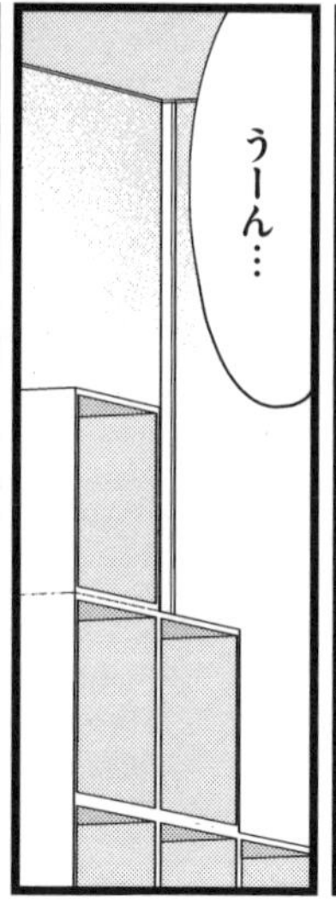
うーん…

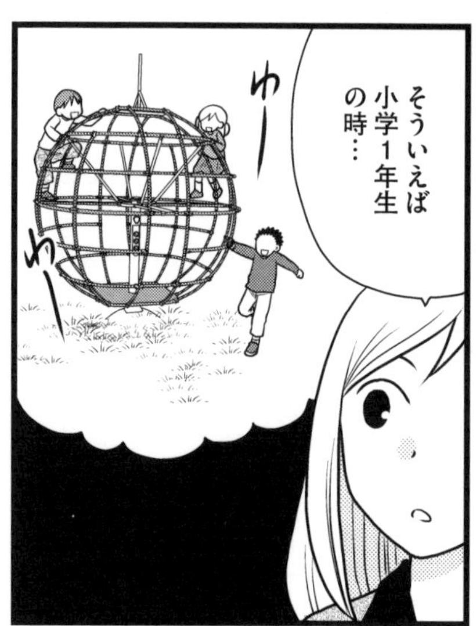
そういえば
小学1年生
の時…
わー
わー

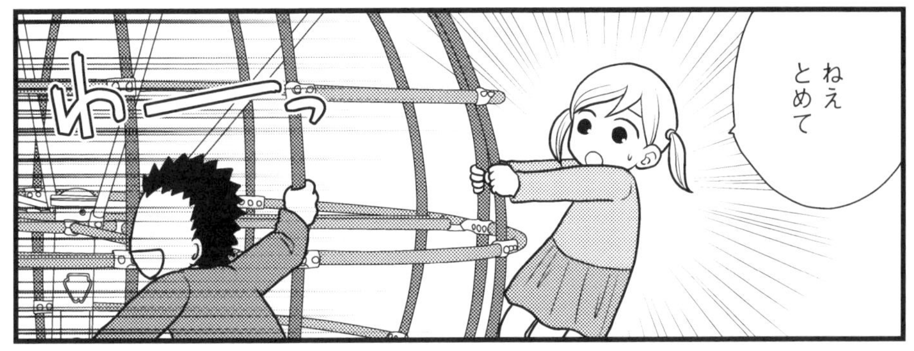
ねえ
とめて
わーっ

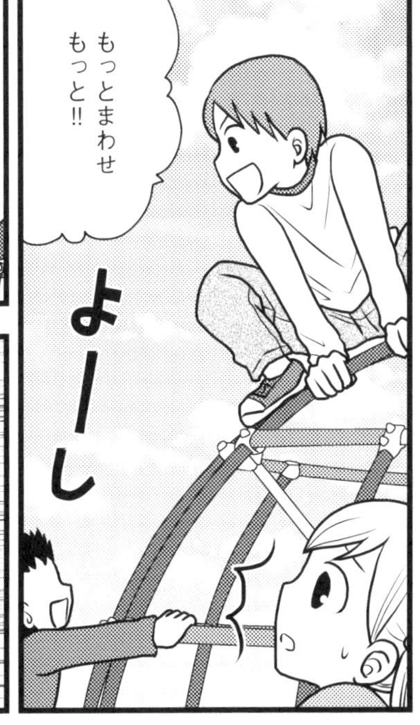
もっとまわせ
もっと!!
よーし

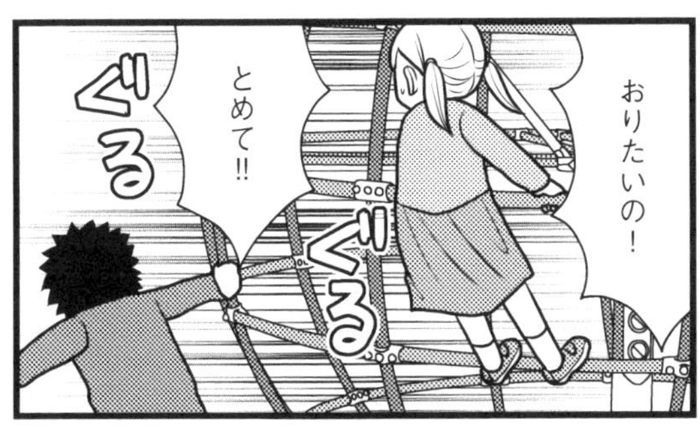
おりたいの!
とめて!!
ぐる
ぐる

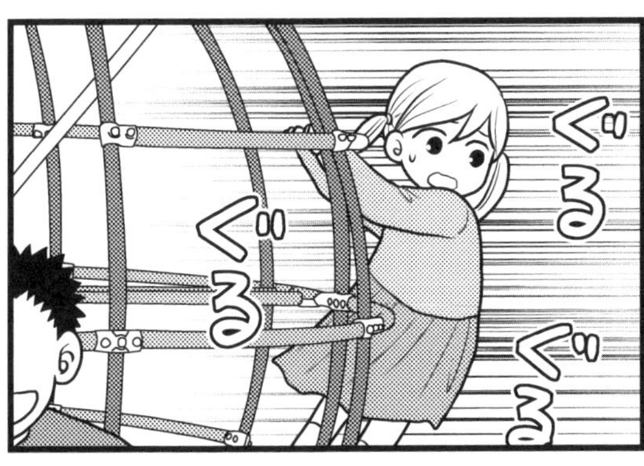
ぐる
ぐる
ぐる

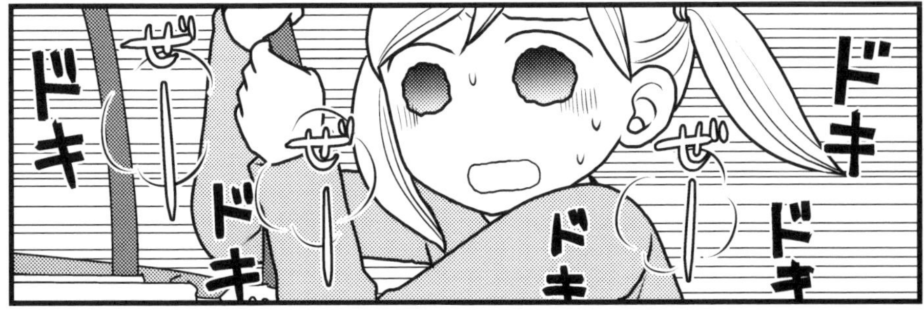
ドキ
ドキ
ドキ
ぜー
ぜー
ぜー
ドキ
ドキ

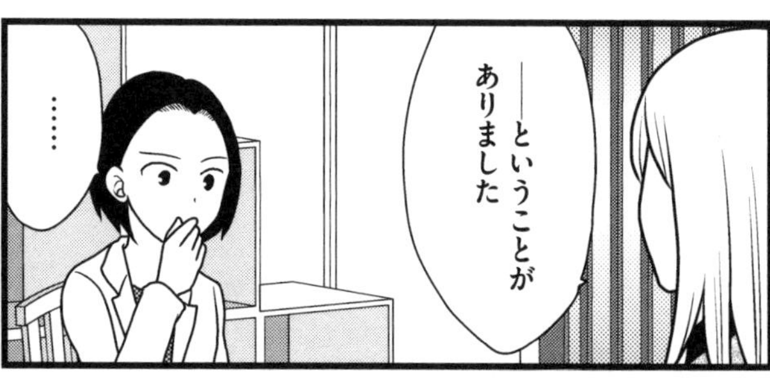
――ということがありました
……

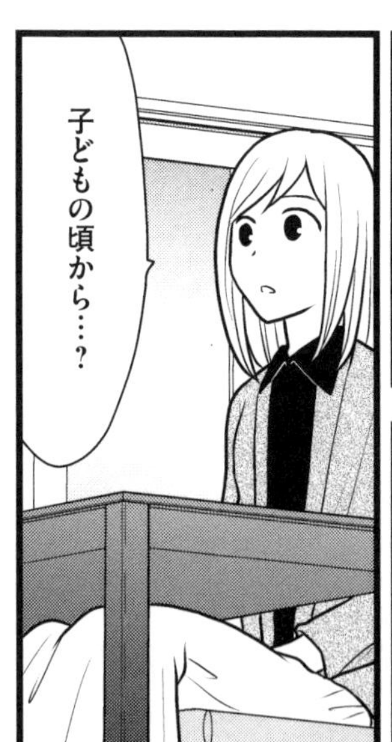
子どもの頃から…？

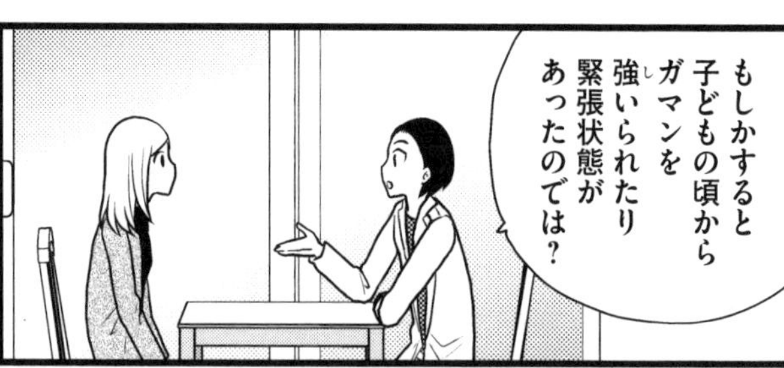
もしかすると子どもの頃からガマンを強いられたり緊張状態があったのでは？

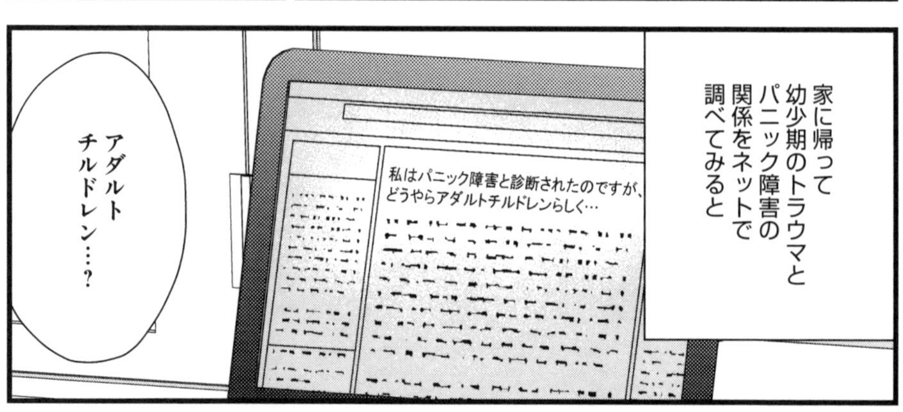
家に帰って幼少期のトラウマとパニック障害の関係をネットで調べてみると
私はパニック障害と診断されたのですが、どうやらアダルトチルドレンらしく…
アダルトチルドレン…？

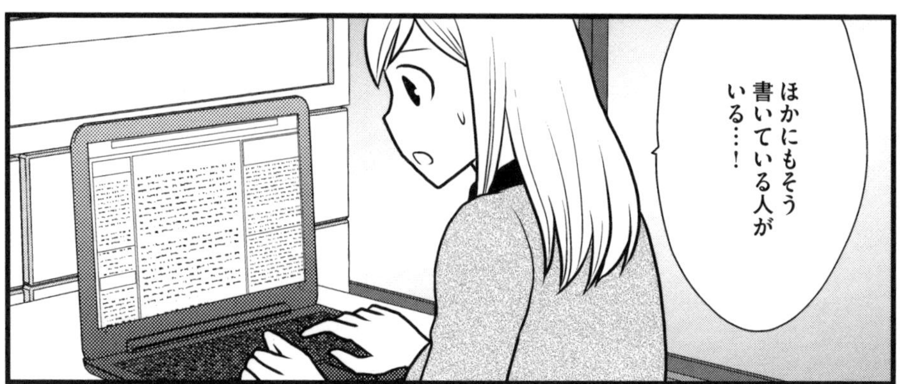
ほかにもそう書いている人がいる…！

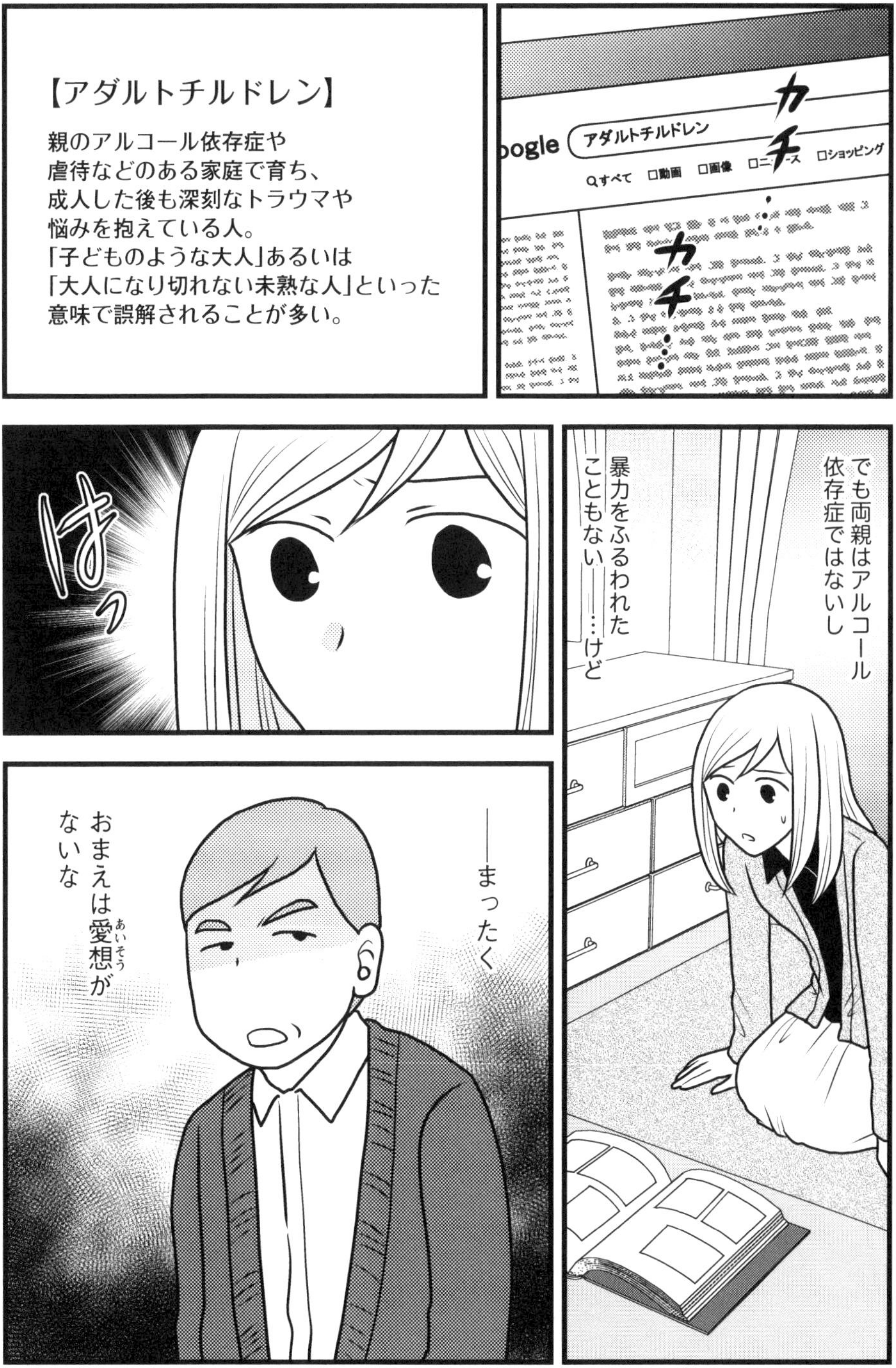

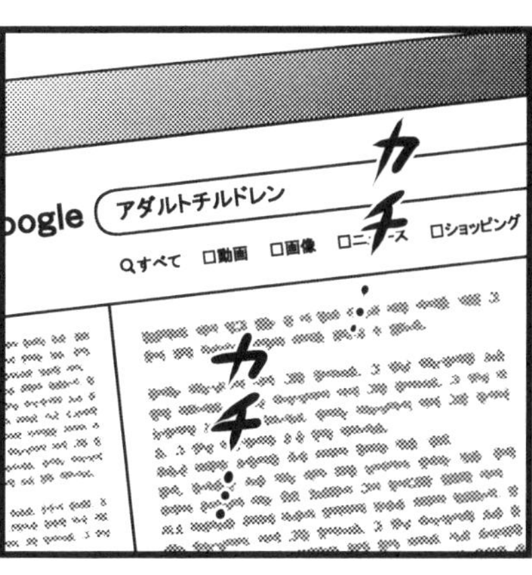

アダルトチルドレン
すべて
動画
画像
ショッピング
カチ…
カチ…

【アダルトチルドレン】

親のアルコール依存症や
虐待などのある家庭で育ち、
成人した後も深刻なトラウマや
悩みを抱えている人。
「子どものような大人」あるいは
「大人になり切れない未熟な人」といった
意味で誤解されることが多い。

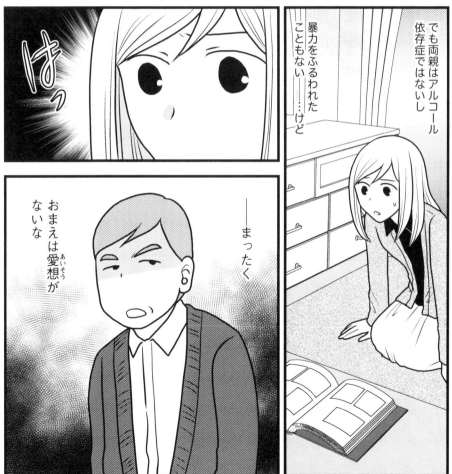

でも両親はアルコール依存症ではないし

暴力をふるわれたこともない――…けど

はっ

――まったく

おまえは愛想がないな

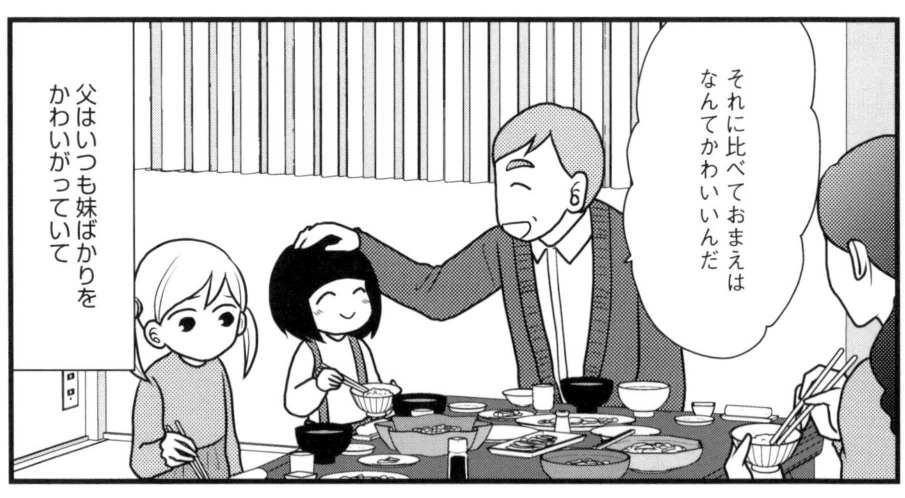
それに比べておまえはなんてかわいいんだ
父はいつも妹ばかりをかわいがっていて

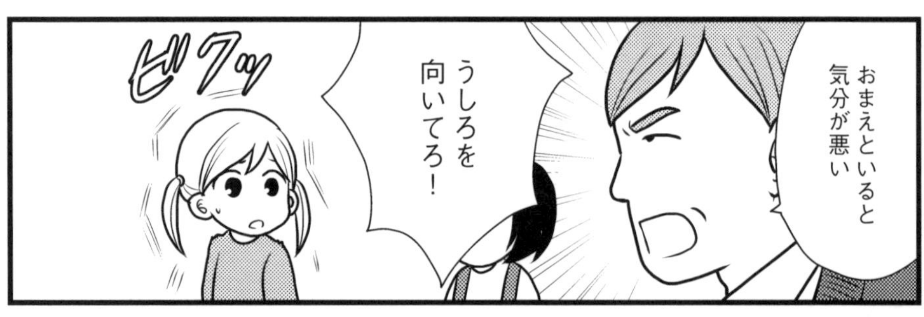
おまえといると気分が悪い
うしろを向いてろ！
ビクッ

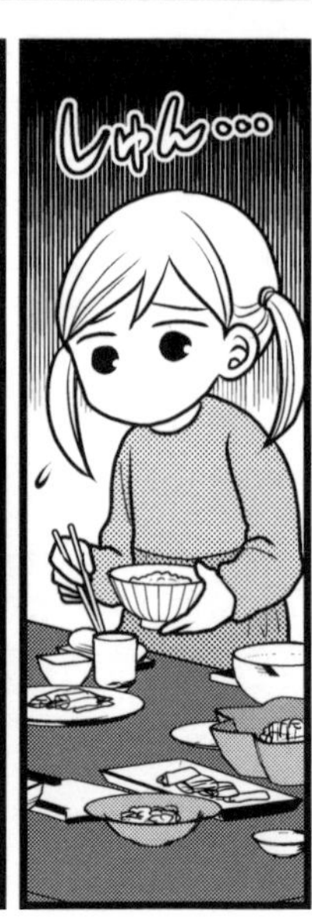
しゅん…

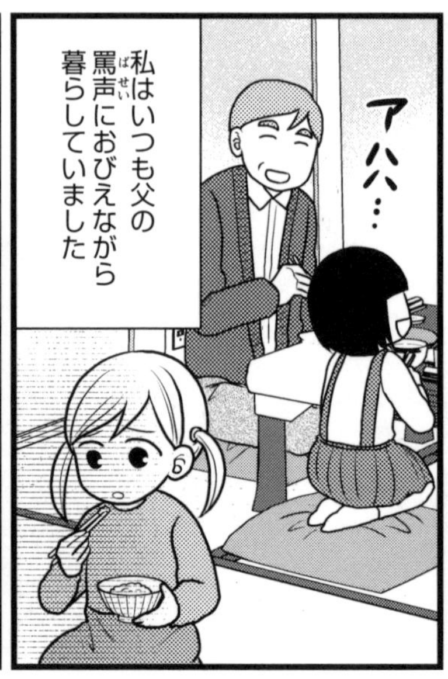
私はいつも父の罵声（ばせい）におびえながら暮らしていました
アハハ…

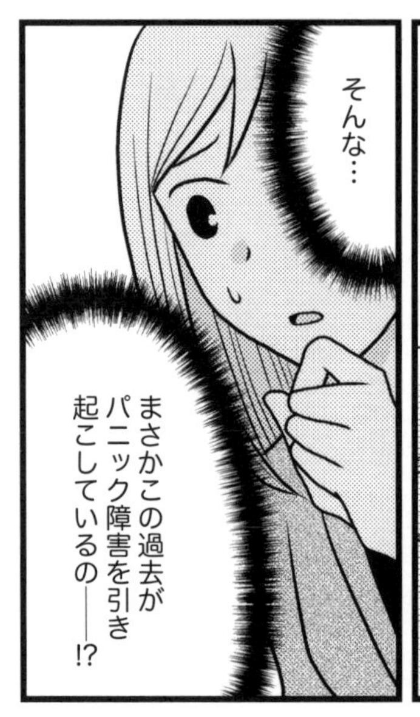
そんな…
まさかこの過去がパニック障害を引き起こしているの――!?

19・アダルトチルドレンからの脱却

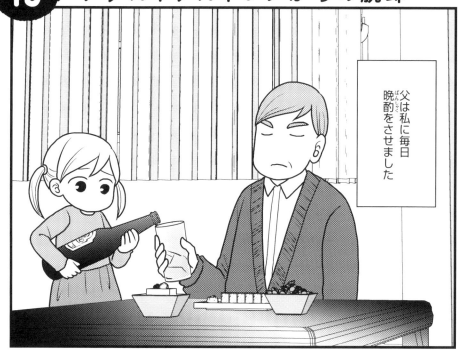

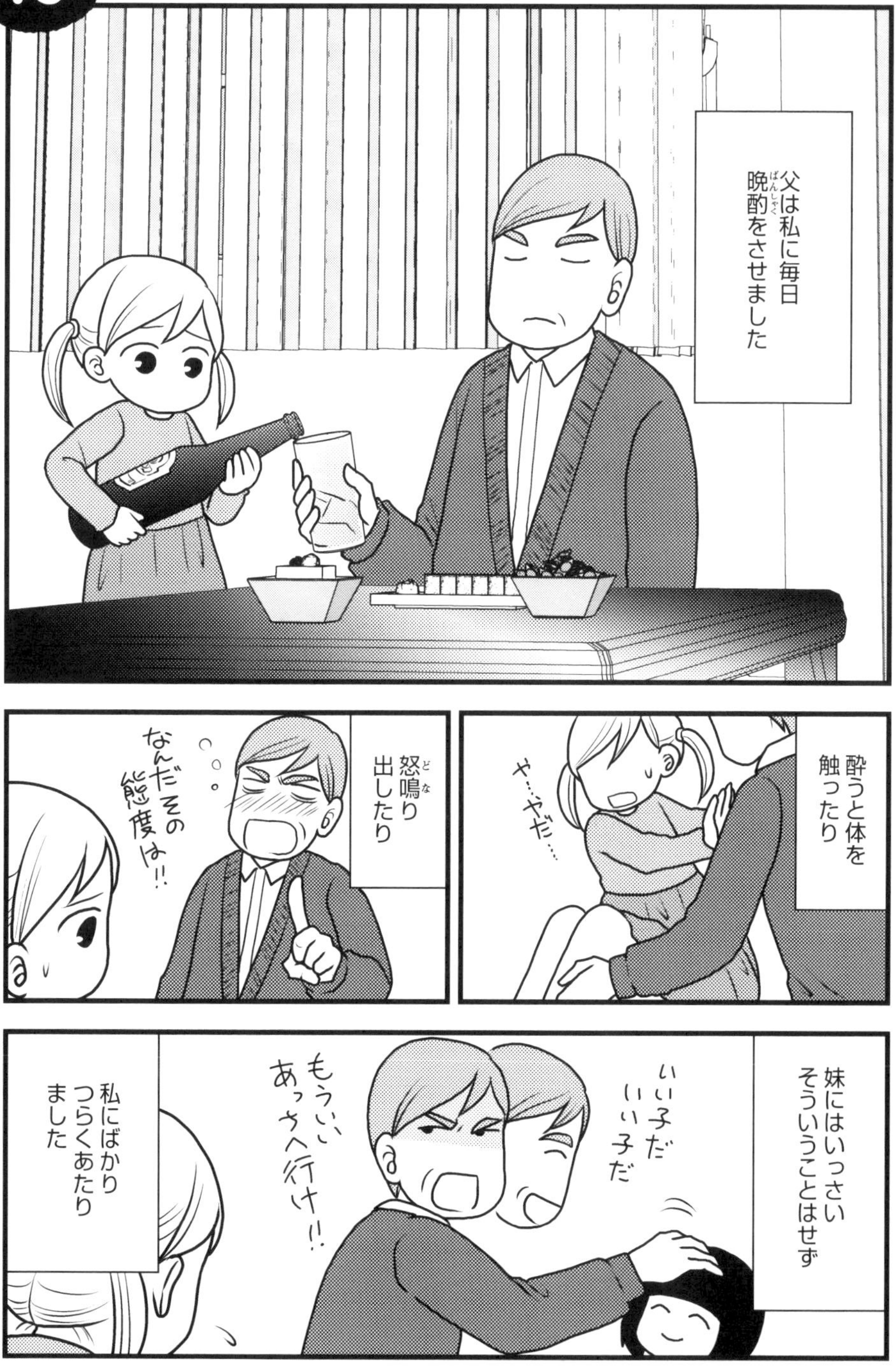

父は私に毎日
晩酌をさせました

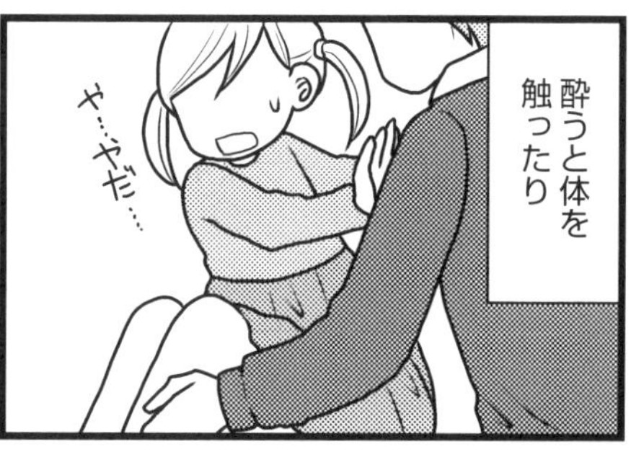
酔うと体を
触ったり
や…やだ…

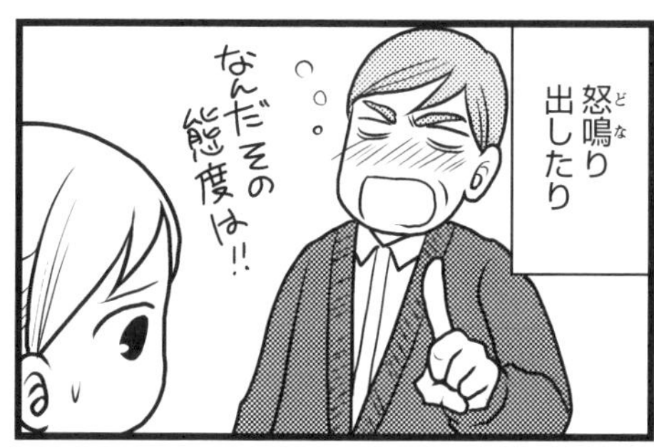
怒鳴り
出したり
なんだその態度は!!

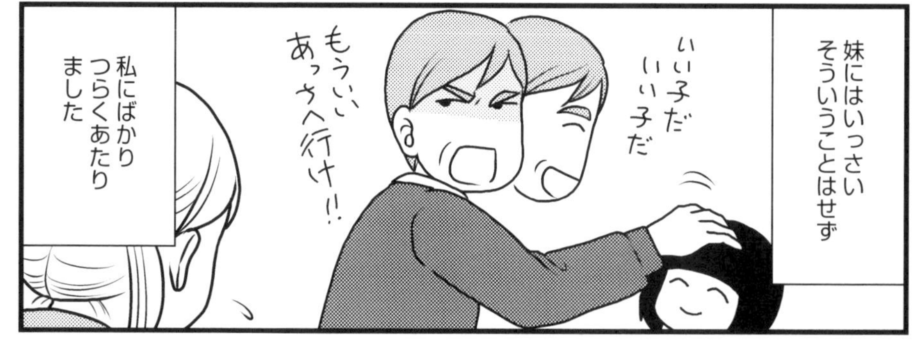
妹にはいっさい
そういうことはせず
いい子だ
いい子だ
もういい
あっちへ行け!!
私にばかり
つらくあたり
ました

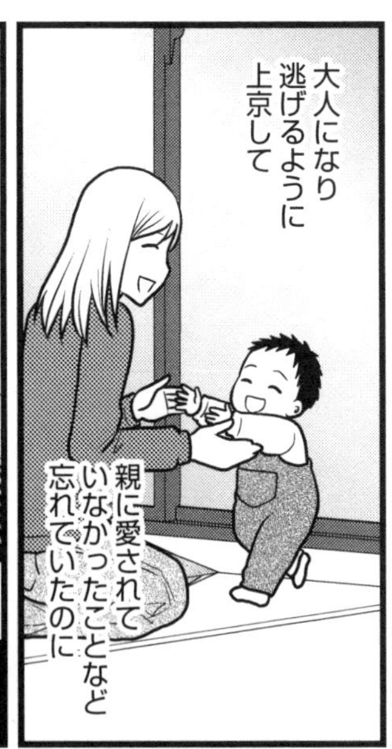
大人になり
逃げるように
上京して
親に愛されて
いなかったことなど
忘れていたのに

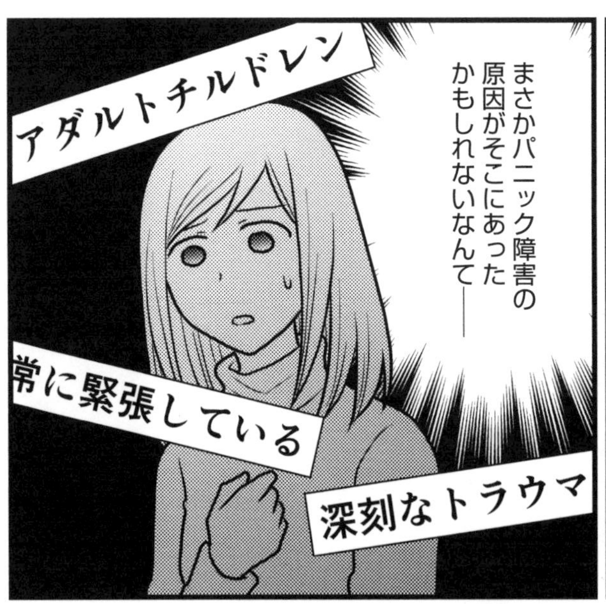
アダルトチルドレン
まさかパニック障害の
原因がそこにあった
かもしれないなんて――
常に緊張している
深刻なトラウマ

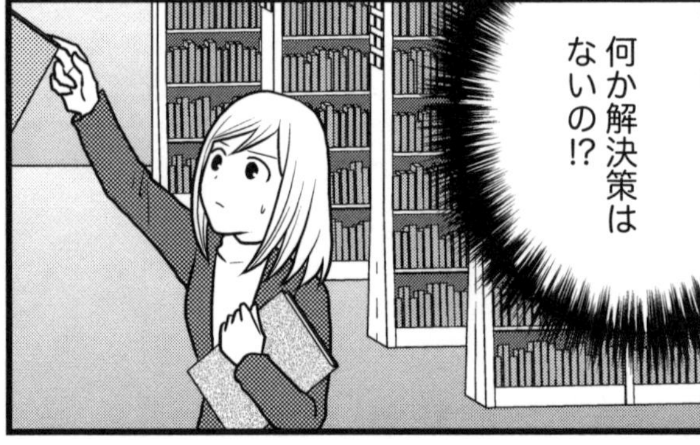
何か解決策は
ないの!?

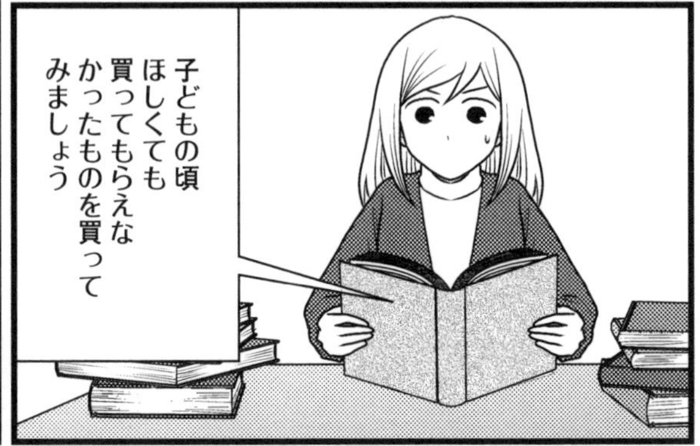
子どもの頃
ほしくても
買ってもらえな
かったものを買って
みましょう

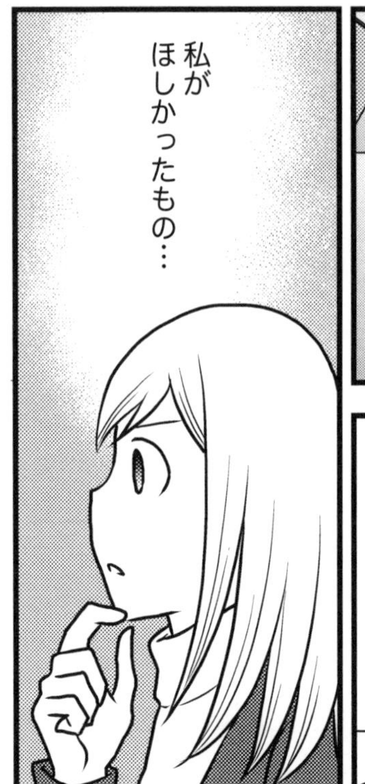
私が
ほしかったもの…

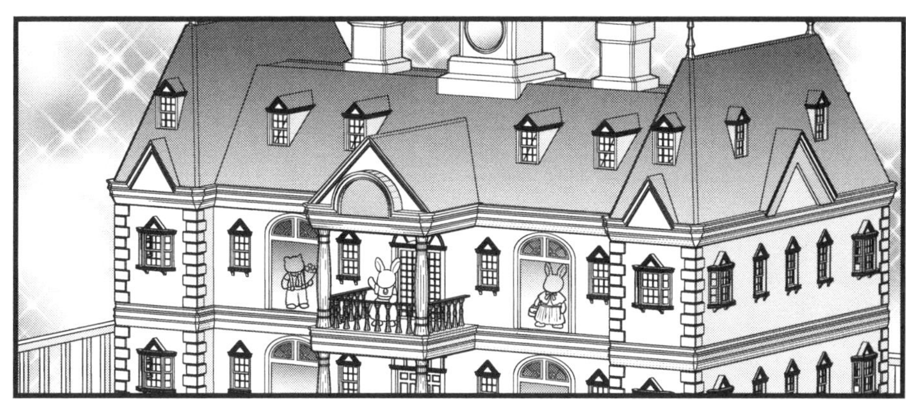

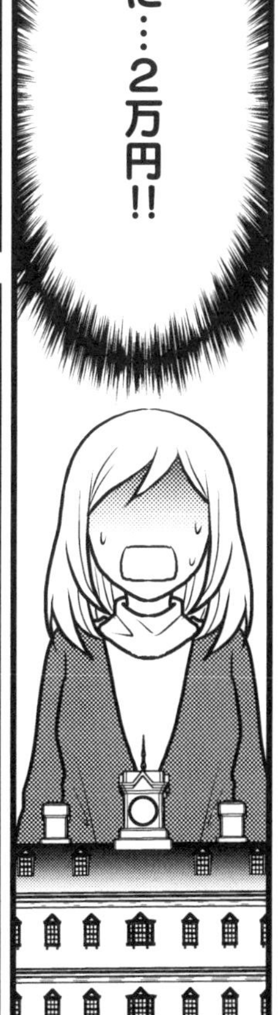
に…2万円!!

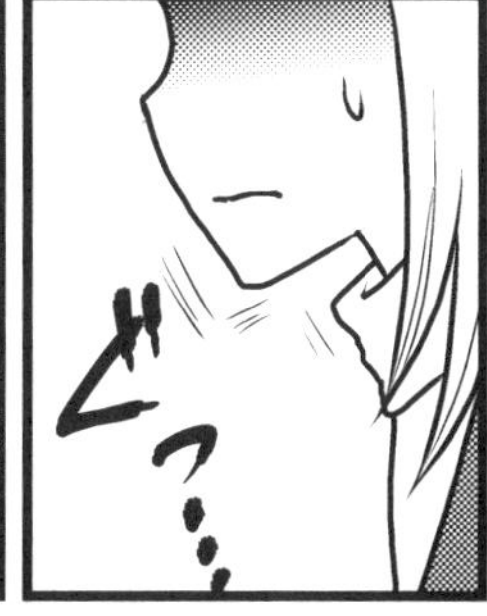
ゾッ…

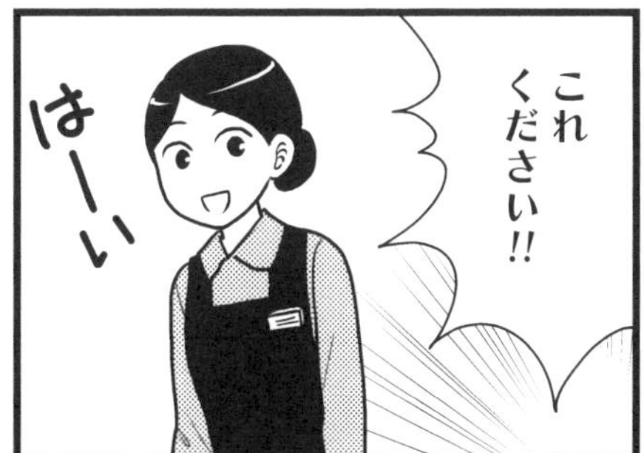
これ
ください!!
はーい

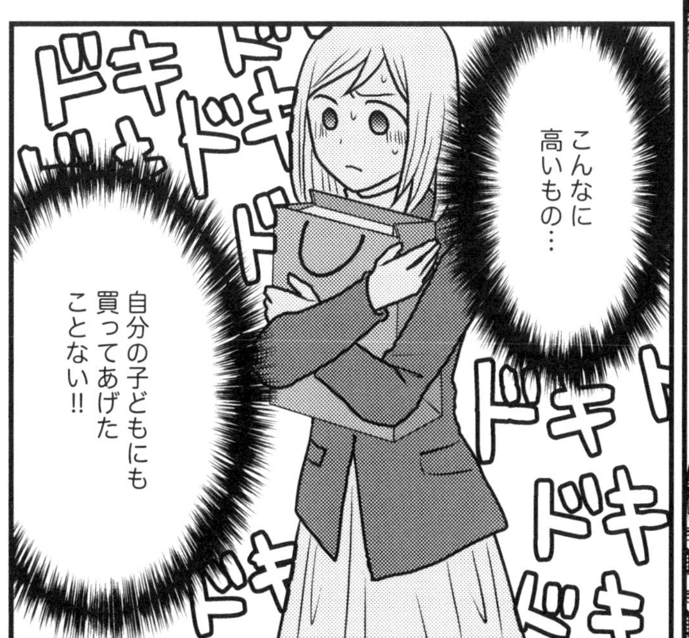
こんなに
高いもの…
自分の子どもにも
買ってあげた
ことない!!
ドキ
ドキ
ドキ
ドキ
ドキ
ドキ
ドキ

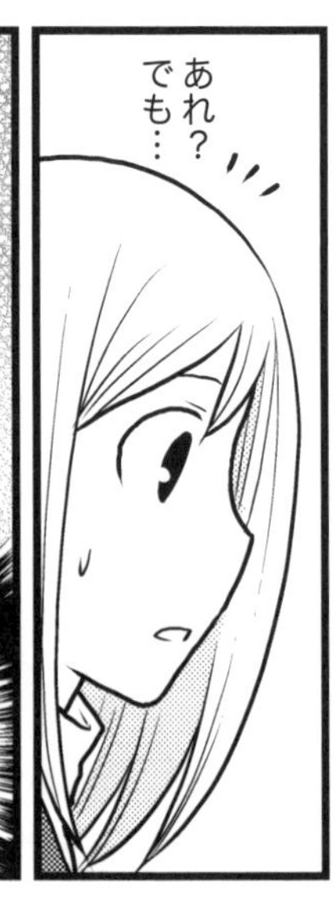
あれ？
でも…

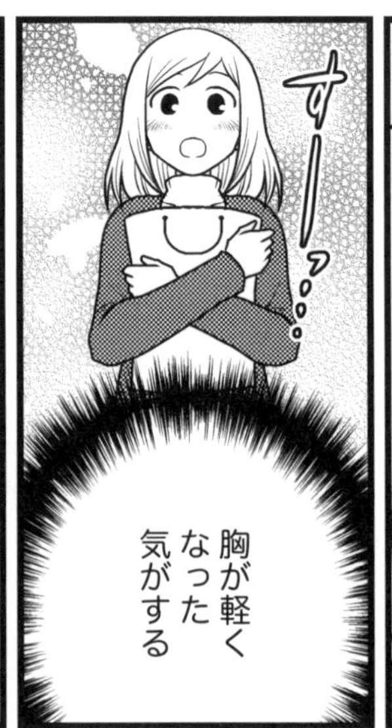
すーーっ…
胸が軽く
なった
気がする

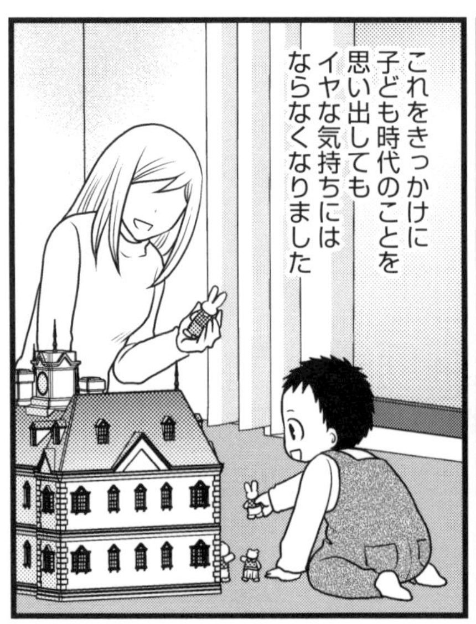
これをきっかけに
子ども時代のことを
思い出しても
イヤな気持ちには
ならなくなりました

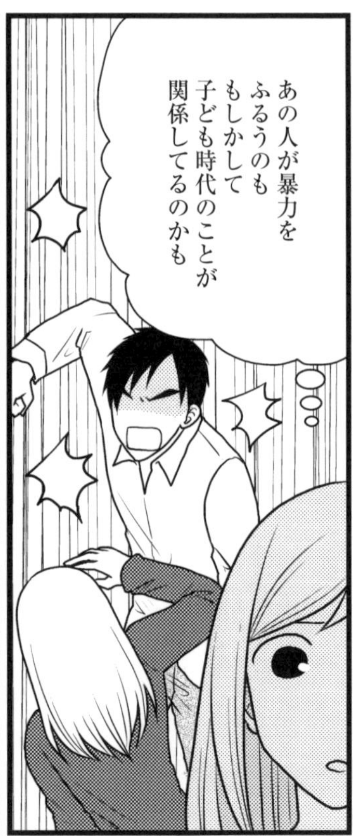
あの人が暴力を
ふるうのも
もしかして
子ども時代のことが
関係してるのかも

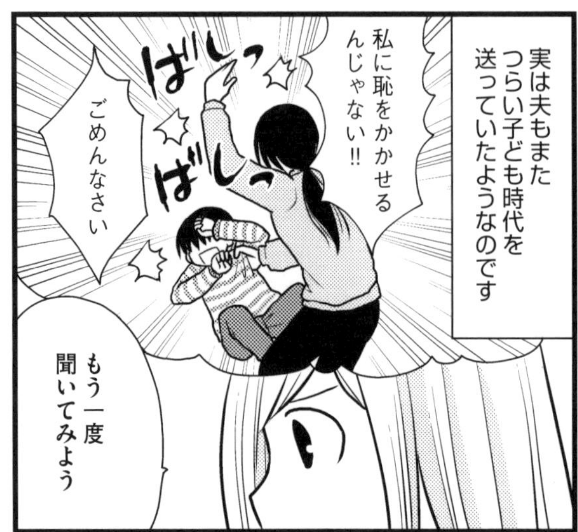
実は夫もまた
つらい子ども時代を
送っていたようなのです
私に恥をかかせる
んじゃない!!
ばしっ
ばしっ
ごめんなさい
もう一度
聞いてみよう

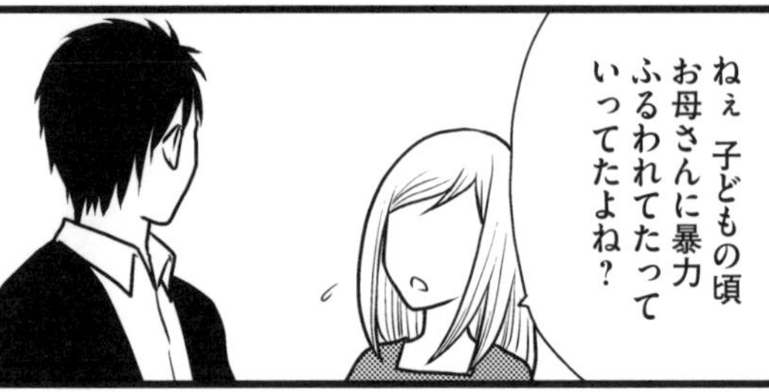
ねぇ 子どもの頃
お母さんに暴力
ふるわれてたって
いってたよね？

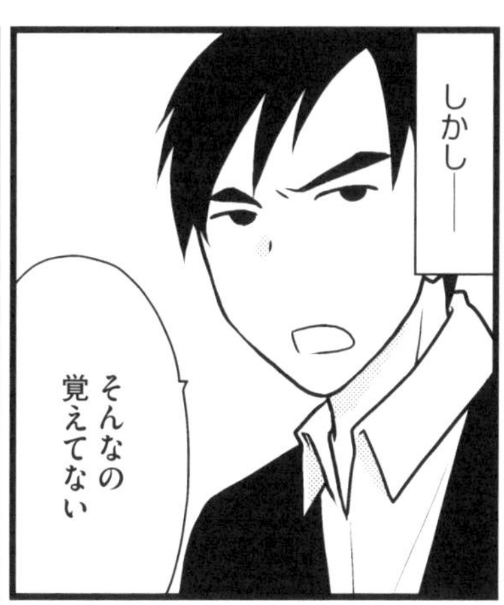
しかし――
そんなの
覚えてない

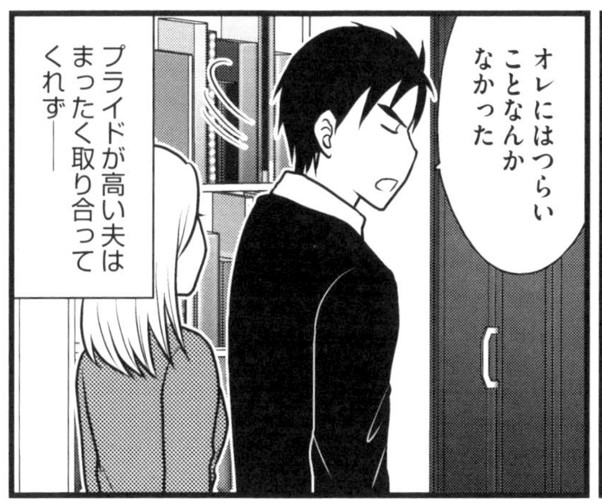
オレにはつらい
ことなんか
なかった
プライドが高い夫は
まったく取り合って
くれず――

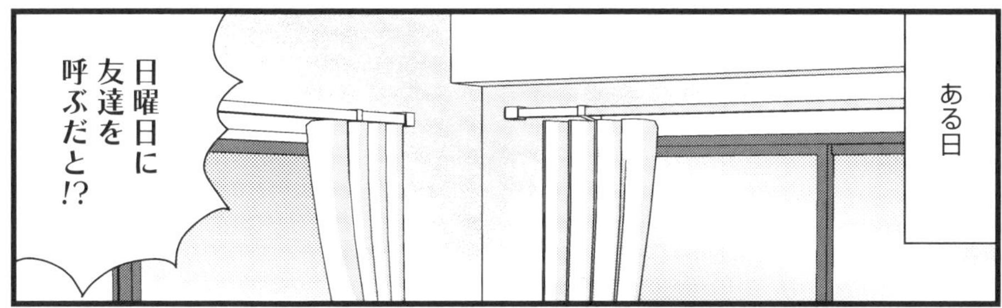
ある日
日曜日に
友達を
呼ぶだと!?

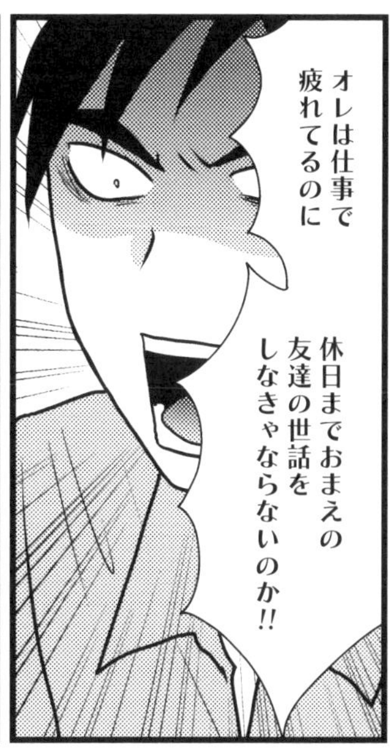
オレは仕事で
疲れてるのに
休日までおまえの
友達の世話を
しなきゃならないのか!!

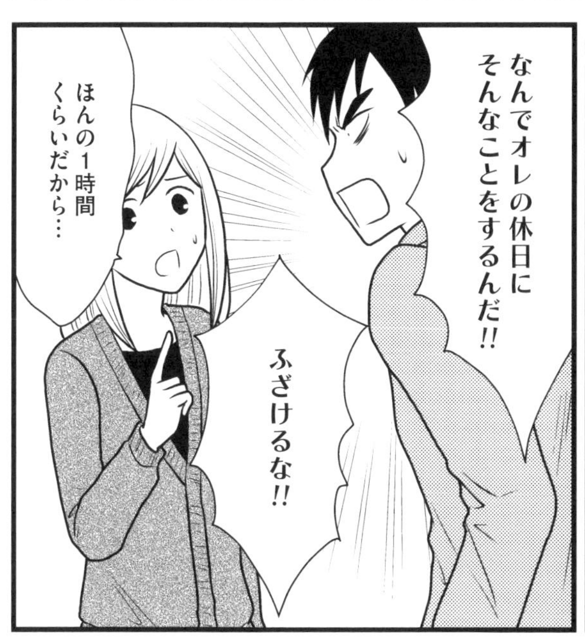
なんでオレの休日に
そんなことをするんだ!!
ふざけるな!!
ほんの1時間
くらいだから…

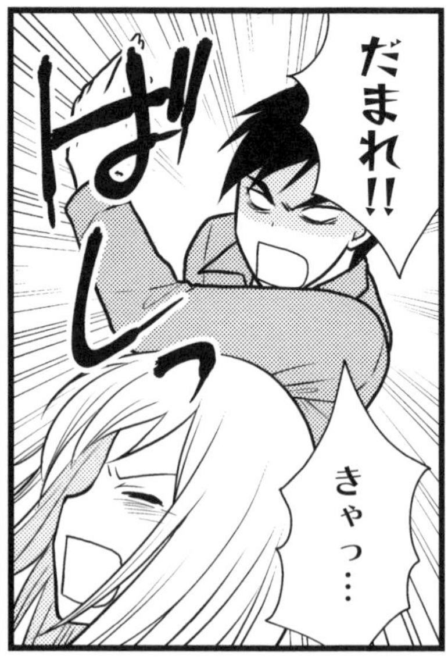
だまれ!!
ばしっ
きゃっ…

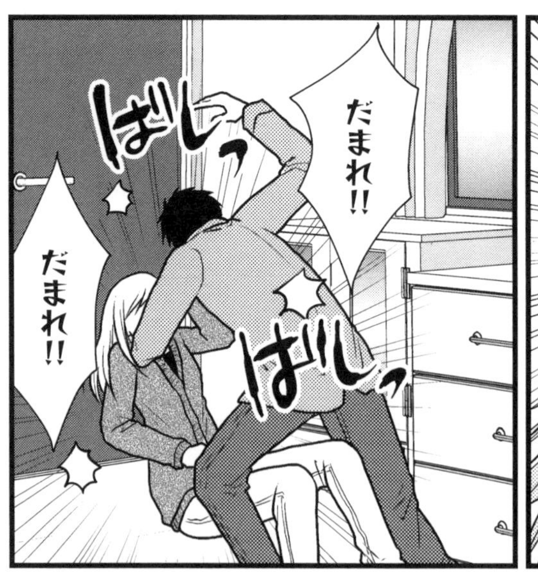
だまれ!!
ばしっ
ばしっ
だまれ!!

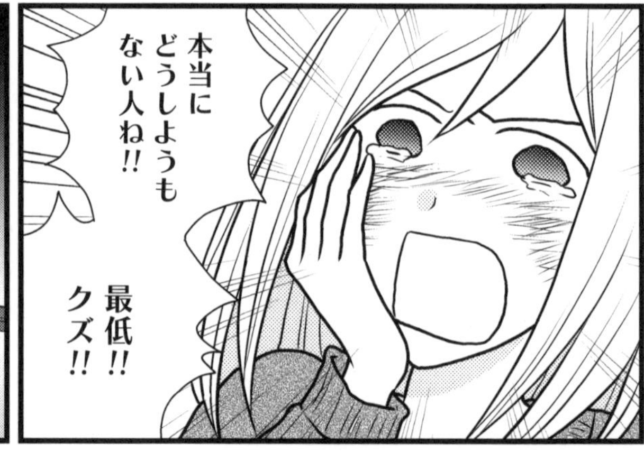
本当にどうしようもない人ね!!
最低!!
クズ!!

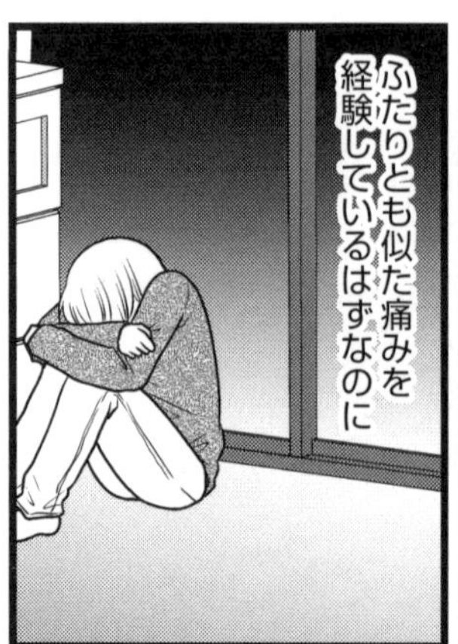
ふたりとも似た痛みを経験しているはずなのに

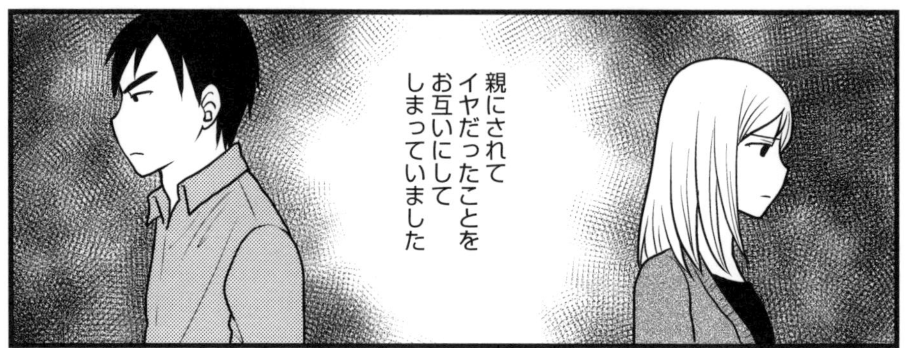
親にされてイヤだったことをお互いにしてしまっていました

20 原因は夫にあり!?

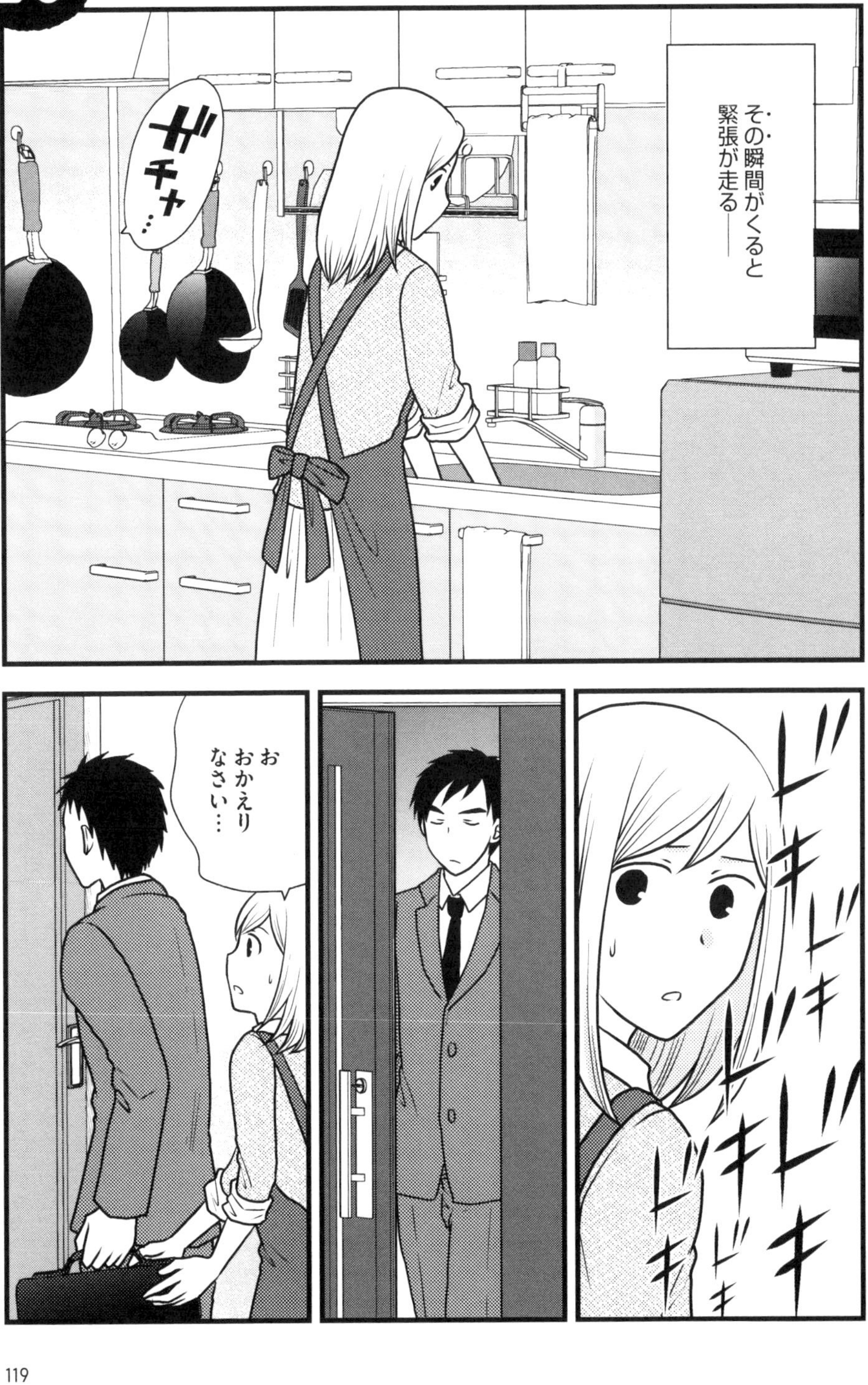

その瞬間がくると緊張が走る——

ガチャ…

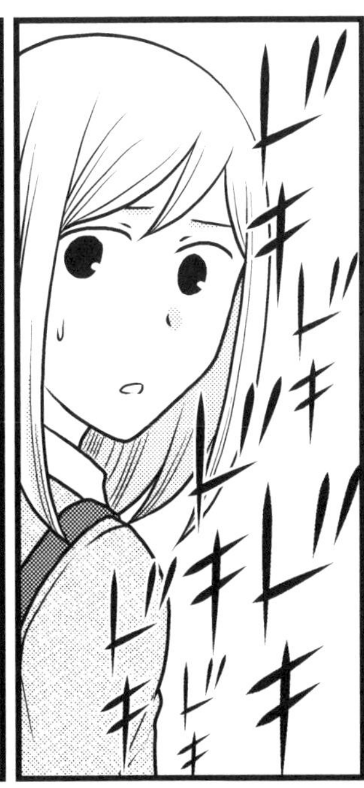
ドキドキ
ドキドキ
ドキドキ

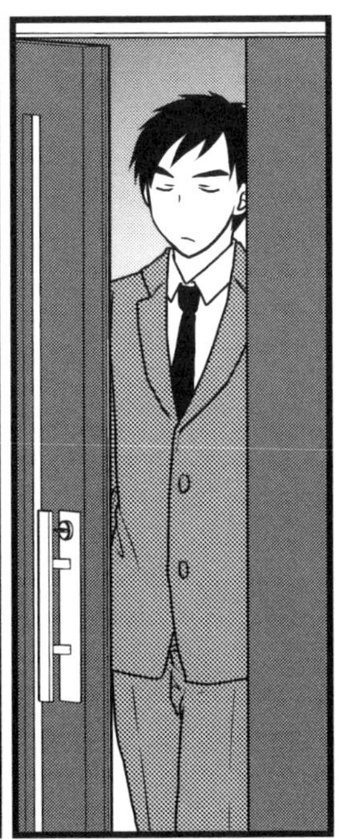

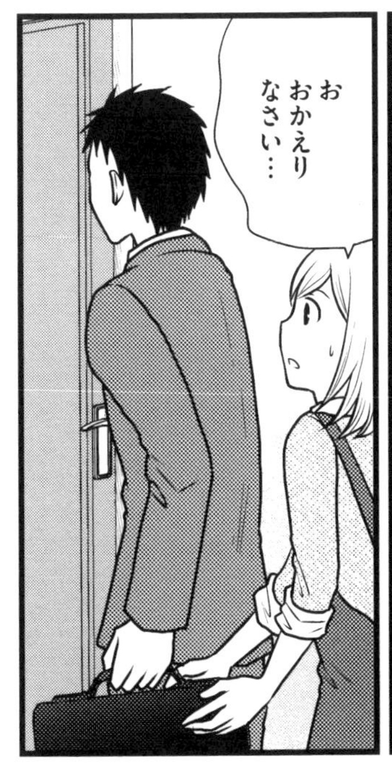
お
おかえり
なさい…

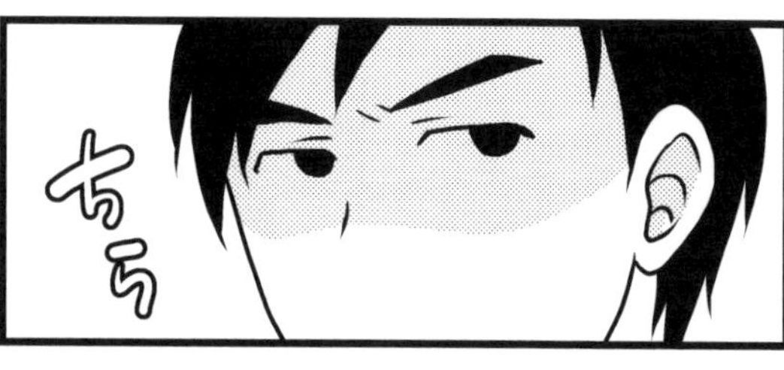
ちら

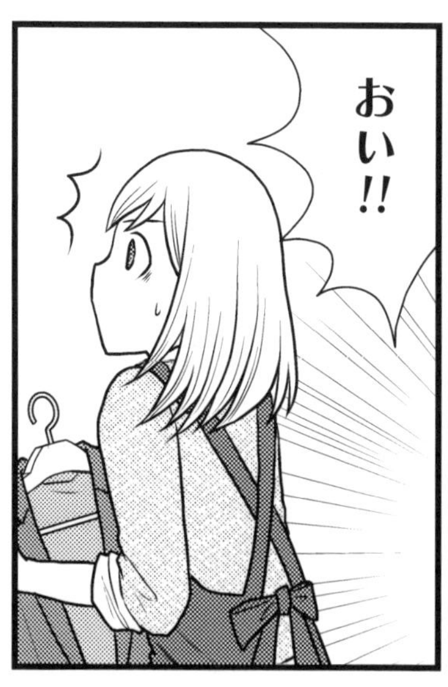
おい!!

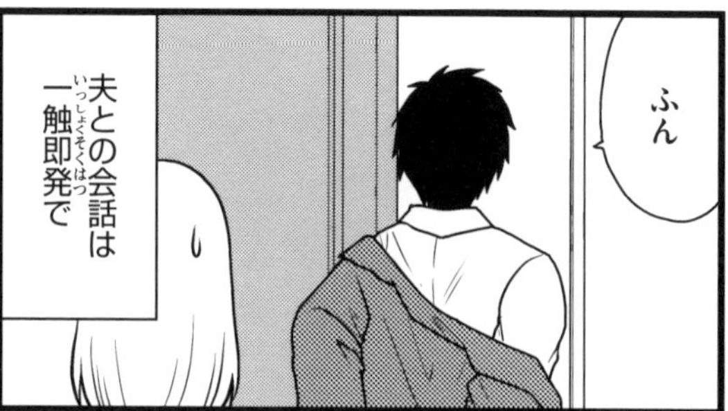
ふん
夫との会話は一触即発で

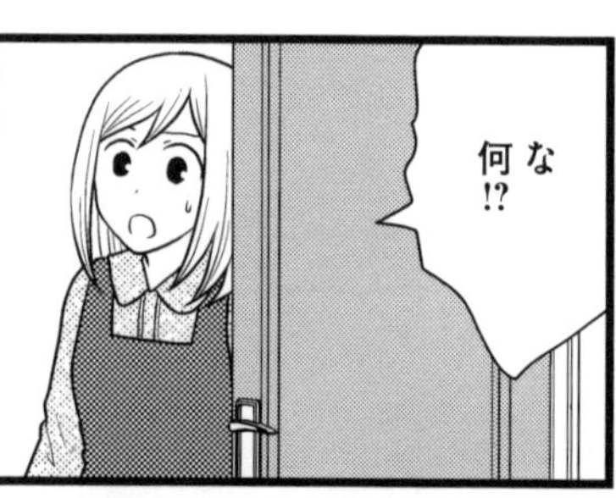
な何!?

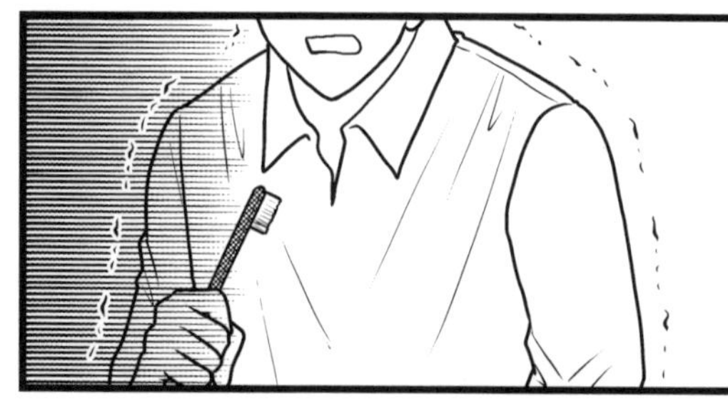

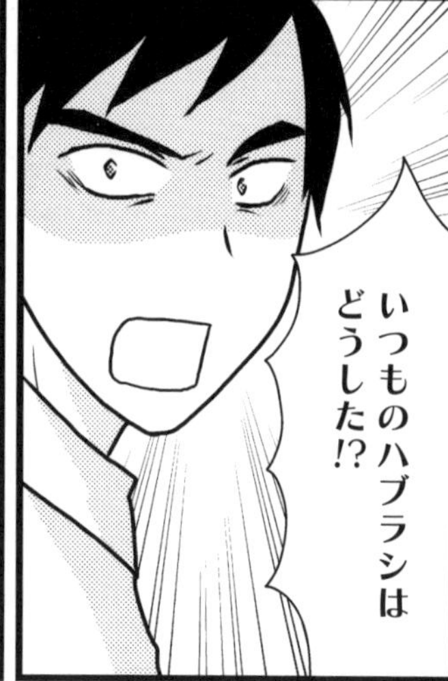
いつものハブラシはどうした!?

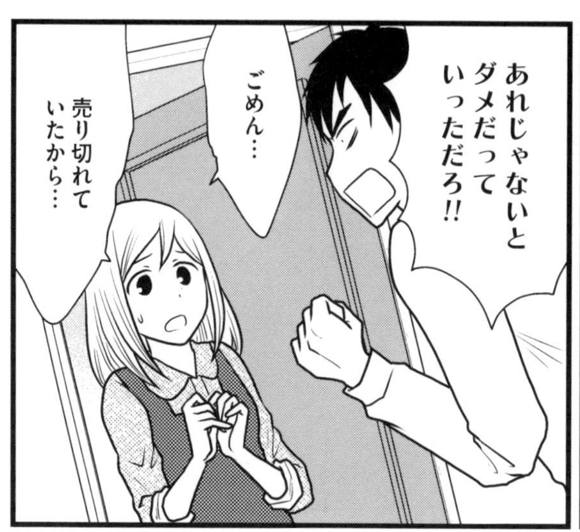
あれじゃないとダメだっていっただろ!!
ごめん…
売り切れていたから…

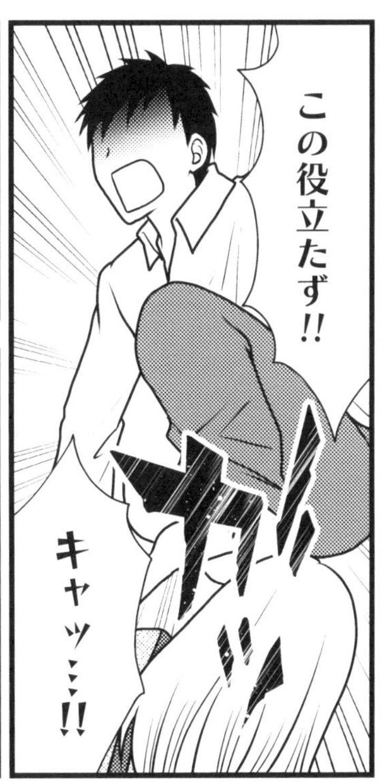
この役立たず!!
ガッ
キャッ…!!

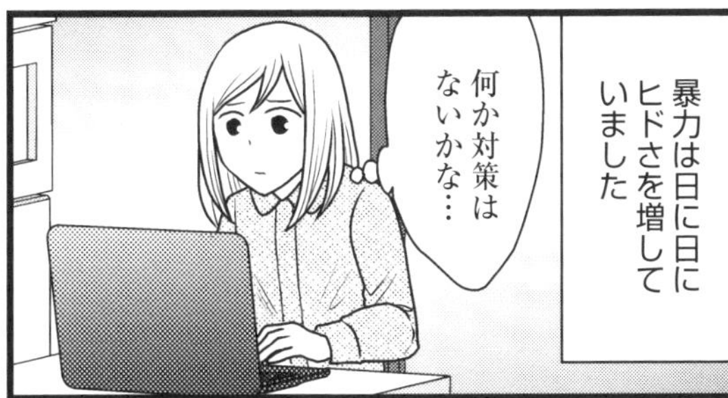
暴力は日に日にヒドさを増していきました
何か対策はないかな…

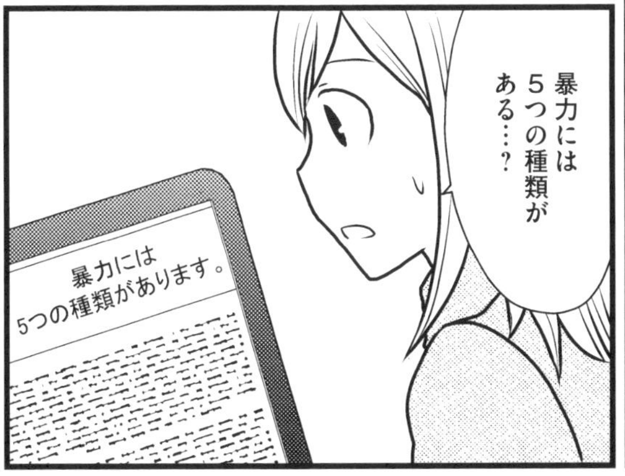
暴力には5つの種類がある…?
暴力には
5つの種類があります。

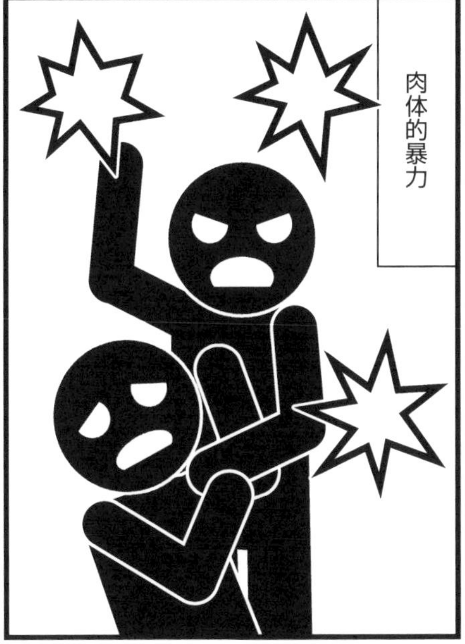
肉体的暴力

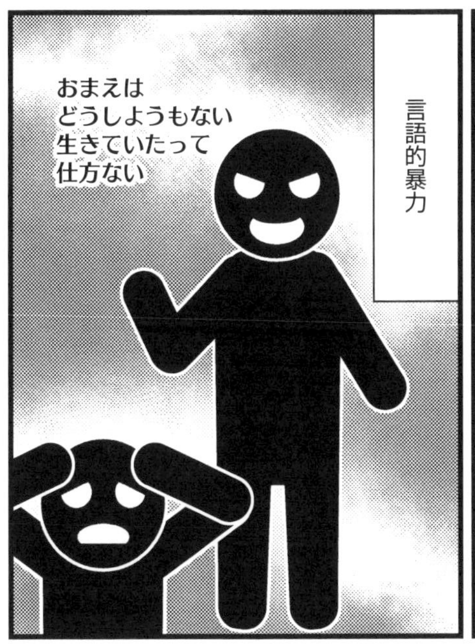
言語的暴力
おまえは
どうしようもない
生きていたって
仕方ない

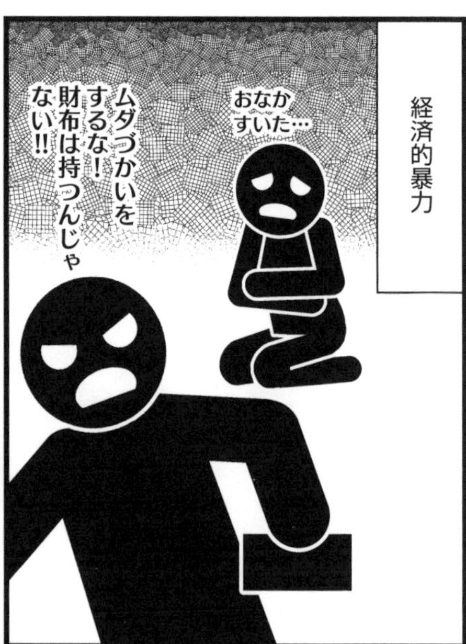
経済的暴力
おなかすいた…
ムダづかいをするな！財布は持つんじゃない!!

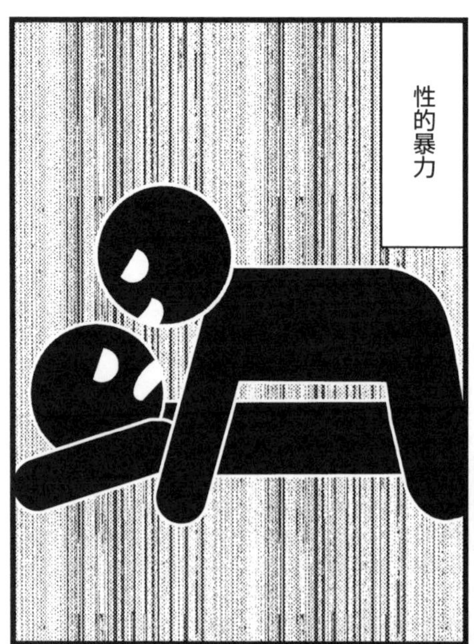
性的暴力

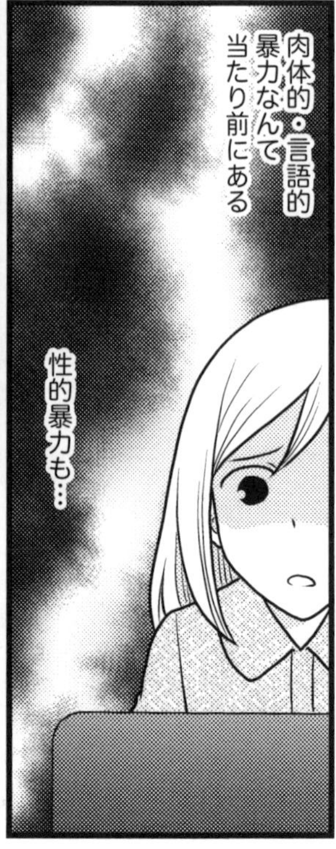
肉体的・言語的暴力なんて当たり前にある
性的暴力も…

でも一番当てはまるのは——
社会的暴力

社会的暴力とは——

配偶者の生活や人間関係
行動に対して無視や制限をしたり
実家や友人との付き合いに制限をもうけて
配偶者を独占するといった
社会的隔離とみなされる行為

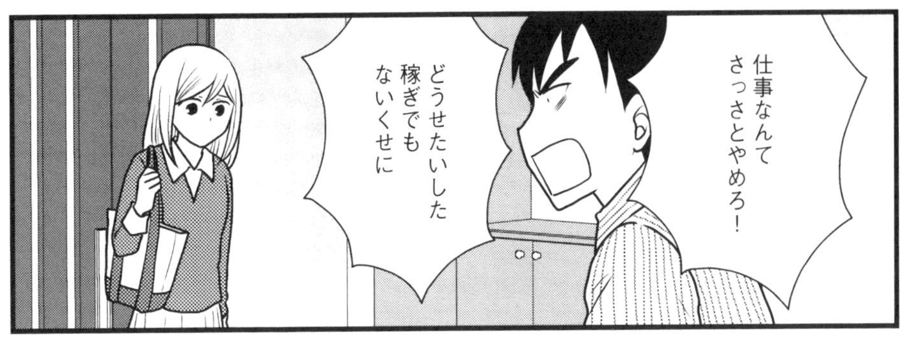
仕事なんて
さっさとやめろ!
どうせたいした
稼ぎでも
ないくせに

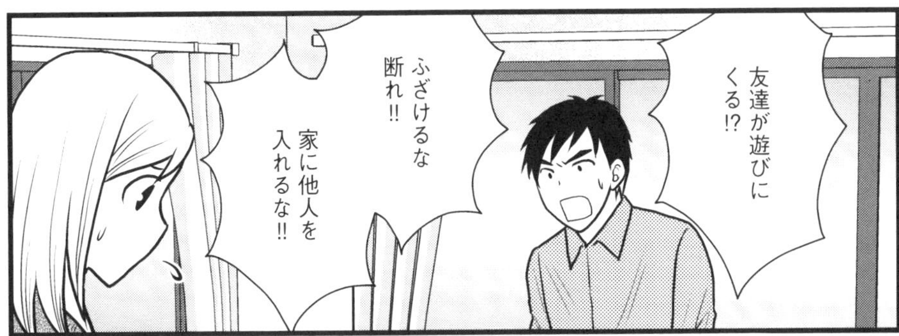
友達が遊びに
くる!?
ふざけるな
断れ!!
家に他人を
入れるな!!

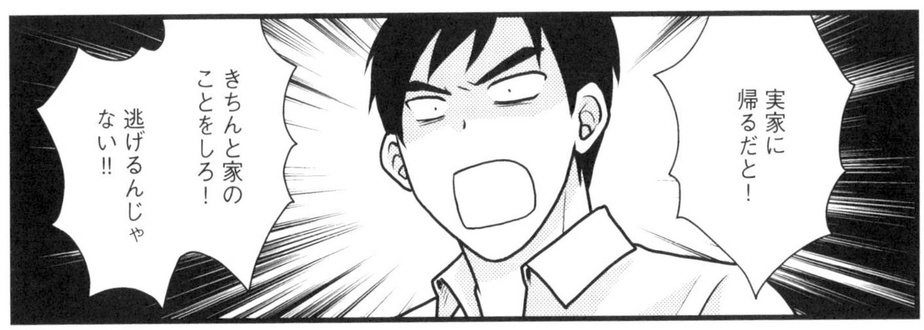
実家に
帰るだと!
きちんと家の
ことをしろ!
逃げるんじゃ
ない!!

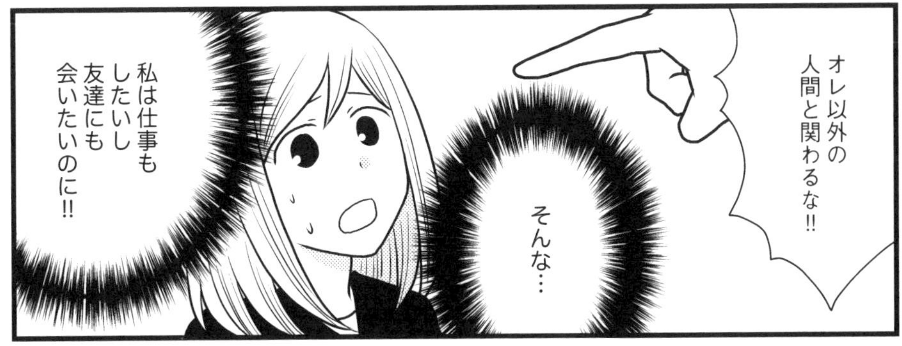
オレ以外の
人間と関わるな!!
そんな…
私は仕事も
したいし
友達にも
会いたいのに!!

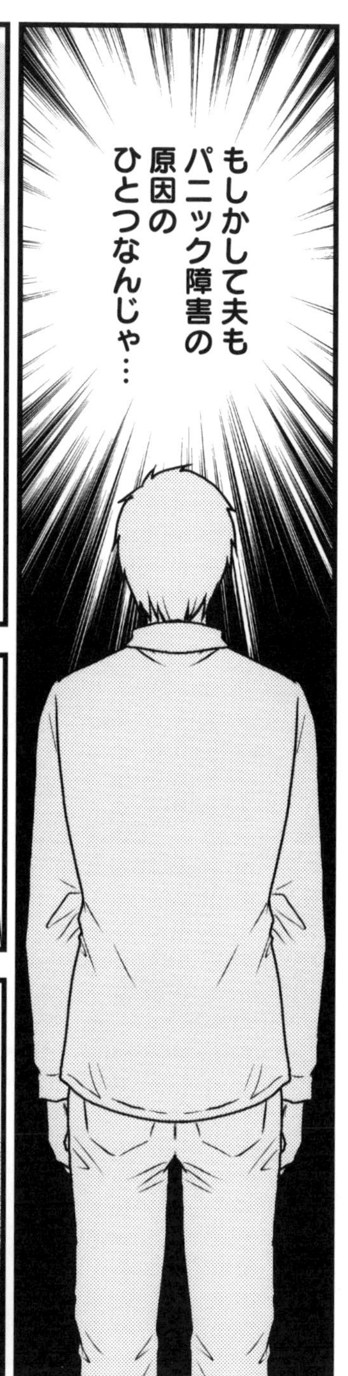
もしかして夫も
パニック障害の
原因の
ひとつなんじゃ…

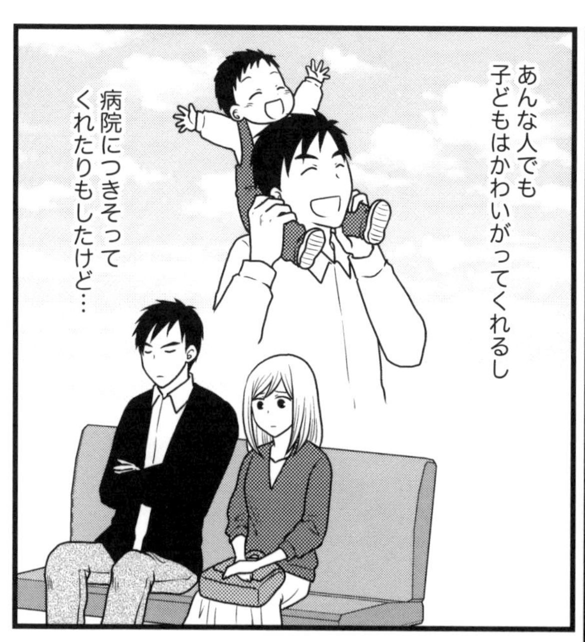
あんな人でも
子どもはかわいがってくれるし
病院につきそって
くれたりもしたけど…

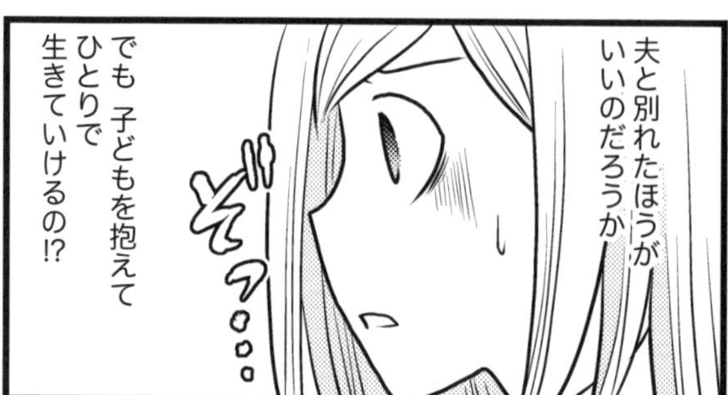
夫と別れたほうが
いいのだろうか
ぞっ
でも 子どもを抱えて
ひとりで
生きていけるの!?

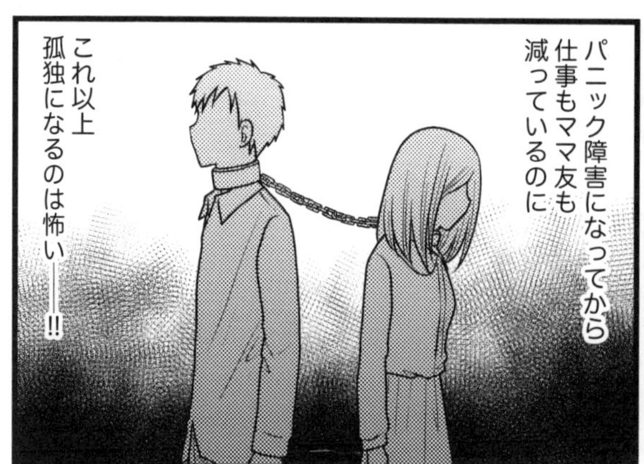
パニック障害になってから
仕事もママ友も
減っているのに
これ以上
孤独になるのは怖い――!!

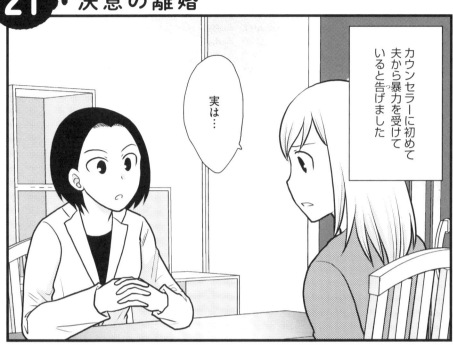

21・決意の離婚

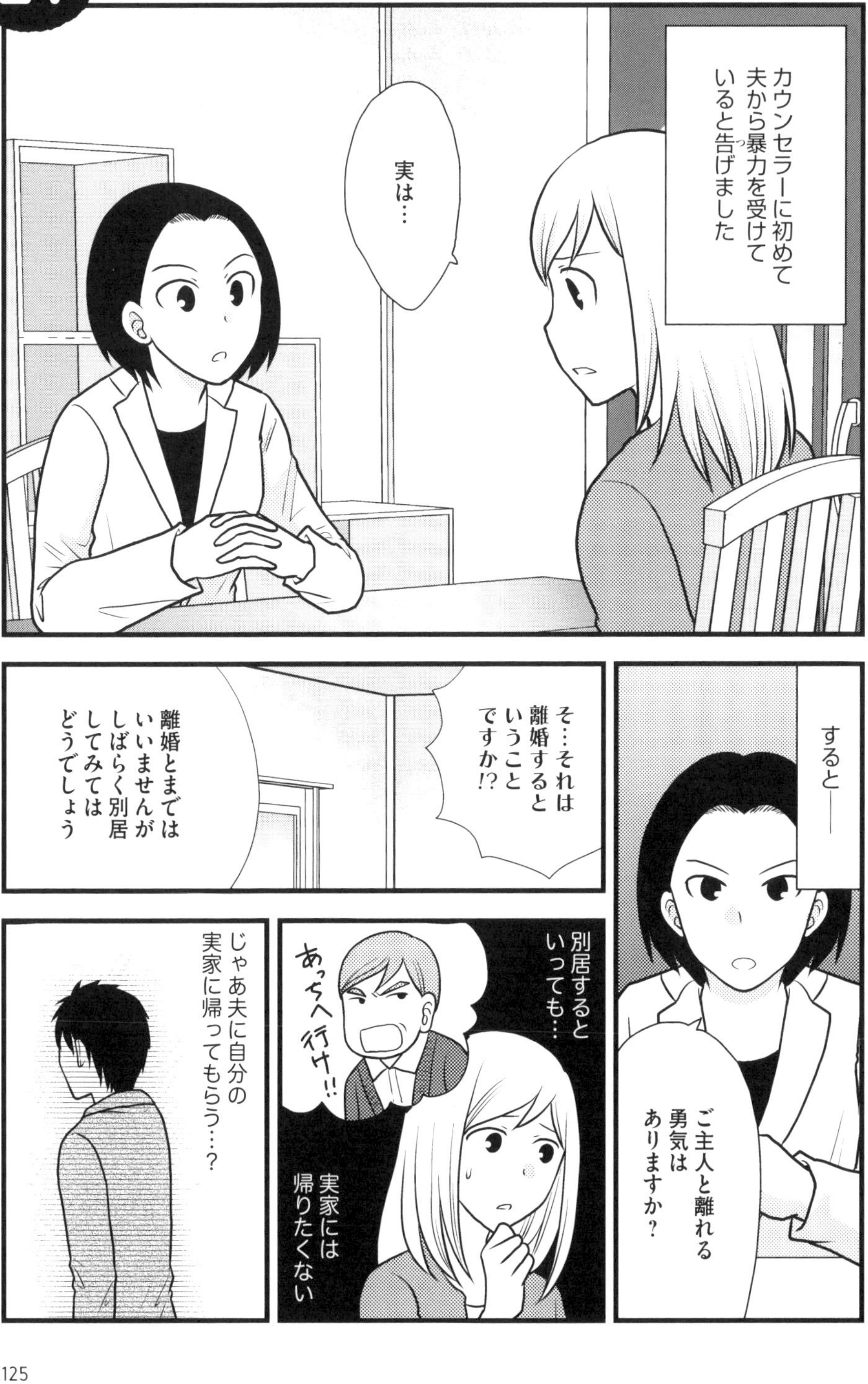

カウンセラーに初めて
夫から暴力を受けて
いると告げました

実は…

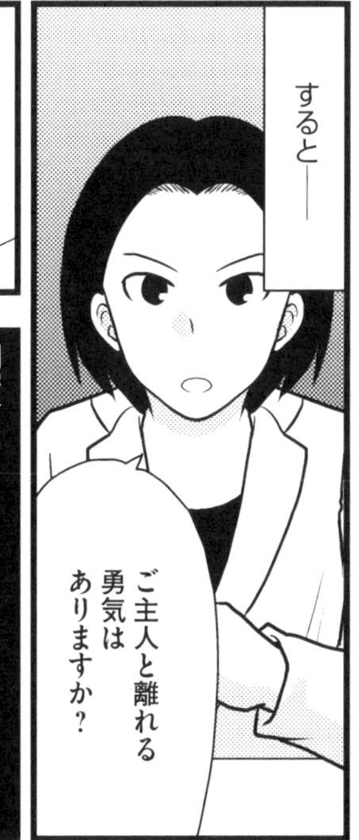
すると――
ご主人と離れる
勇気は
ありますか？

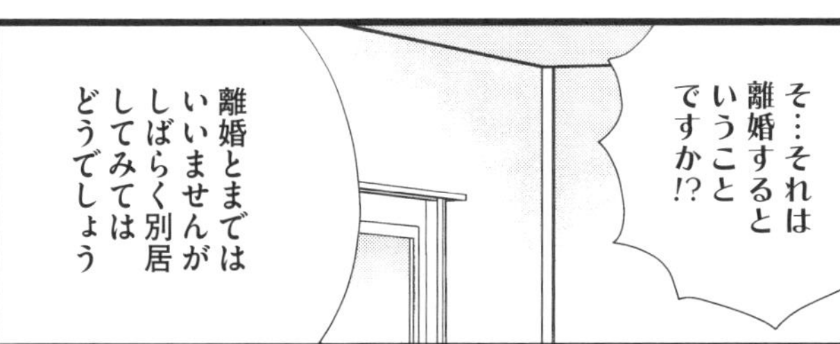
そ…それは
離婚すると
いうこと
ですか⁉
離婚とまでは
いいませんが
しばらく別居
してみては
どうでしょう

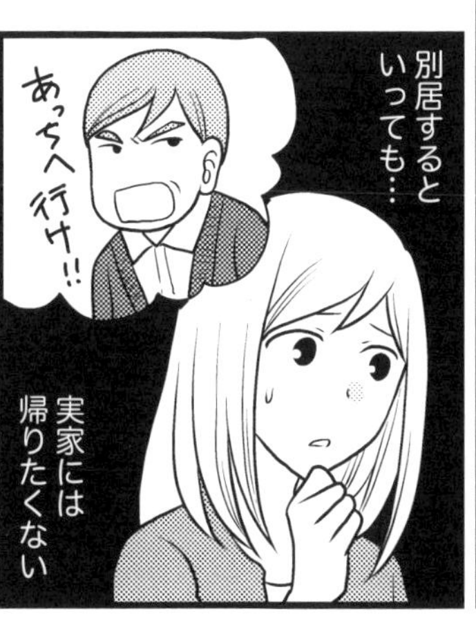
別居すると
いっても…
あっちへ行け!!
実家には
帰りたくない

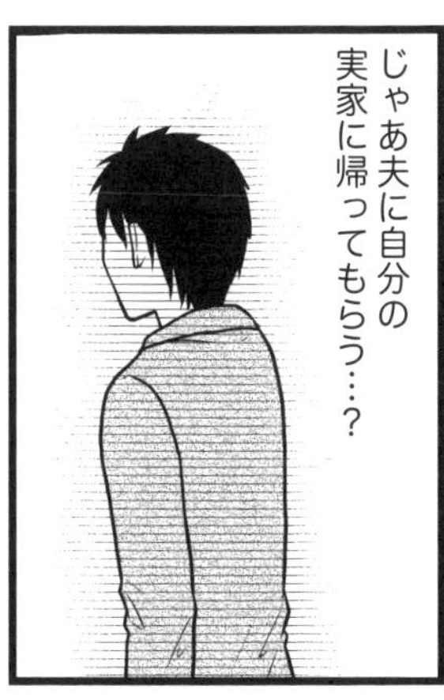
じゃあ夫に自分の
実家に帰ってもらう…？

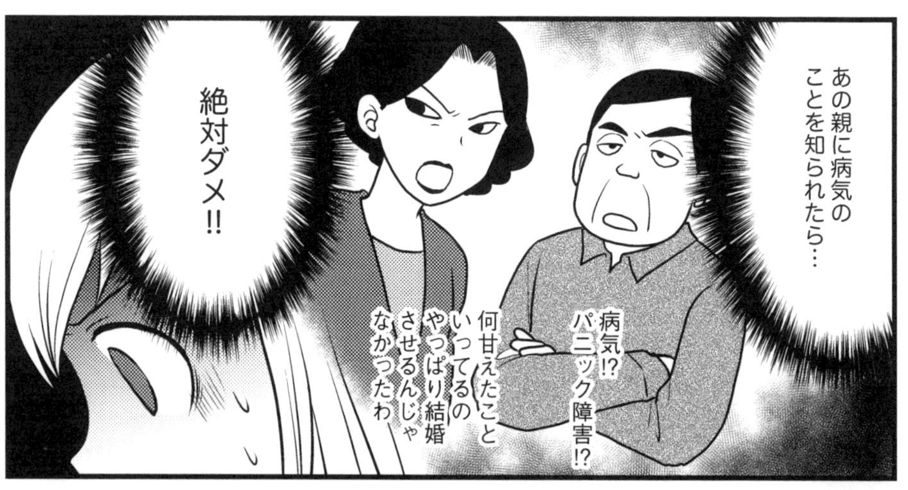
あの親に病気のことを知られたら…
絶対ダメ!!
病気!? パニック障害!?
何甘えたこといってるの
やっぱり結婚させるんじゃなかったわ

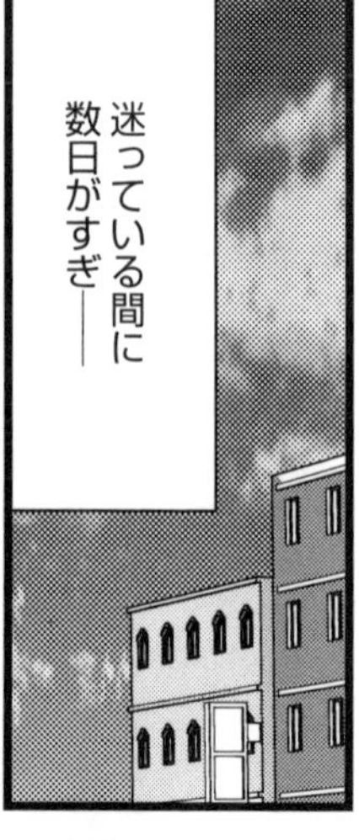
迷っている間に数日がすぎ——

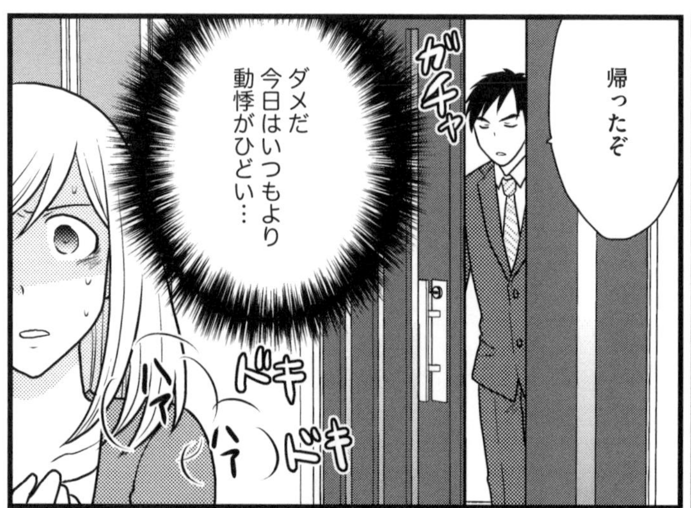
帰ったぞ
ガチャ
ダメだ
今日はいつもより動悸がひどい…
ドキ
ドキ
ハァ
ハァ

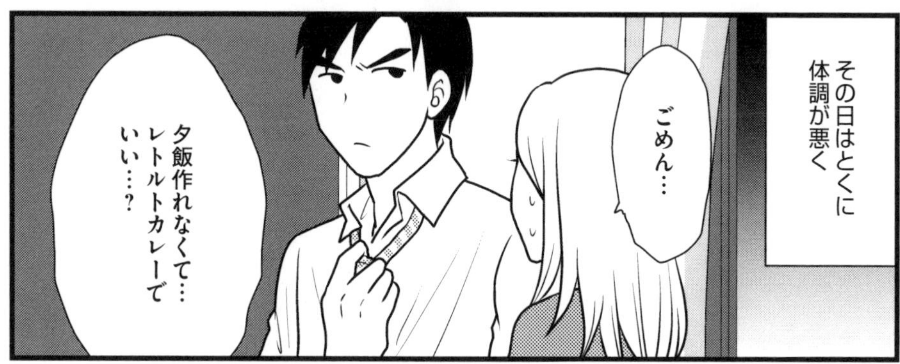
その日はとくに体調が悪く
ごめん…
夕飯作れなくて…
レトルトカレーでいい…?

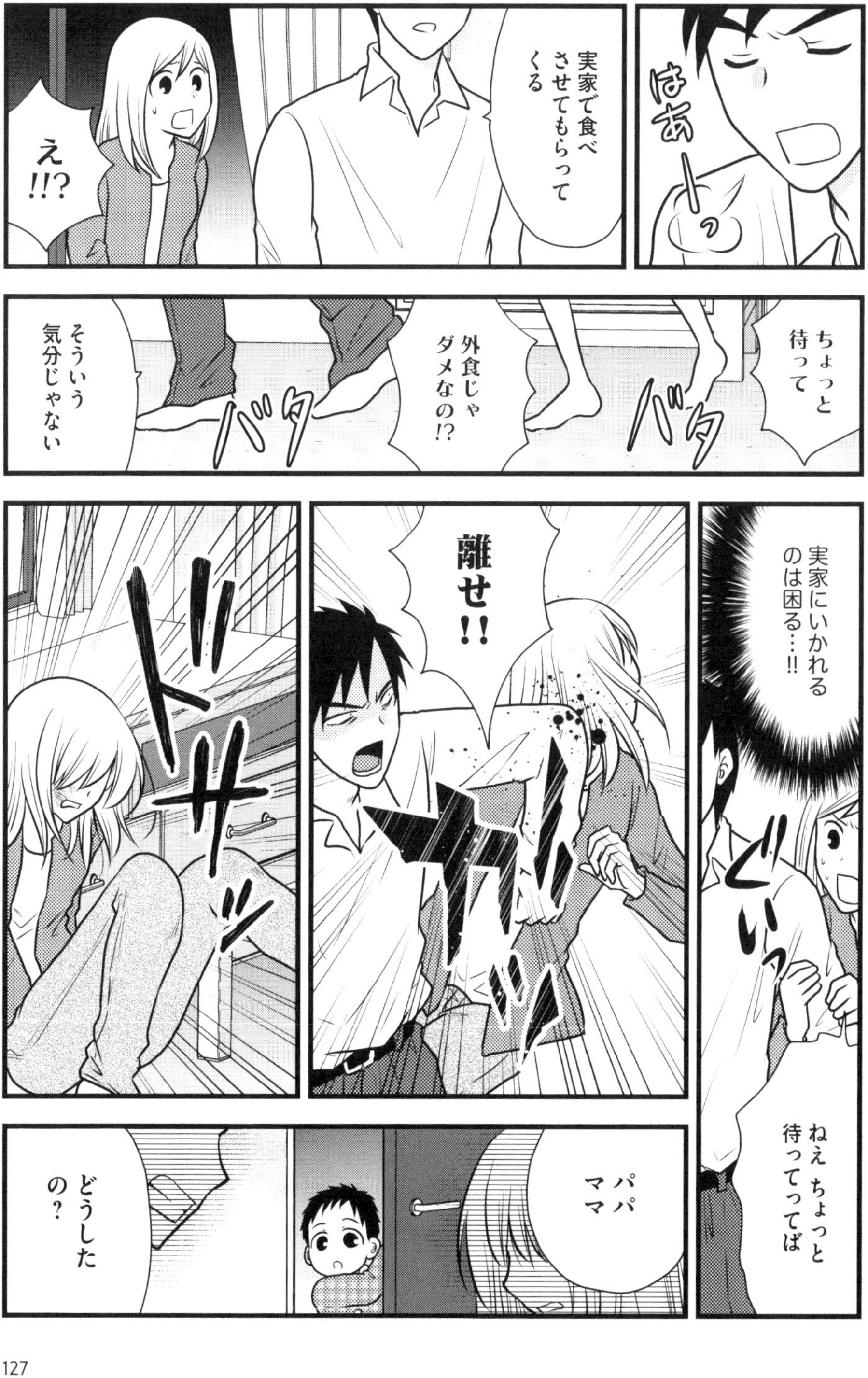

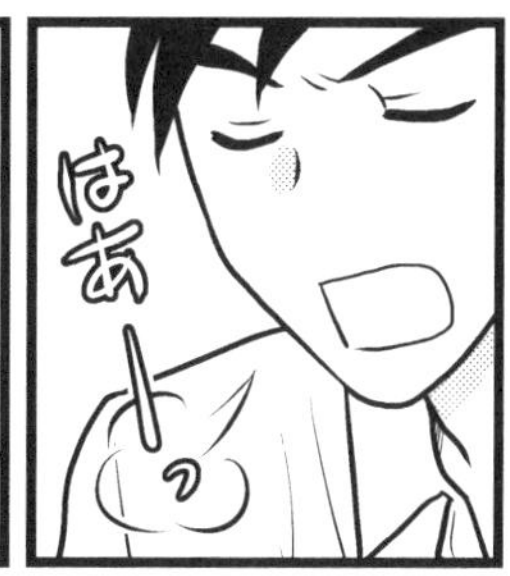
はあ〜っ

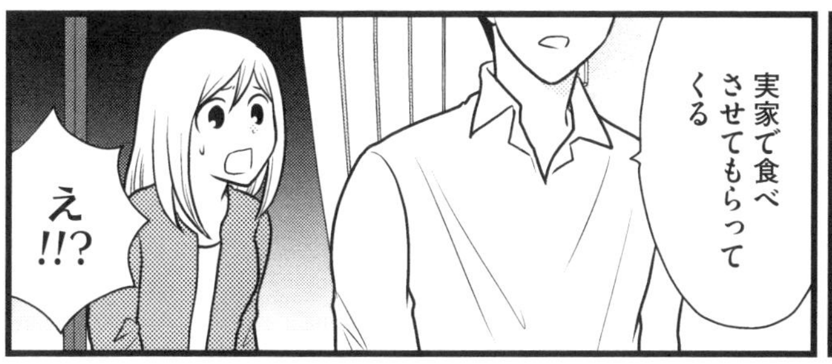
実家で食べさせてもらってくる
え!!?

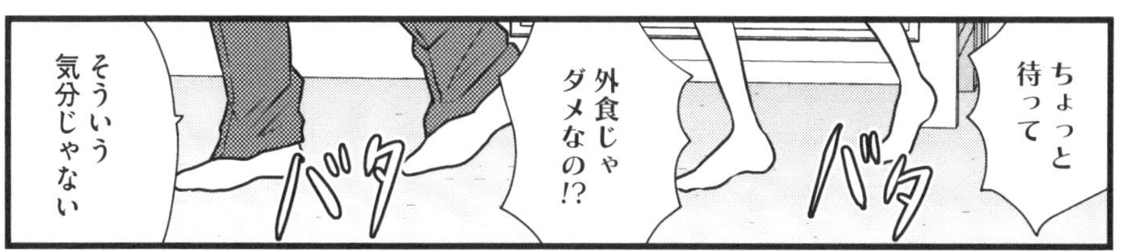
ちょっと待って
バタ
外食じゃダメなの!?
バタ
そういう気分じゃない

実家にいかれるのは困る…!!

ぐいっ

ねえ ちょっと待ってってば

離せ!!

ドサッ

パパ ママ

どうしたの?

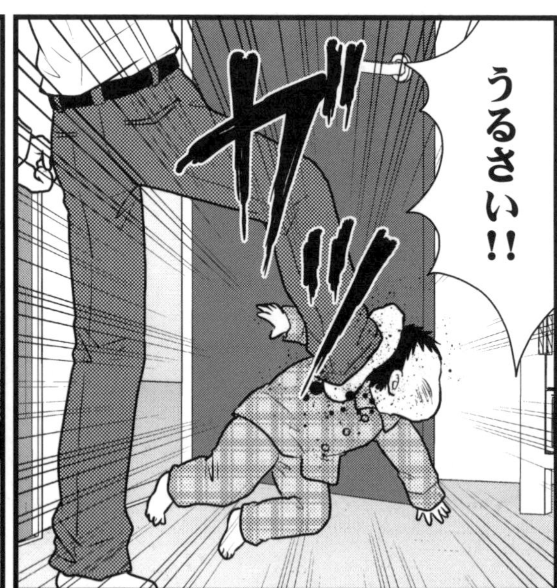
うるさい!!
ガッ

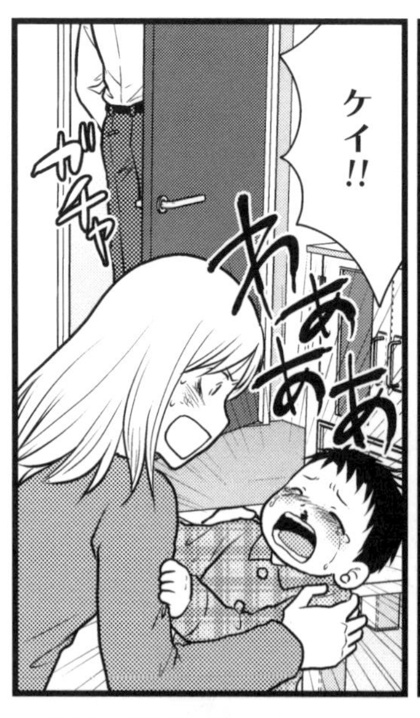
ケイ!!
ガチャ
わああああ

夫はその晩
戻って
きません
でした

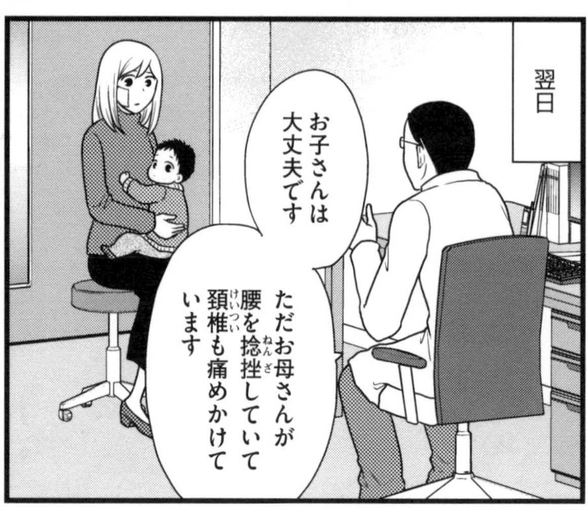
翌日
お子さんは
大丈夫です
ただお母さんが
腰を捻挫(ねんざ)していて
頸椎(けいつい)も痛めかけて
います

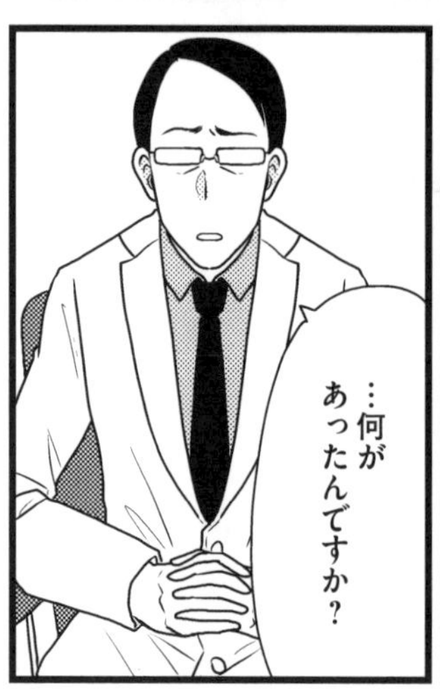
…何が
あったんですか?

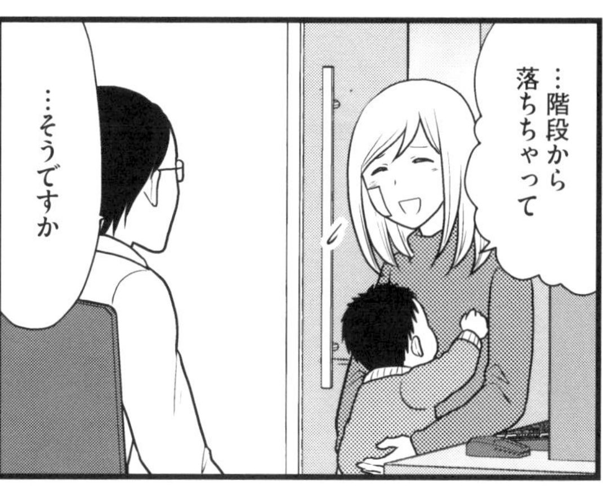
…階段から
落ちちゃって
…そうですか

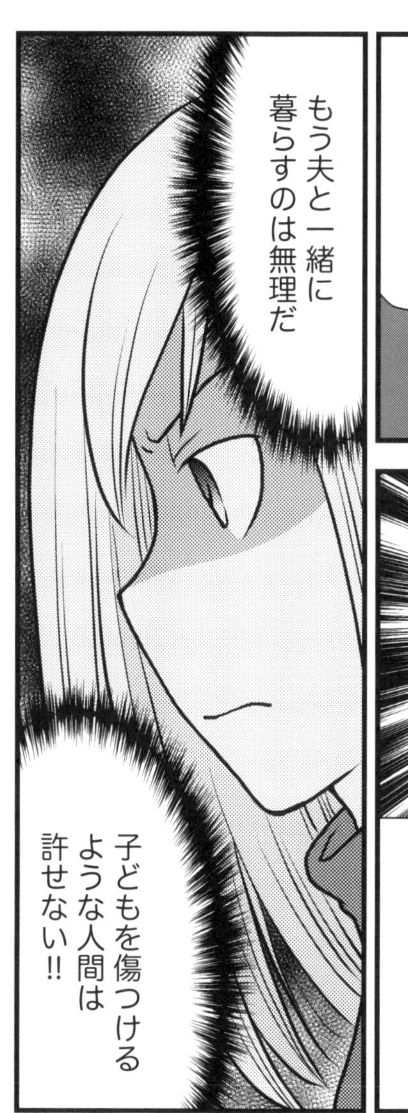
もう夫と一緒に
暮らすのは無理だ
子どもを傷つける
ような人間は
許せない!!

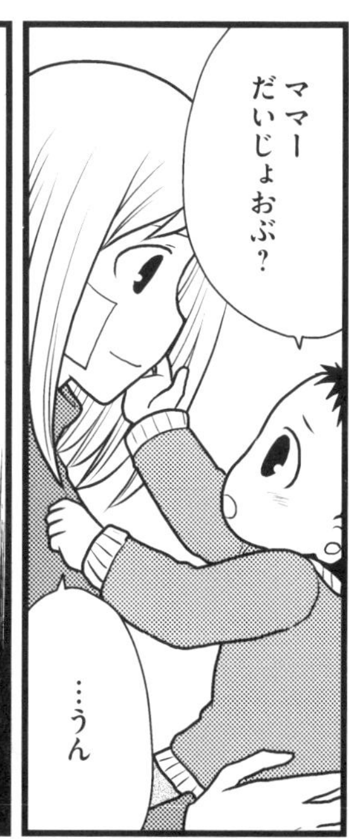
ママー
だいじょおぶ?
…うん

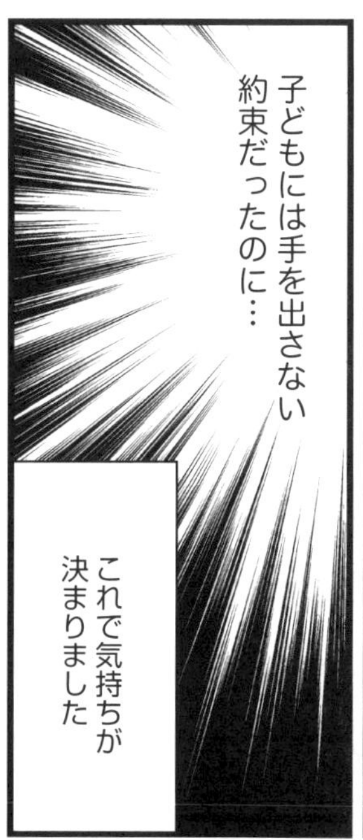
子どもには手を出さない
約束だったのに…
これで気持ちが
決まりました

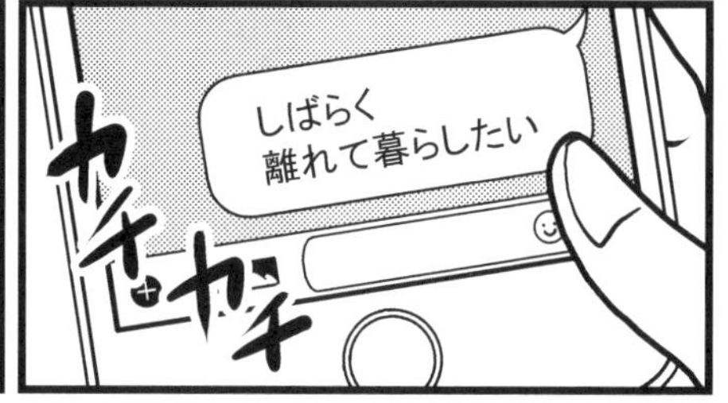
しばらく
離れて暮らしたい
カチカチ

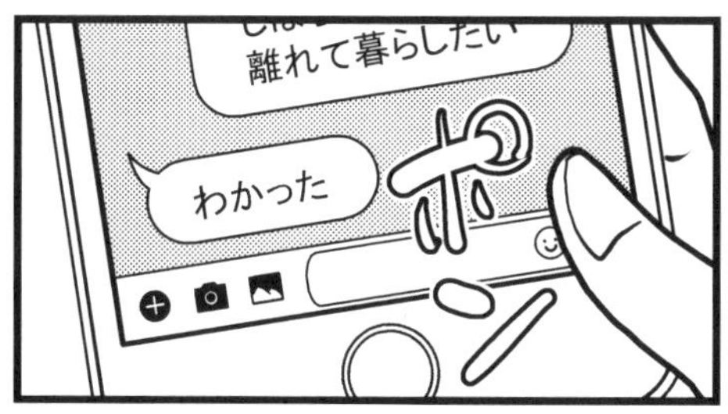
離れて暮らしたい
わかった
ポ

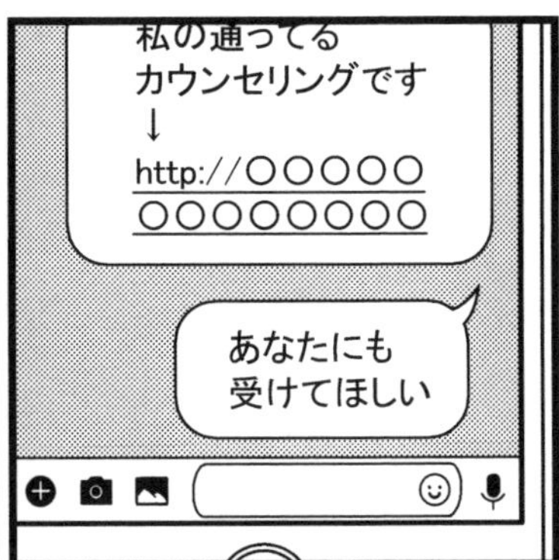
私の通ってる
カウンセリングです
↓
http://○○○○○
○○○○○○○○○
あなたにも
受けてほしい

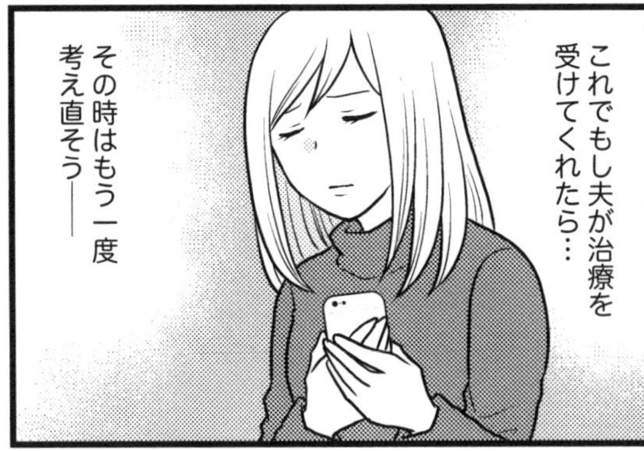
これでもし夫が治療を受けてくれたら…
その時はもう一度考え直そう――

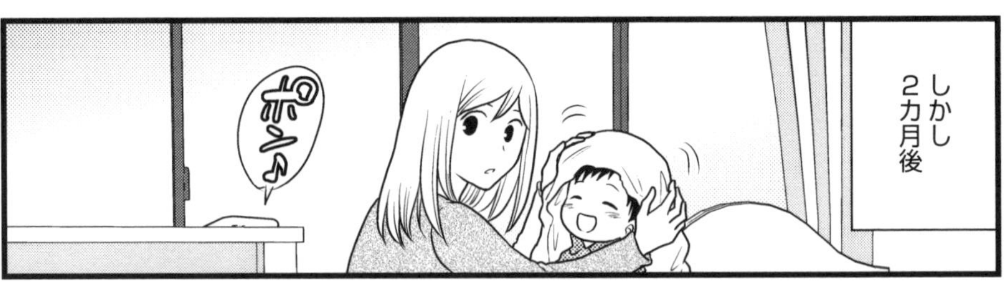
しかし
2カ月後
ポン♪

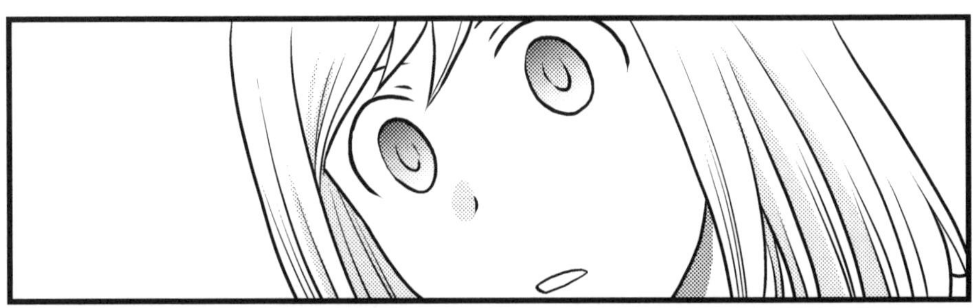

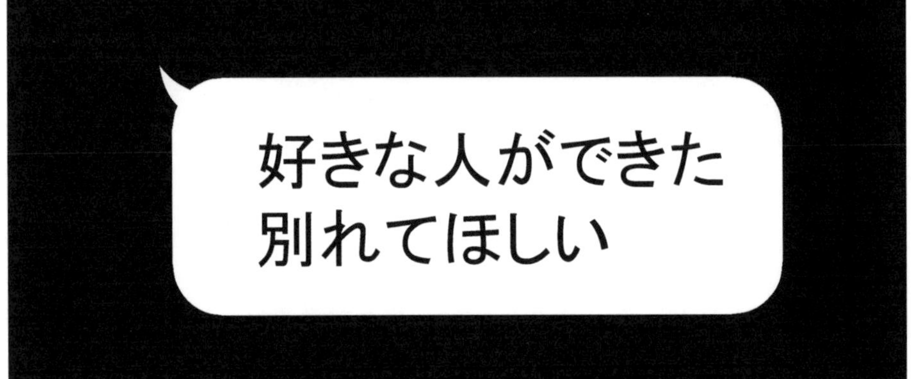
好きな人ができた
別れてほしい

22 いざ、旅行へ！

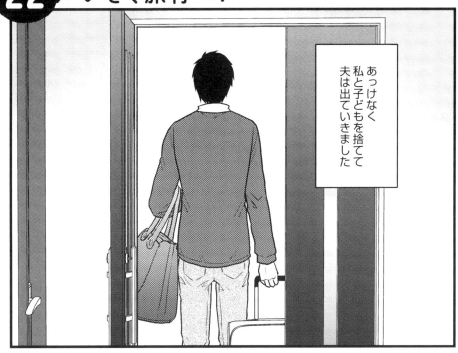

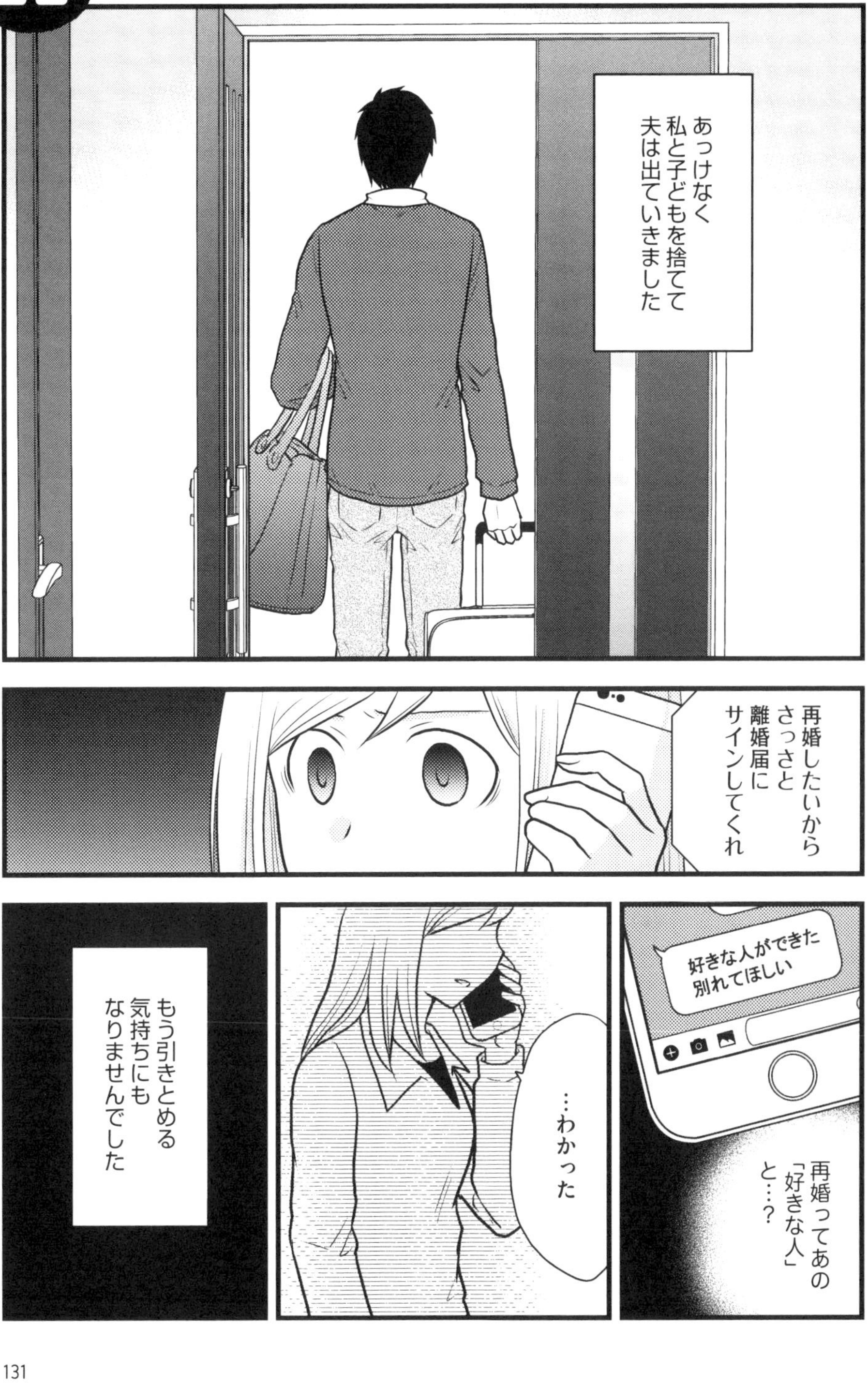

あっけなく
私と子どもを捨てて
夫は出ていきました

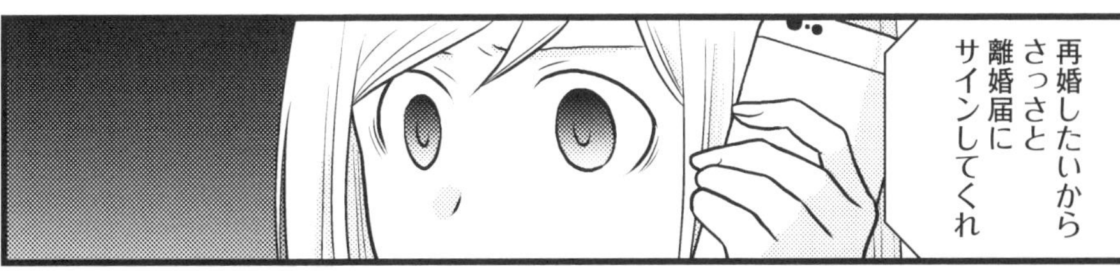
再婚したいから
さっさと
離婚届に
サインしてくれ

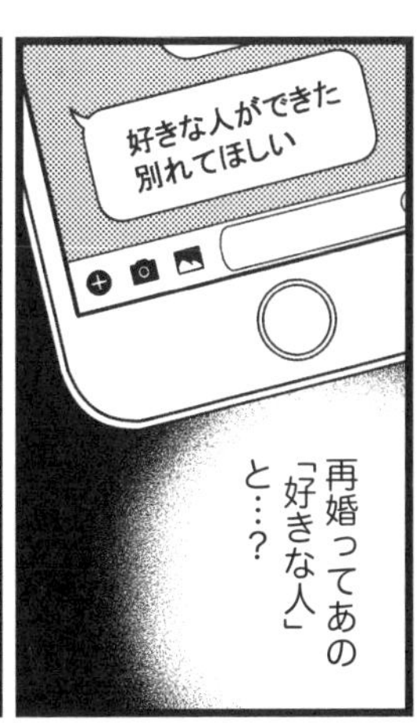
好きな人ができた
別れてほしい
再婚ってあの
「好きな人」
と…？

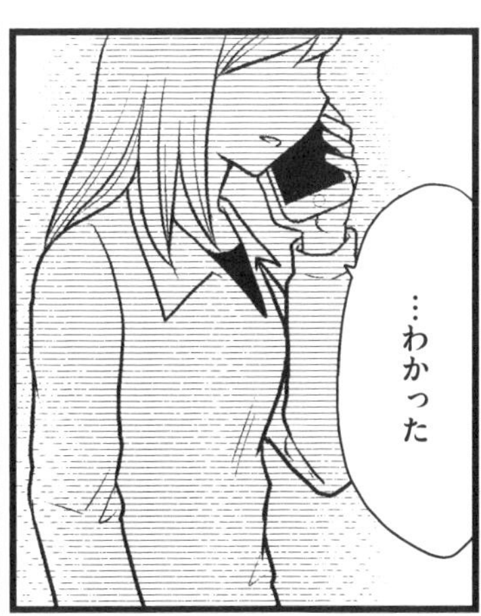
…わかった

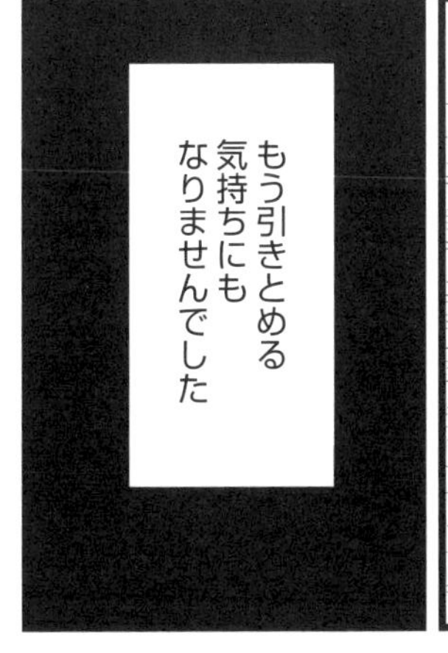
もう引きとめる
気持ちにも
なりませんでした

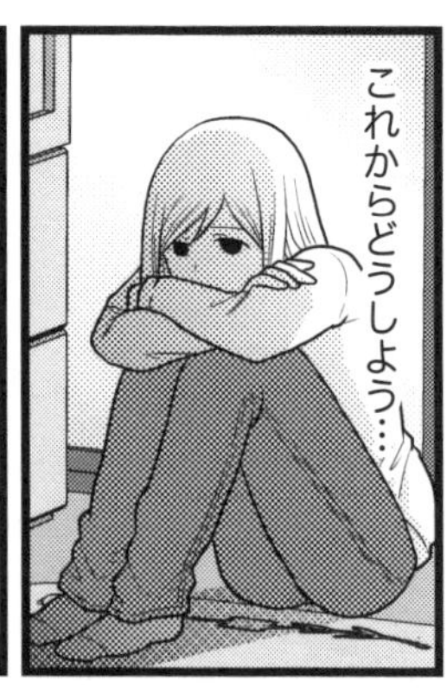
これからどうしよう……

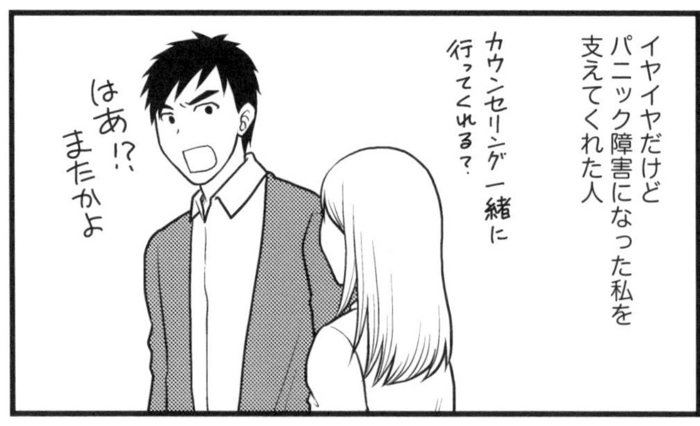
イヤイヤだけど
パニック障害になった私を
支えてくれた人
カウンセリング一緒に
行ってくれる？
はあ!?、
またかよ

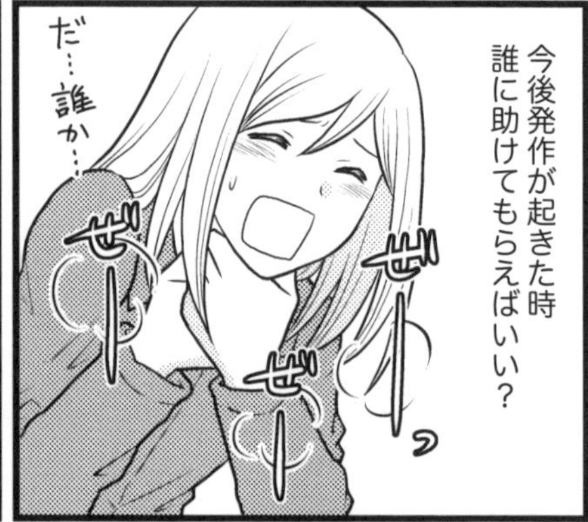
今後発作が起きた時
誰に助けてもらえばいい？
ぜー
ぜー
ぜー
だ…誰か…

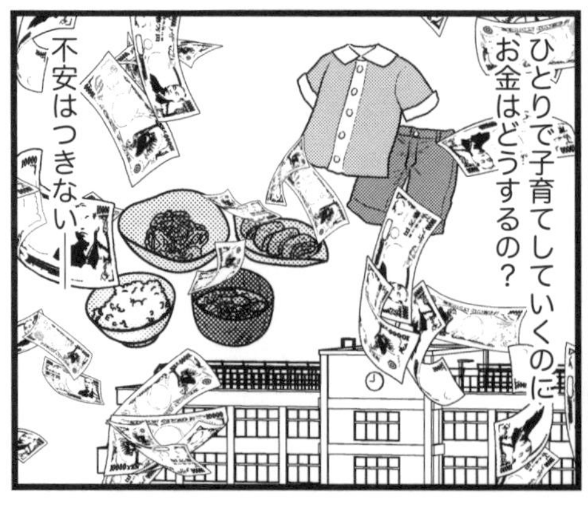
ひとりで子育てしていくのに
お金はどうするの？
不安はつきない――

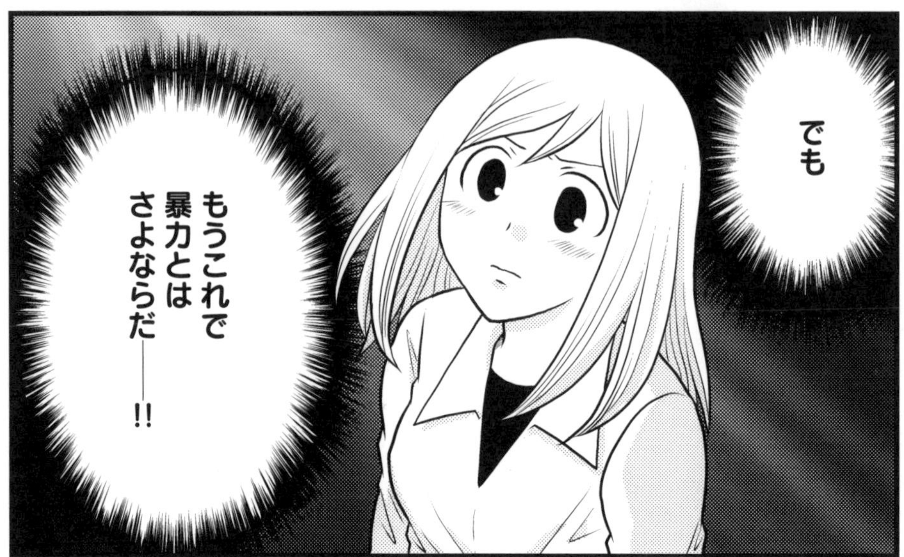
でも
もうこれで
暴力とは
さよならだ――
!!

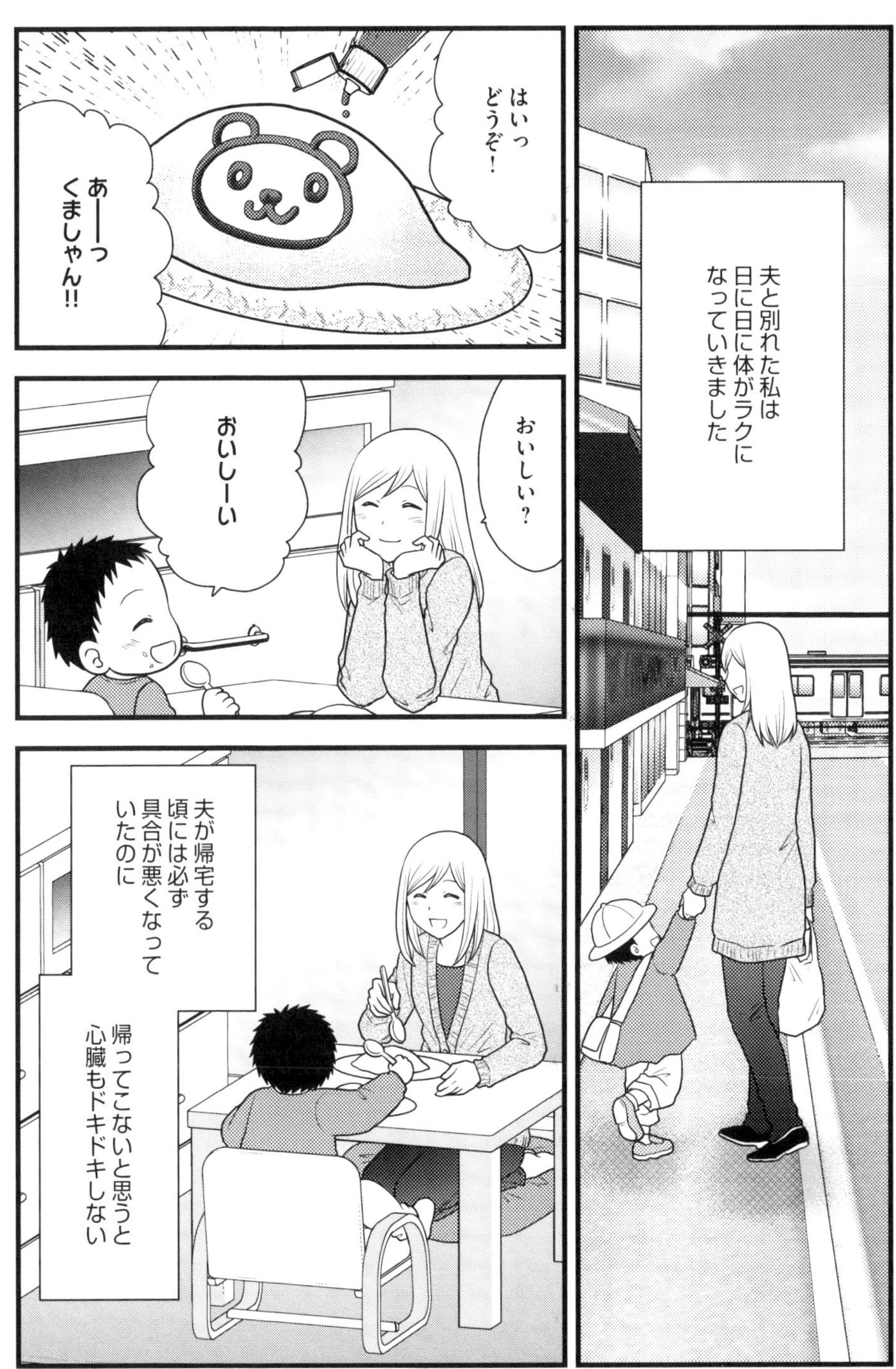
夫と別れた私は
日に日に体がラクに
なっていきました
はいっ
どうぞ！
あーーっ
くましゃん!!
おいしい？
おいしーい
夫が帰宅する
頃には必ず
具合が悪くなって
いたのに
帰ってこないと思うと
心臓もドキドキしない

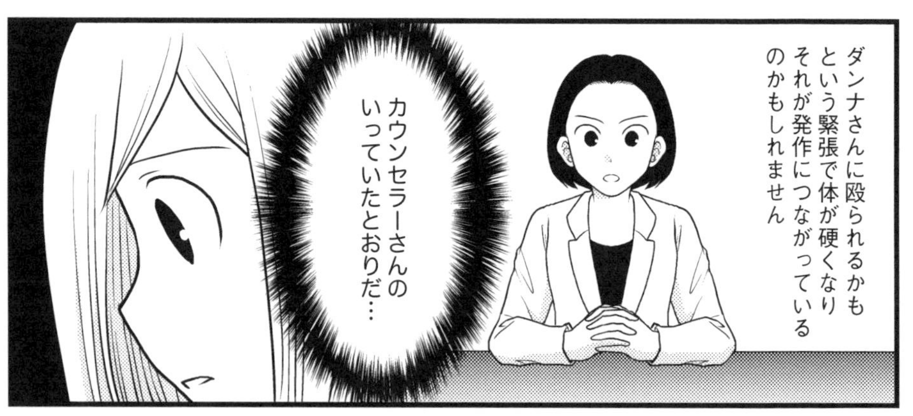
ダンナさんに殴られるかも
という緊張で体が硬くなり
それが発作につながっている
のかもしれません
カウンセラーさんの
いっていたとおりだ…

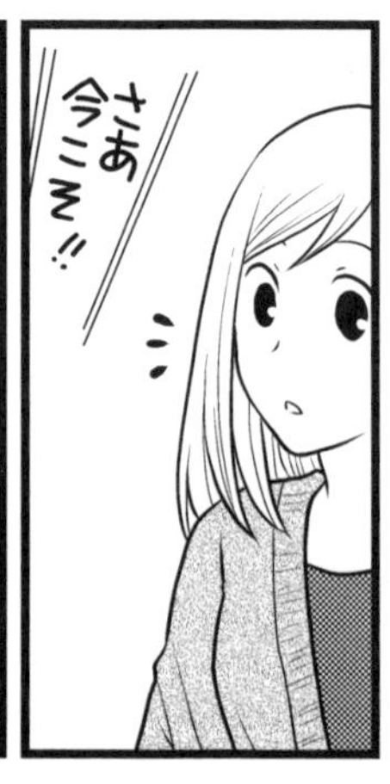
さあ
今こそ!!

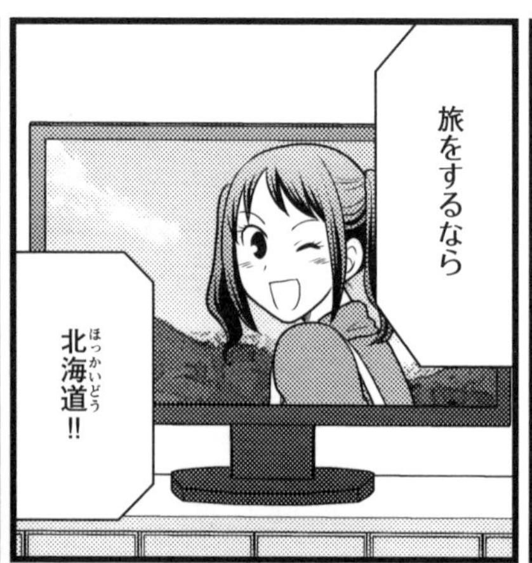
旅をするなら
北海道!!

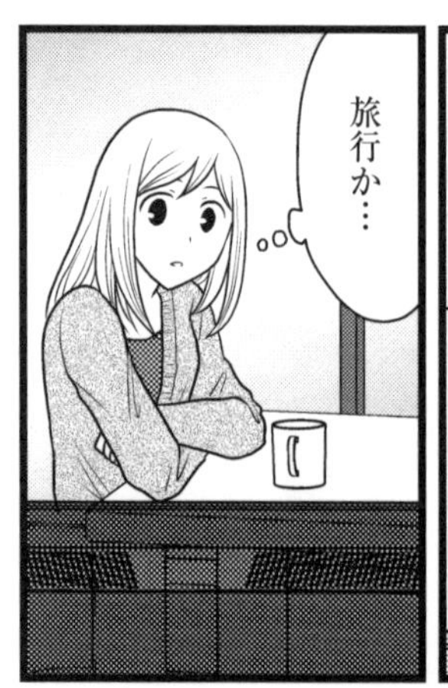
旅行か…

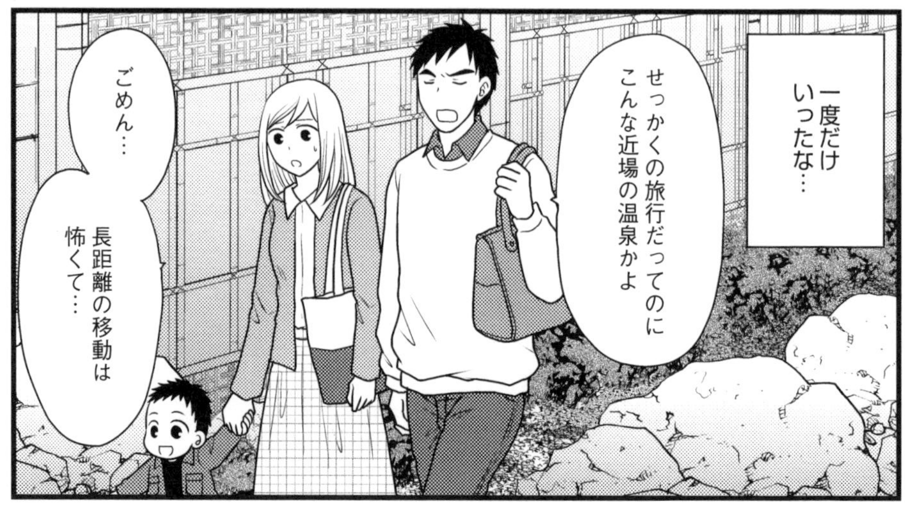
一度だけ
いったな…
せっかくの旅行だってのに
こんな近場の温泉かよ
ごめん…
長距離の移動は
怖くて…

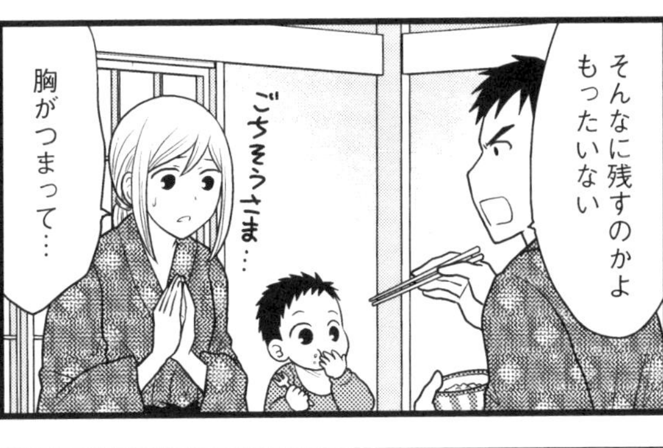
そんなに残すのかよ
もったいない
ごちそうさま…
胸がつまって…

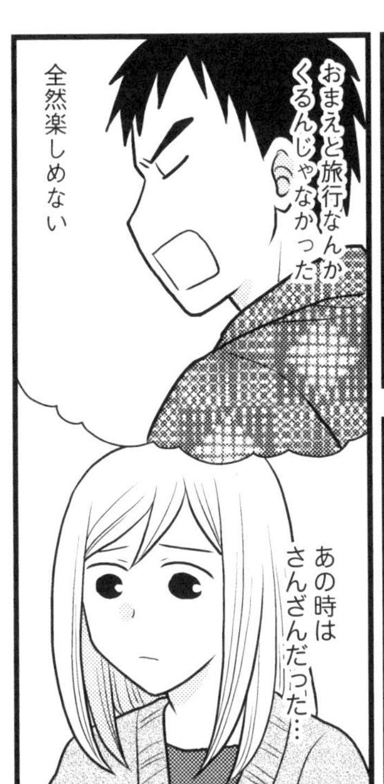
おまえと旅行なんかくるんじゃなかった
全然楽しめない
あの時はさんざんだった…

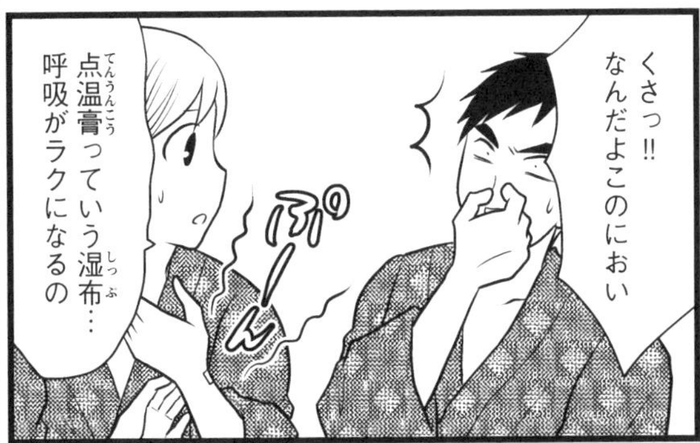
くさっ!!
なんだよこのにおい
ぷ～ん
点温膏(てんうんこう)っていう湿布(しっぷ)…
呼吸がラクになるの

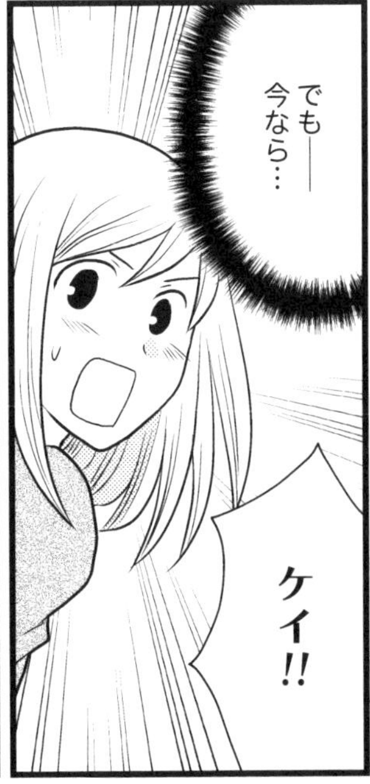
でも——
今なら…
ケイ!!

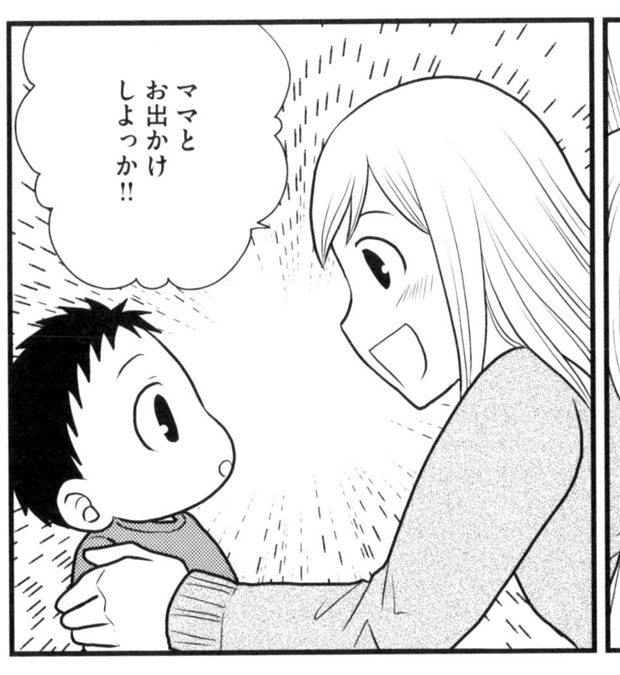
ママとお出かけしよっか!!

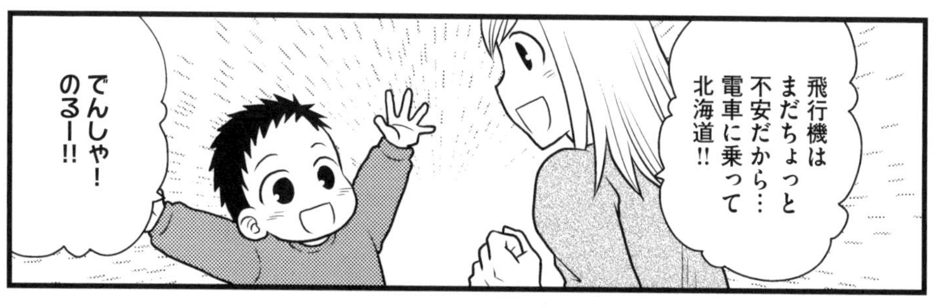
飛行機は
まだちょっと
不安だから…
電車に乗って
北海道!!
でんしゃ!
のるー!!

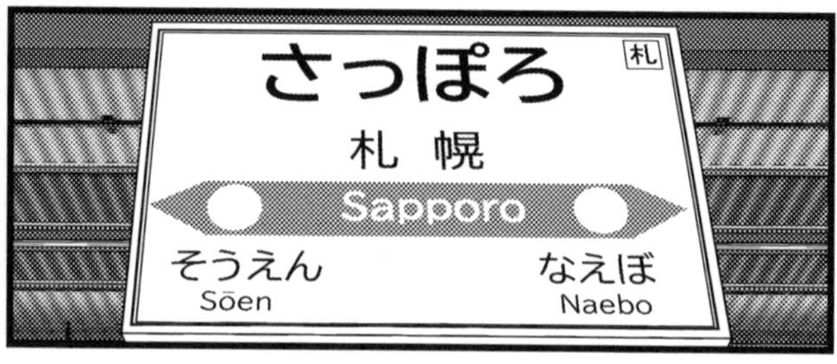
さっぽろ
札
札幌
Sapporo
そうえん
Sōen
なえぼ
Naebo

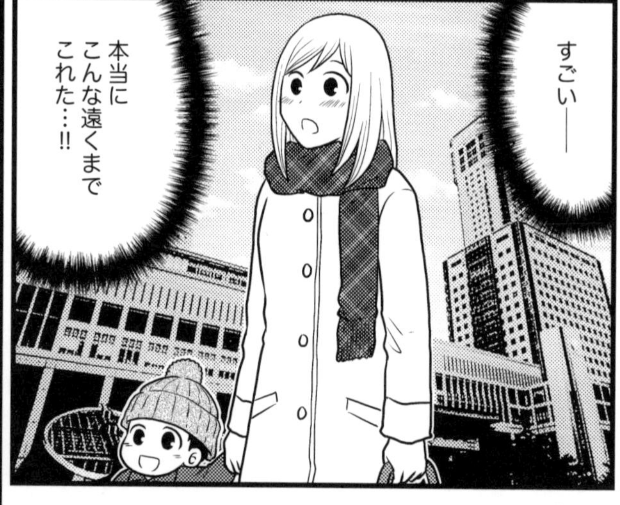
すごい――
本当に
こんな遠くまで
これた…!!

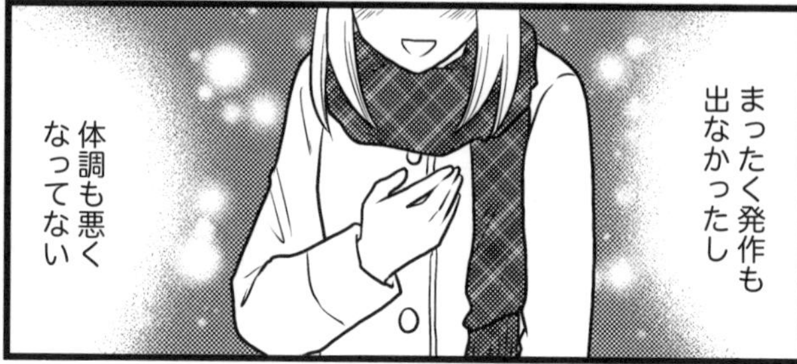
まったく発作も
出なかったし
体調も悪く
なってない

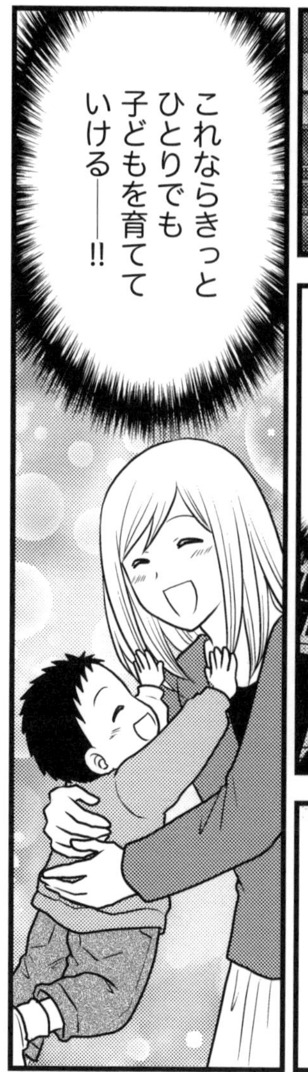
これならきっと
ひとりでも
子どもを育てて
いける――!!

23・発作じゃないドキドキ

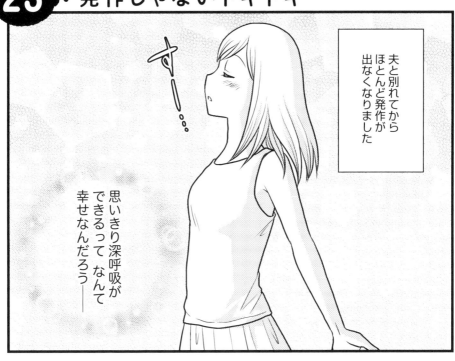

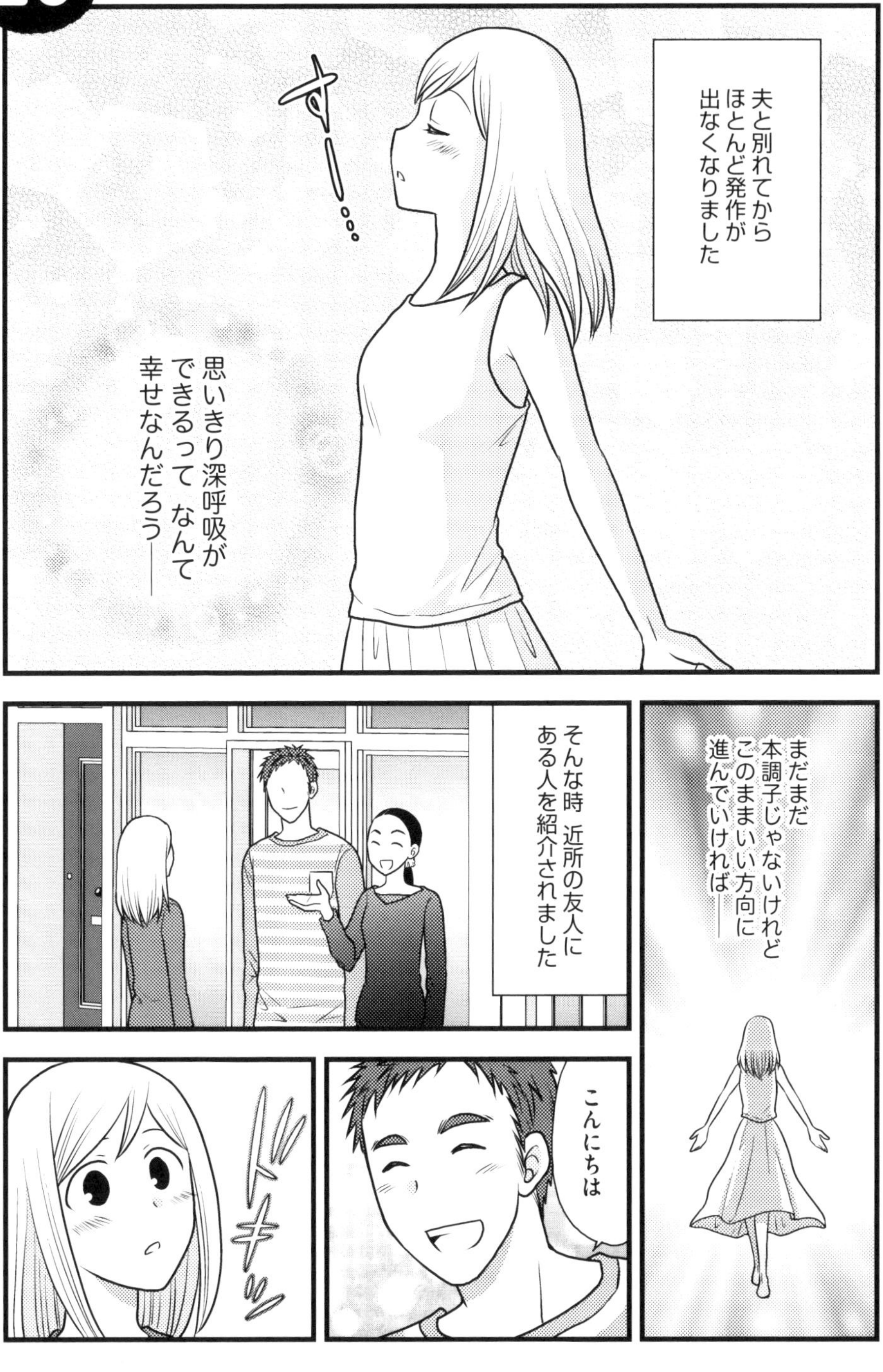

夫と別れてから
ほとんど発作が
出なくなりました

すーー。。。

思いきり深呼吸が
できるって なんて
幸せなんだろう——

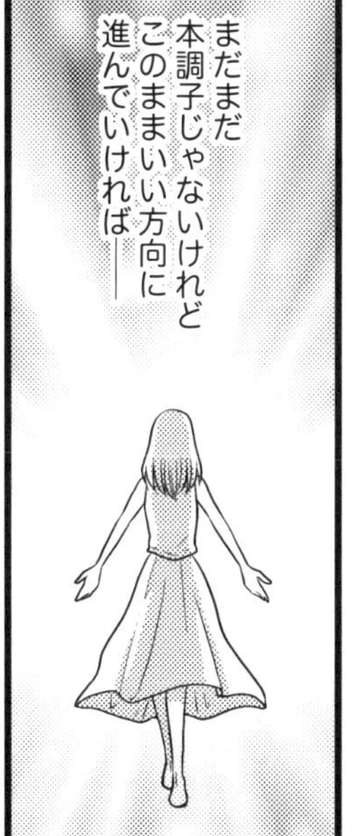
まだまだ
本調子じゃないけれど
このままいい方向に
進んでいければ——

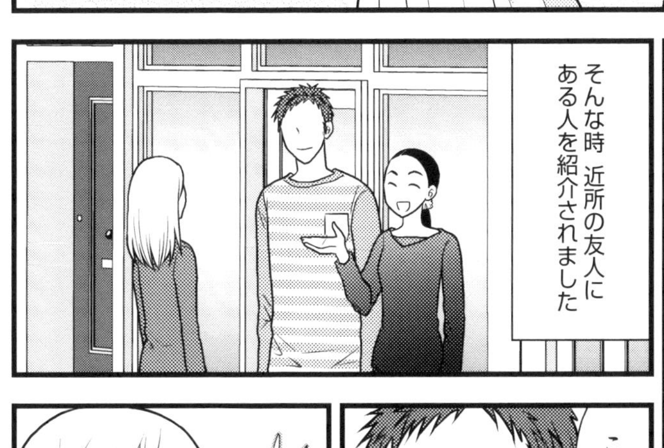
そんな時 近所の友人に
ある人を紹介されました

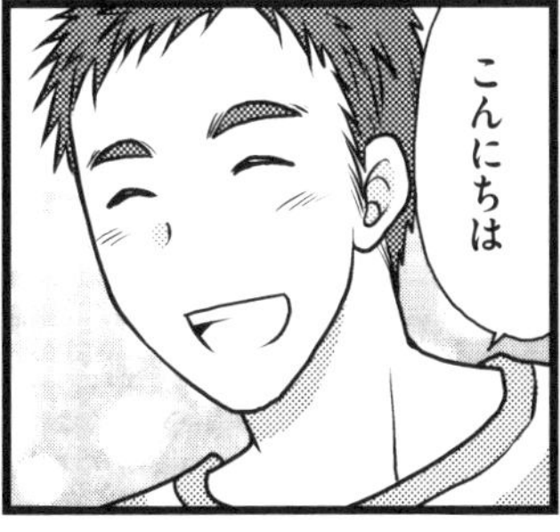
こんにちは

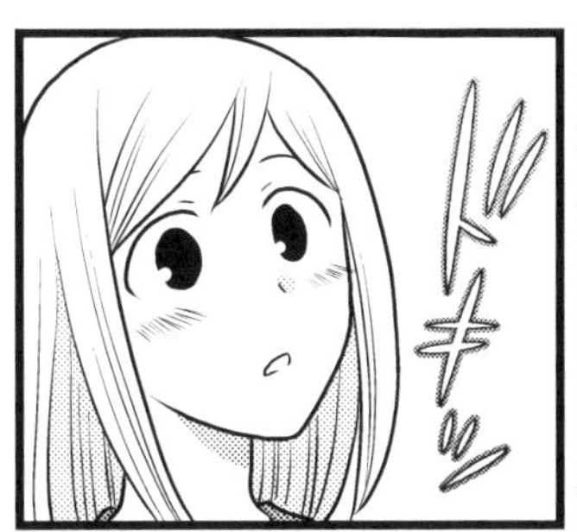
ドキッ

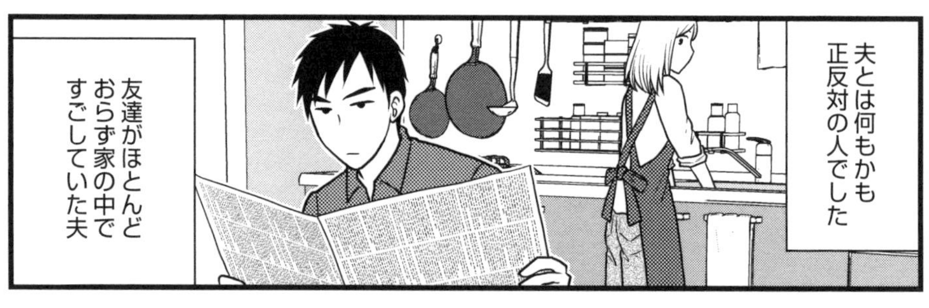
夫とは何もかも
正反対の人でした
友達がほとんど
おらず家の中で
すごしていた夫

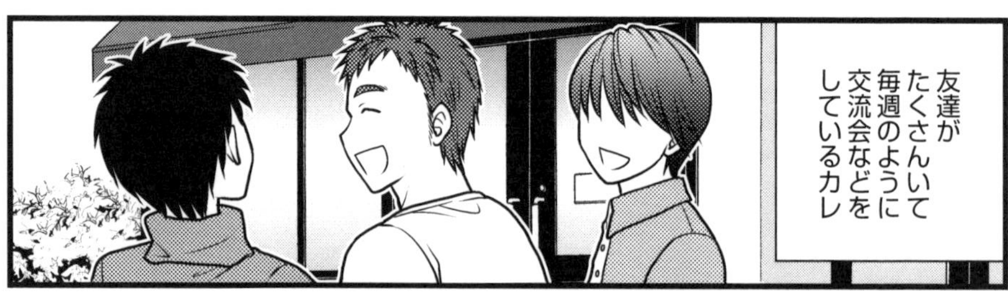
友達が
たくさんいて
毎週のように
交流会などを
しているカレ

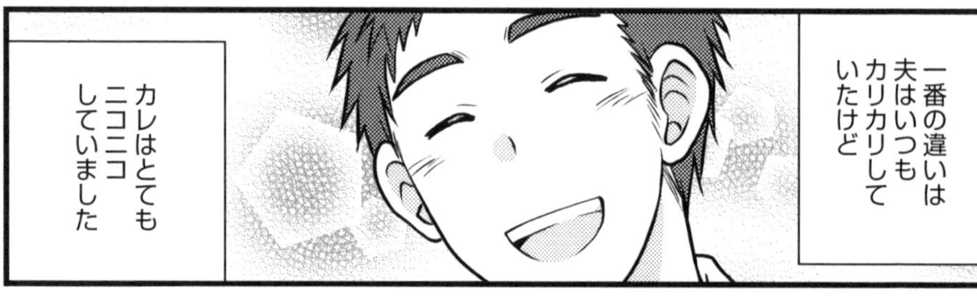
一番の違いは
夫はいつも
カリカリして
いたけど
カレはとても
ニコニコ
していました

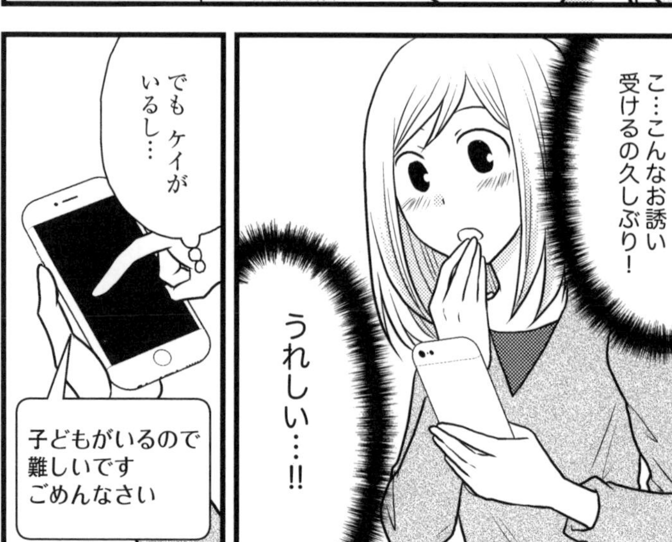
ある日
今度の日曜
バーベキュー
やります！
妻咲さんも
よかったら
こない？
こ…こんなお誘い
受けるの久しぶり！
うれしい…!!
でも ケイが
いるし…
子どもがいるので
難しいです
ごめんなさい

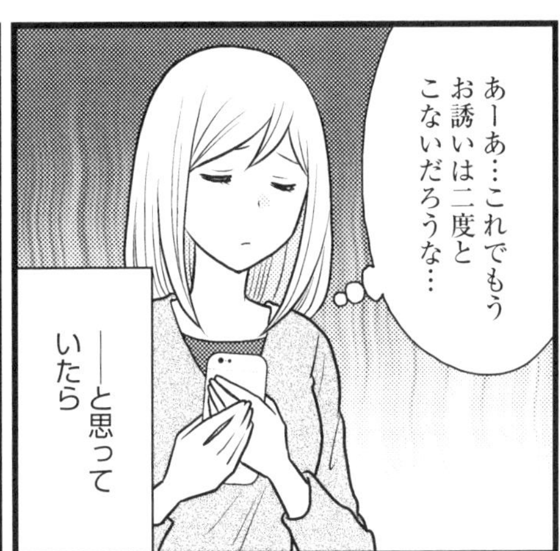
あーあ…これでもう
お誘いは二度と
こないだろうな…
――と思って
いたら

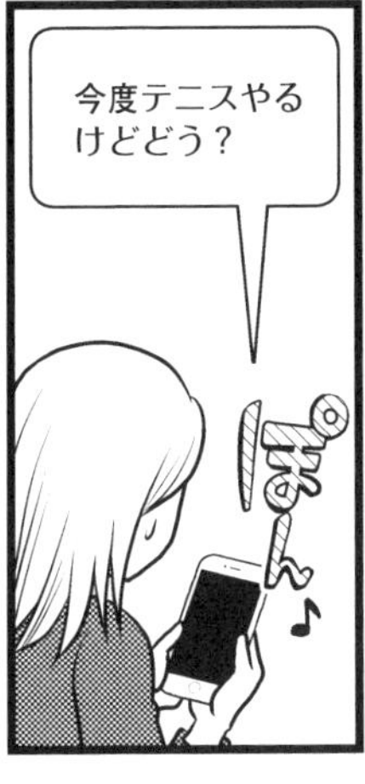
今度テニスやる
けどどう？
ぽん♪

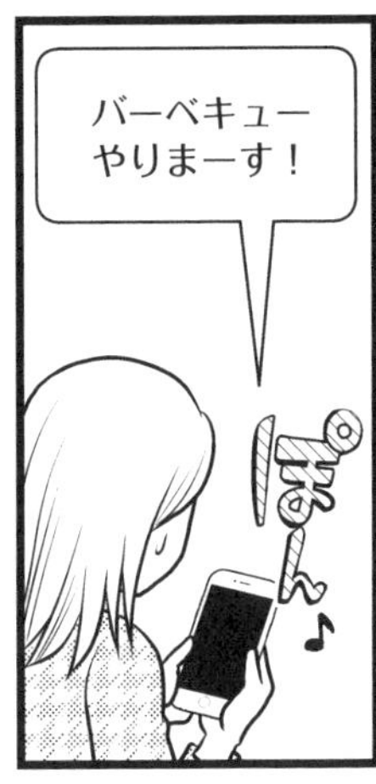
バーベキュー
やりまーす！
ぽん♪

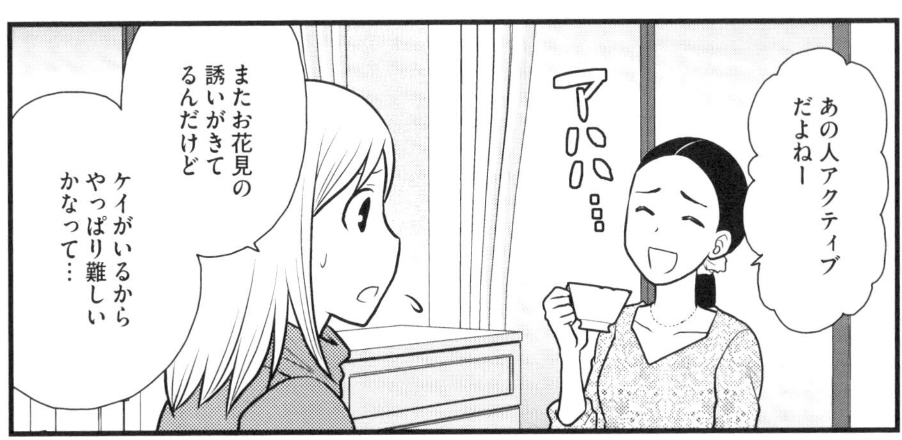
あの人アクティブ
だよねー
アハハ…
またお花見の
誘いがきて
るんだけど
ケイがいるから
やっぱり難しい
かなって…

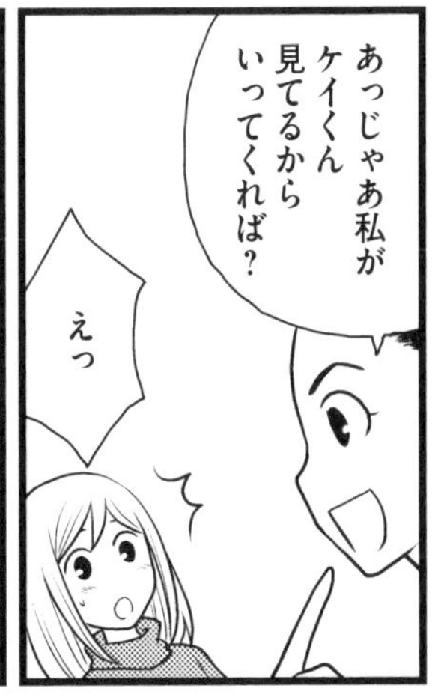
あっじゃあ私が
ケイくん
見てるから
いってくれば？
えっ

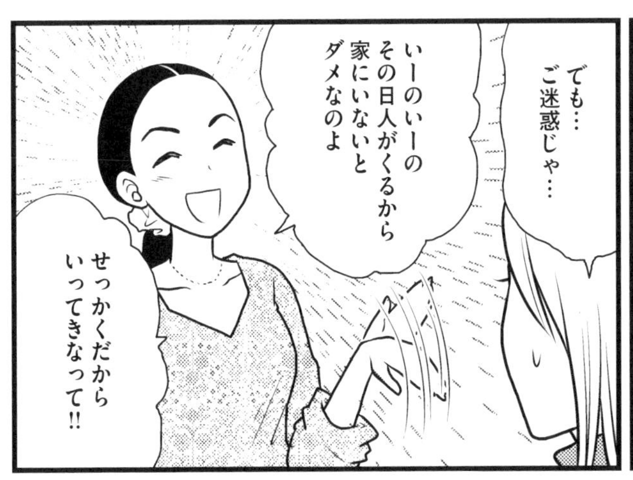
でも…
ご迷惑じゃ…
いーのいーの
その日人がくるから
家にいないと
ダメなのよ
せっかくだから
いってきなって!!

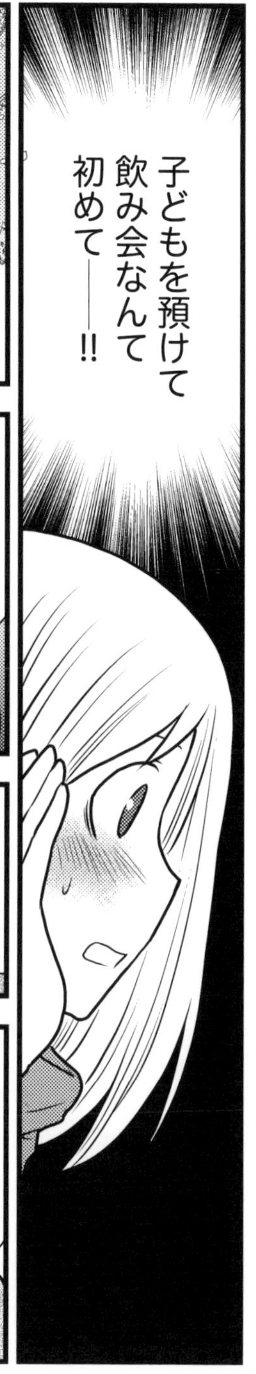
子どもを預けて
飲み会なんて
初めて――!!

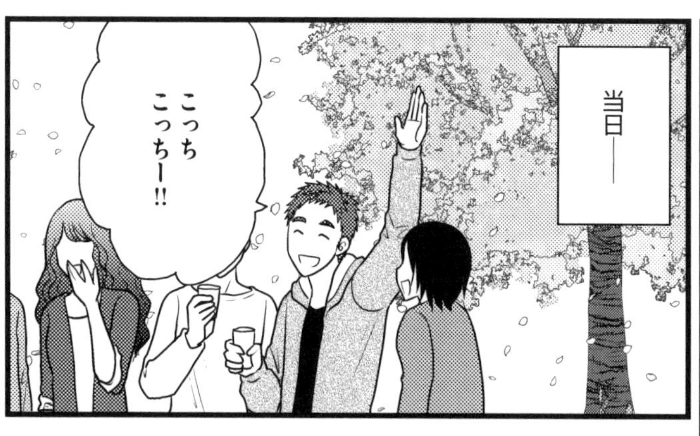
当日――
こっち
こっちー!!

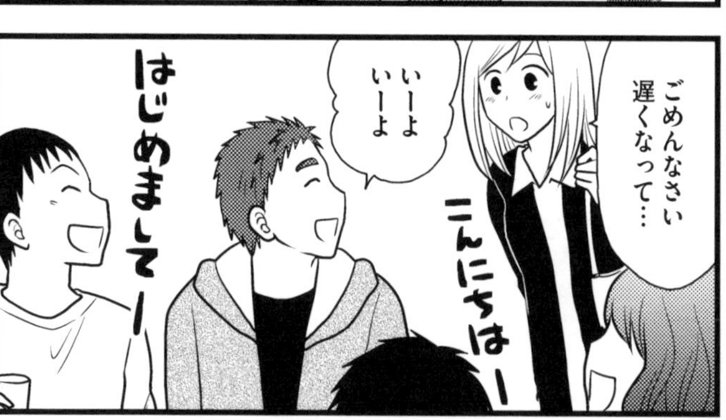
ごめんなさい
遅くなって…
こんにちはー
いーよ
いーよ
はじめましてー

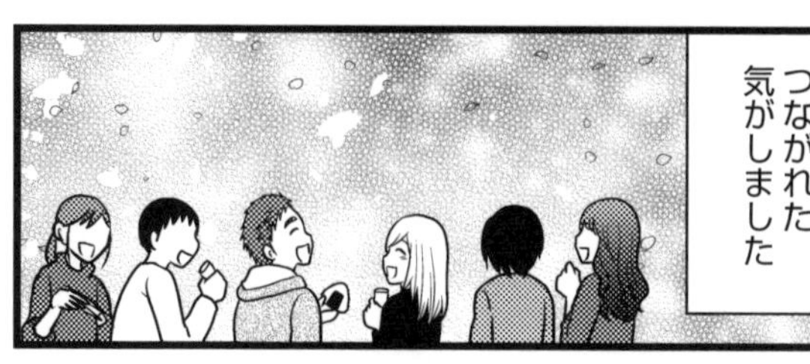
久しぶりに
外の世界の
人たちと
つながれた
気がしました

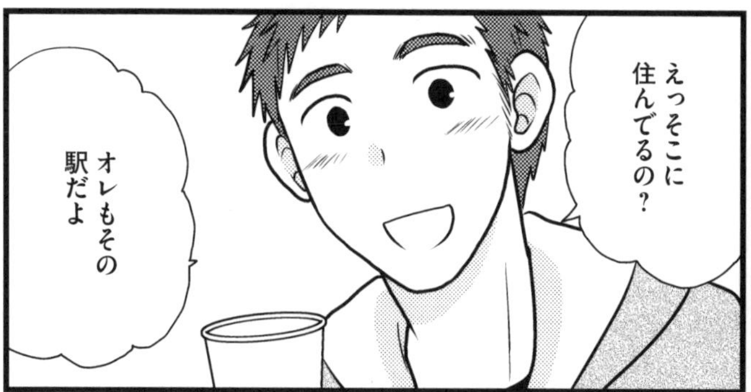
えっそこに
住んでるの?
オレもその
駅だよ

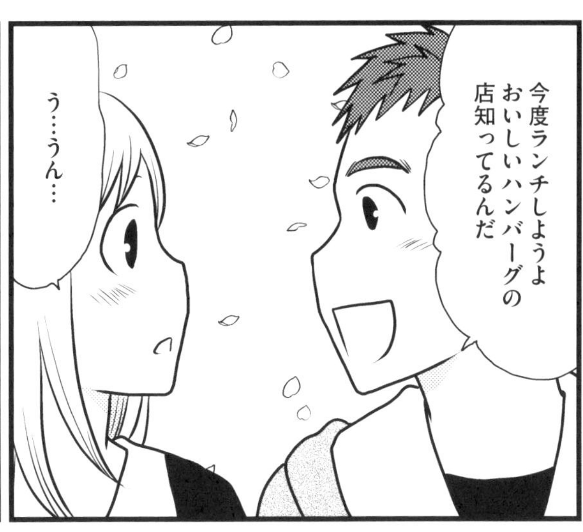
今度ランチしようよ
おいしいハンバーグの
店知ってるんだ
う…うん…

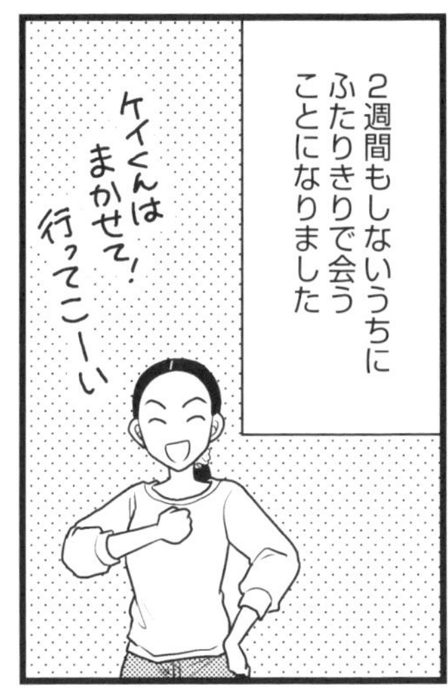
2週間もしないうちに
ふたりきりで会う
ことになりました
ケイくんは
まかせて！
行ってこーい

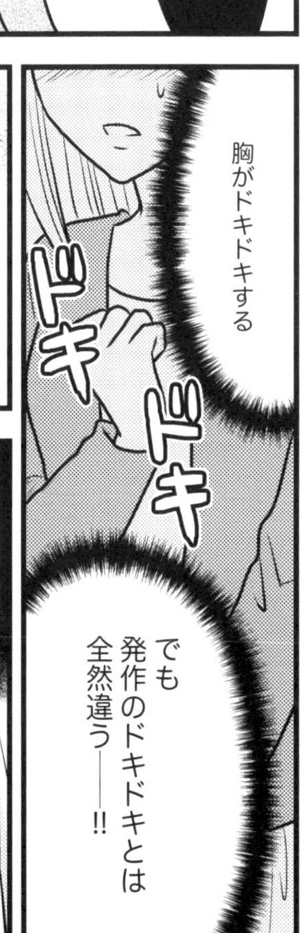
胸がドキドキする
ドキ
ドキ
でも
発作のドキドキとは
全然違う――!!

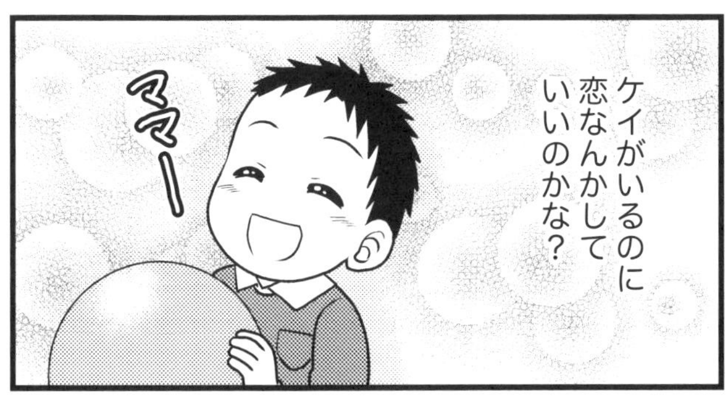
ケイがいるのに
恋なんかして
いいのかな？
ママー

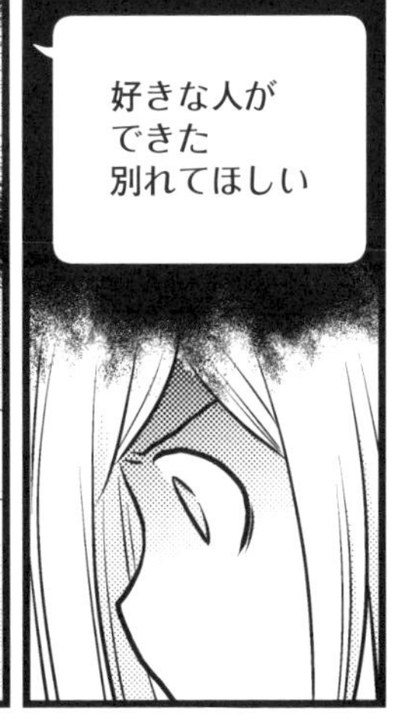
好きな人が
できた
別れてほしい

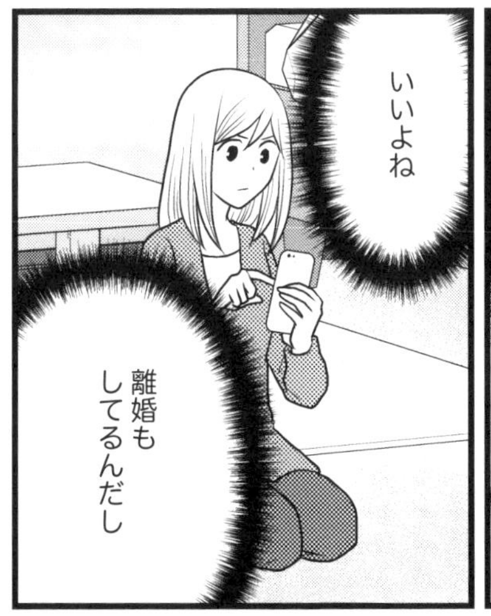
いいよね
離婚も
してるんだし

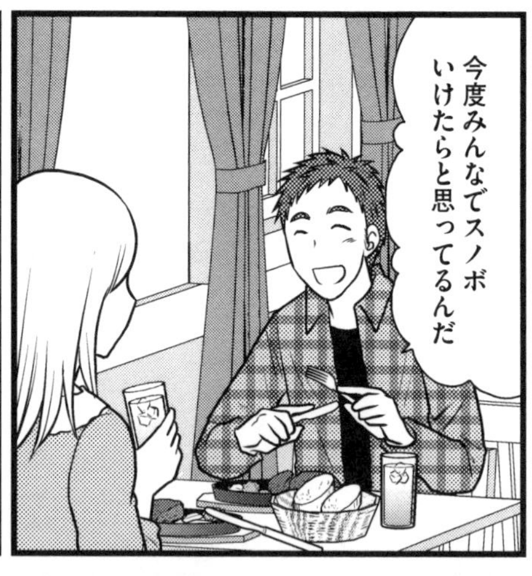
今度みんなでスノボ
いけたらと思ってるんだ

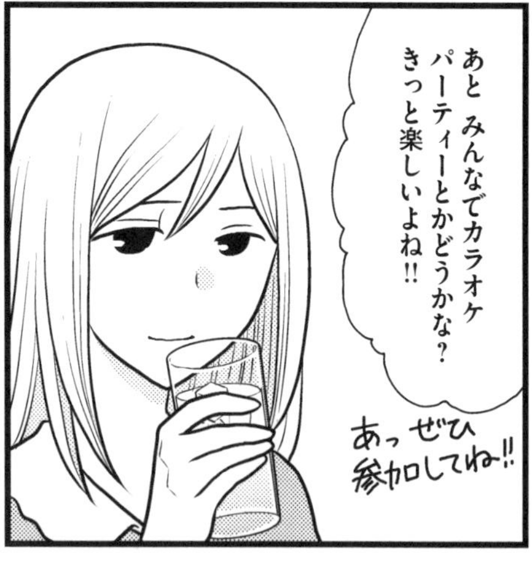
あと みんなでカラオケ
パーティーとかどうかな？
きっと楽しいよね!!
あっ ぜひ
参加してね!!

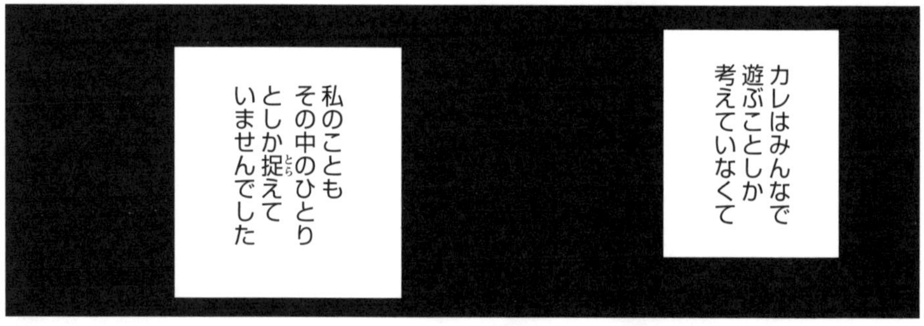
カレはみんなで
遊ぶことしか
考えていなくて
私のことも
その中のひとり
としか捉えて
いませんでした

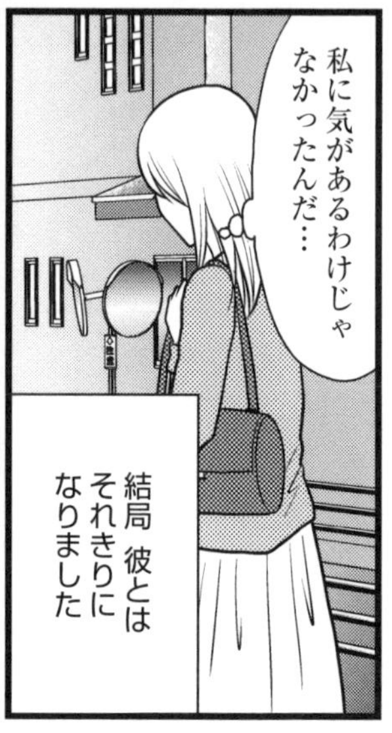
私に気があるわけじゃ
なかったんだ…
結局 彼とは
それきりに
なりました

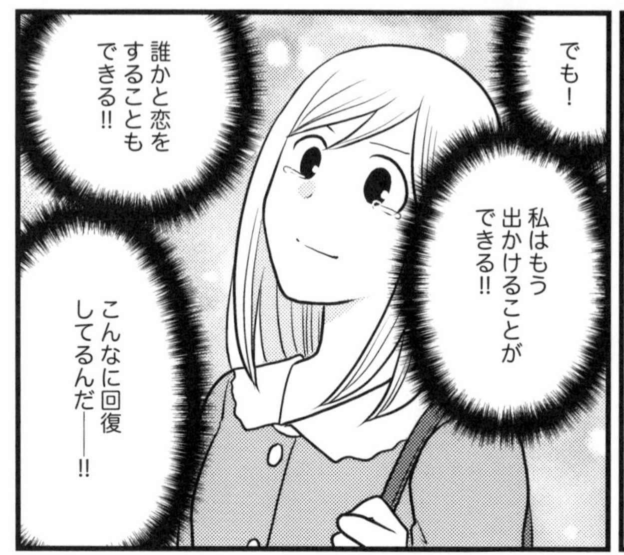
でも！
私はもう
出かけることが
できる!!
誰かと恋を
することも
できる!!
こんなに回復
してるんだ――!!

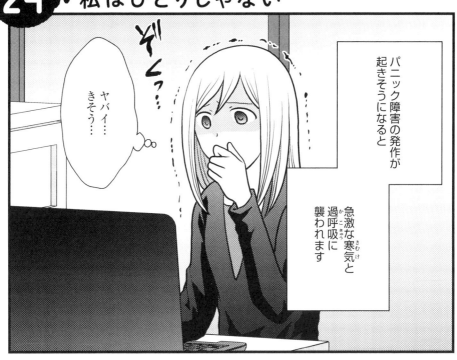

24 私はひとりじゃない

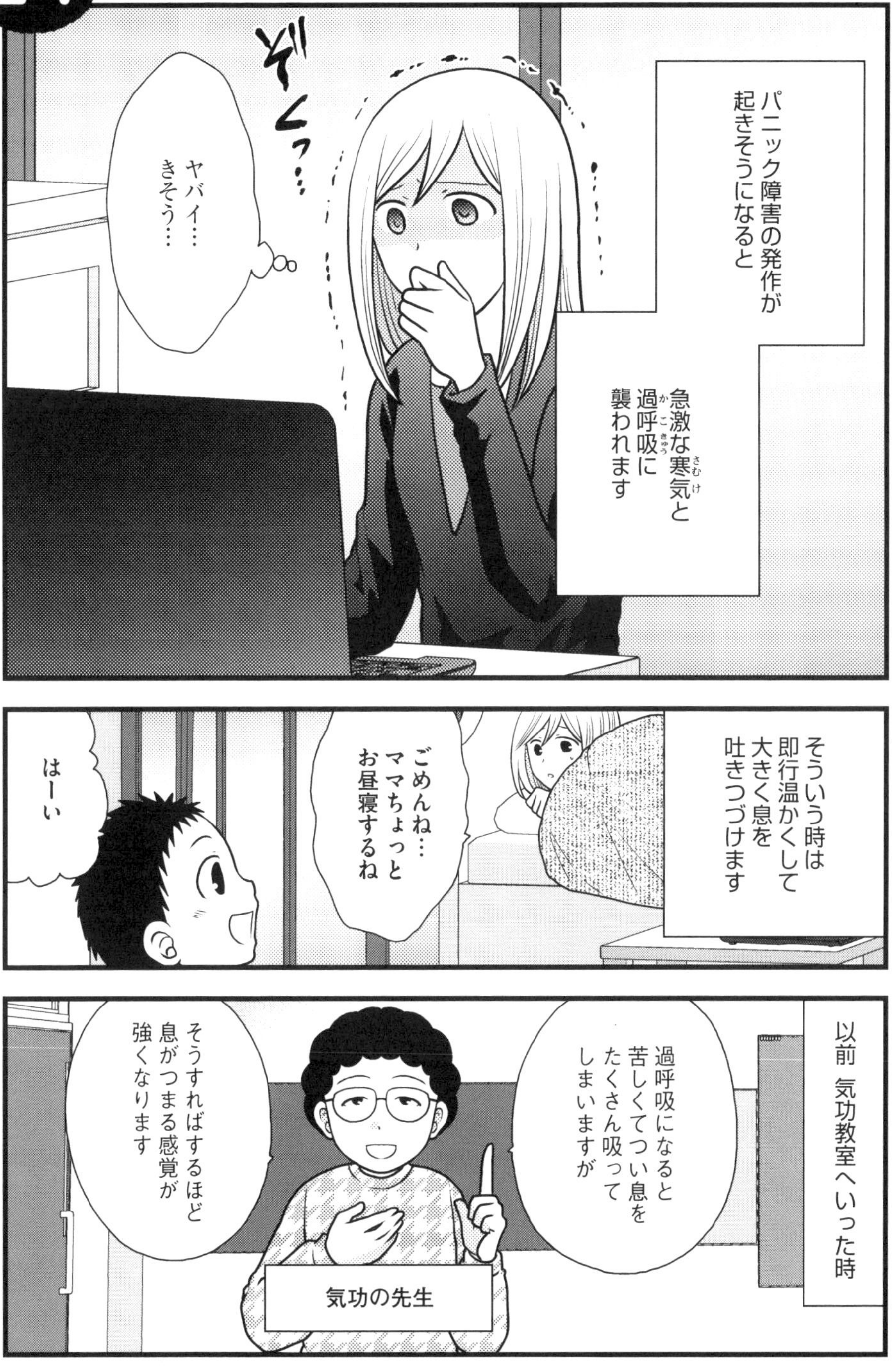

パニック障害の発作が起きそうになると

急激な寒気と過呼吸に襲われます

ぞくっ…

ヤバイ…きそう…

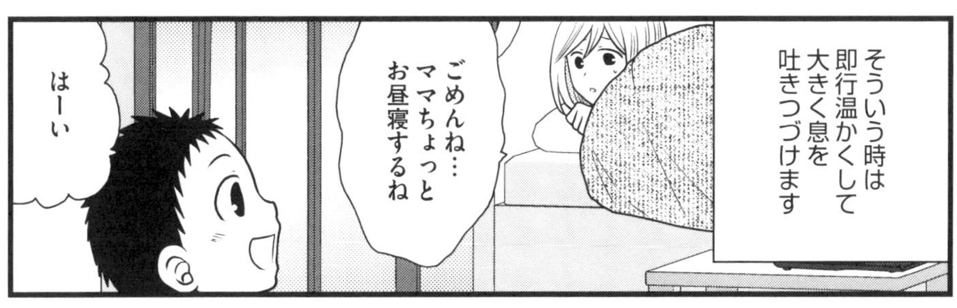

そういう時は即行温かくして大きく息を吐きつづけます
ごめんね…ママちょっとお昼寝するね
はーい

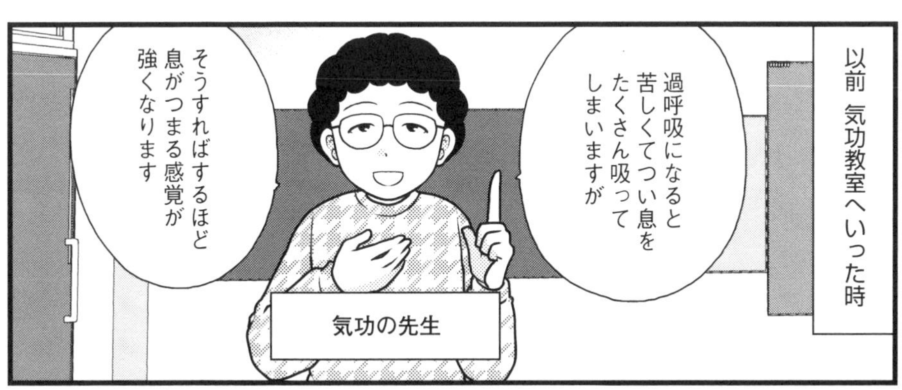

以前 気功教室へいった時
過呼吸になると苦しくてつい息をたくさん吸ってしまいますが
そうすればするほど息がつまる感覚が強くなります
気功の先生

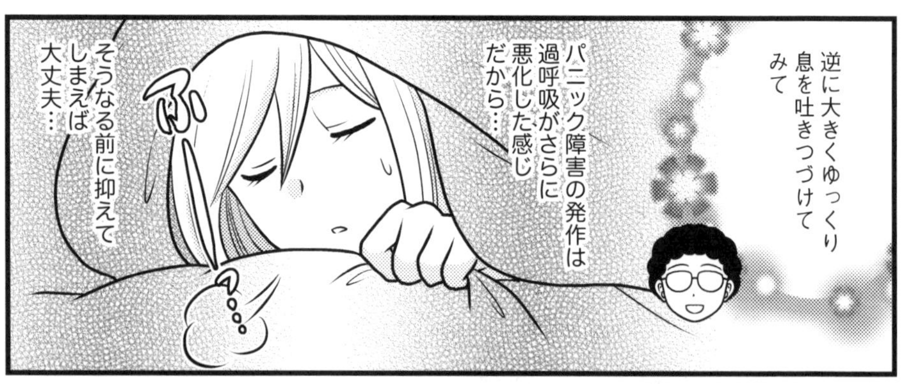
逆に大きくゆっくり
息を吐きつづけて
みて
パニック障害の発作は
過呼吸がさらに
悪化じた感じ
だから…
ふーー
そうなる前に抑えて
しまえば
大丈夫…

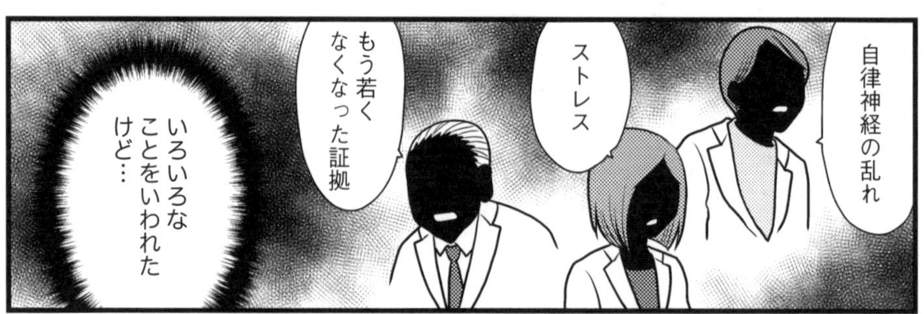
自律神経の乱れ
ストレス
もう若く
なくなった証拠
いろいろな
ことをいわれた
けど…

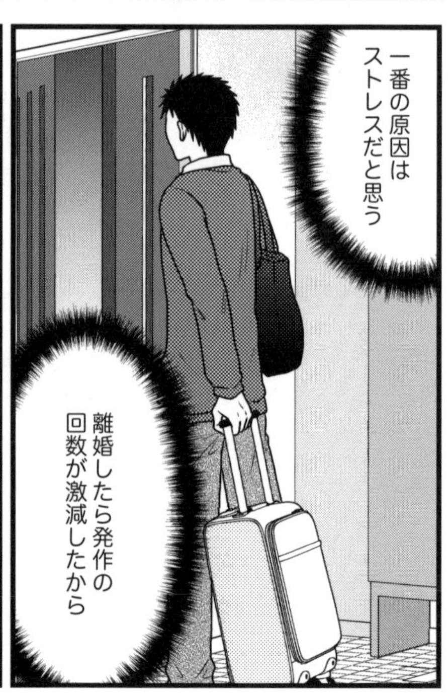
一番の原因は
ストレスだと思う
離婚したら発作の
回数が激減したから

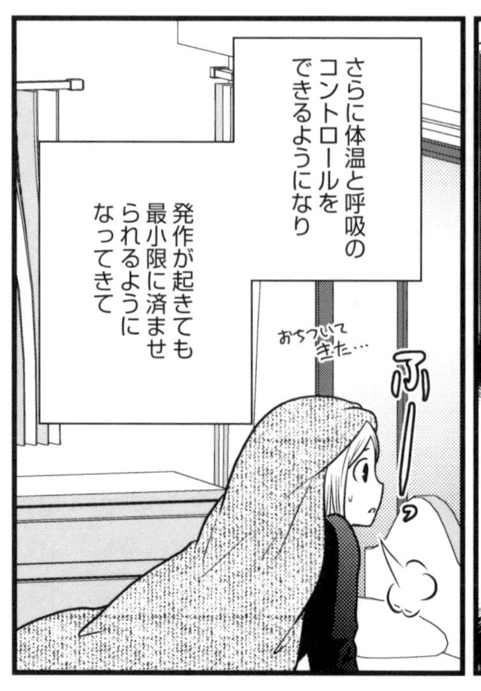
さらに体温と呼吸の
コントロールを
できるようになり
発作が起きても
最小限に済ませ
られるように
なってきて
おちついてきた…
ふーー

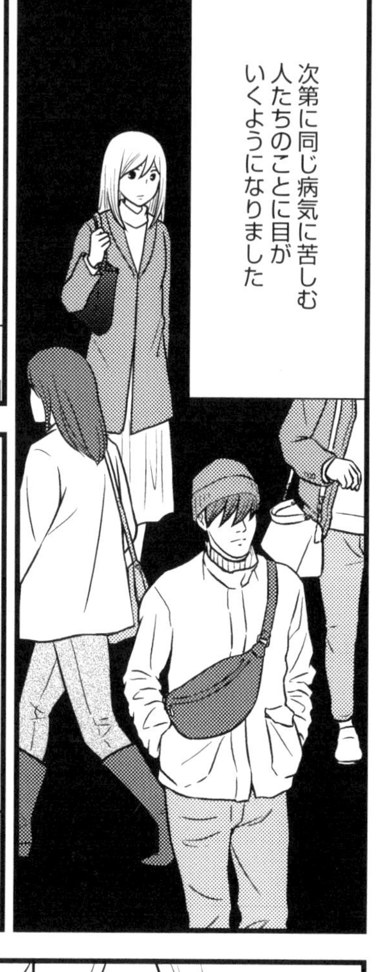
次第に同じ病気に苦しむ
人たちのことに目が
いくようになりました

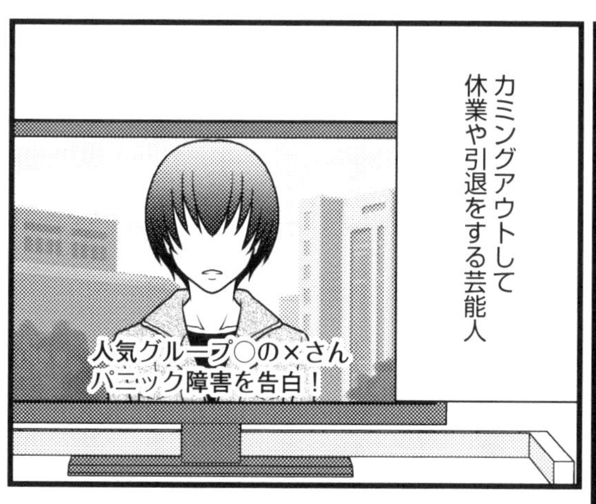
カミングアウトして
休業や引退をする芸能人
人気グループ○の×さん
パニック障害を告白！

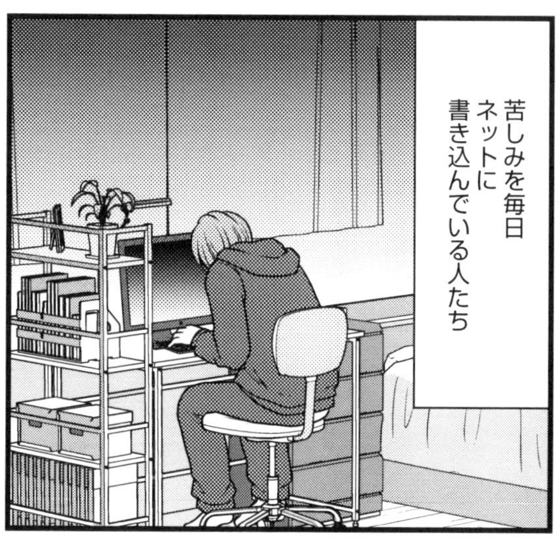
苦しみを毎日
ネットに
書き込んでいる人たち

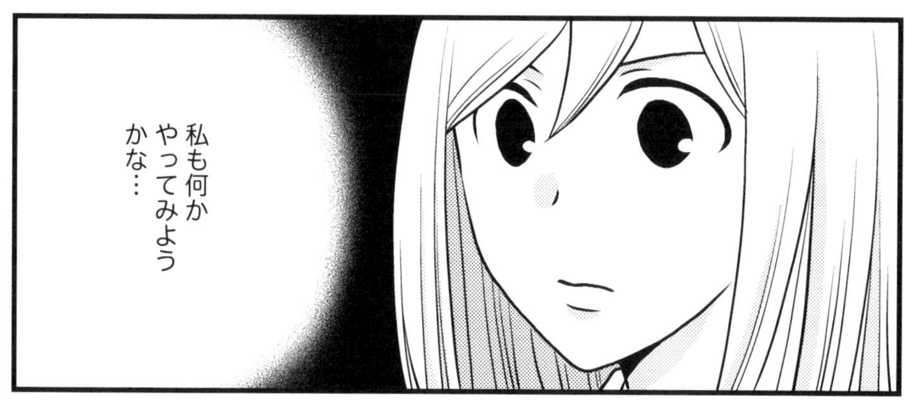
私も何か
やってみよう
かな…

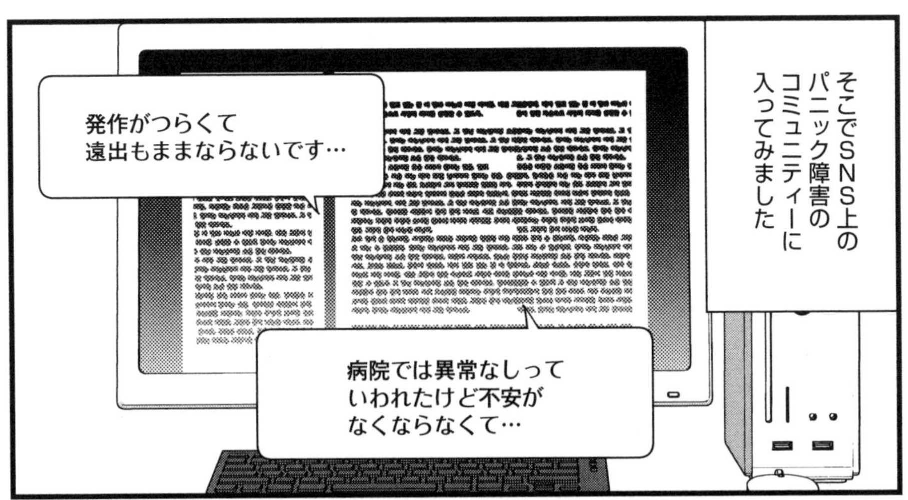
そこでSNS上のパニック障害のコミュニティーに入ってみました
発作がつらくて遠出もままならないです…
病院では異常なしっていわれたけど不安がなくならなくて…

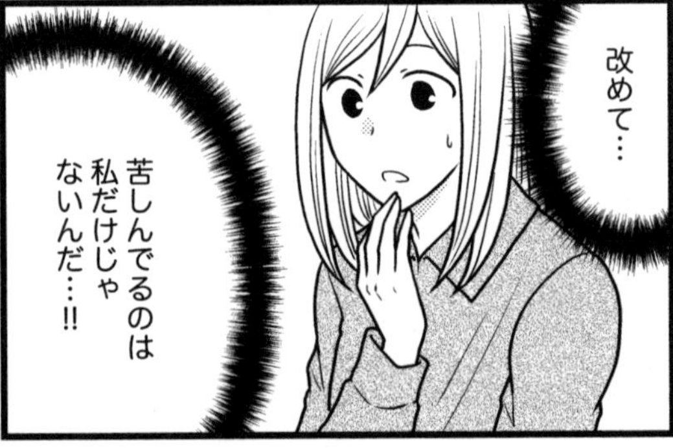
改めて…
苦しんでるのは私だけじゃないんだ…!!

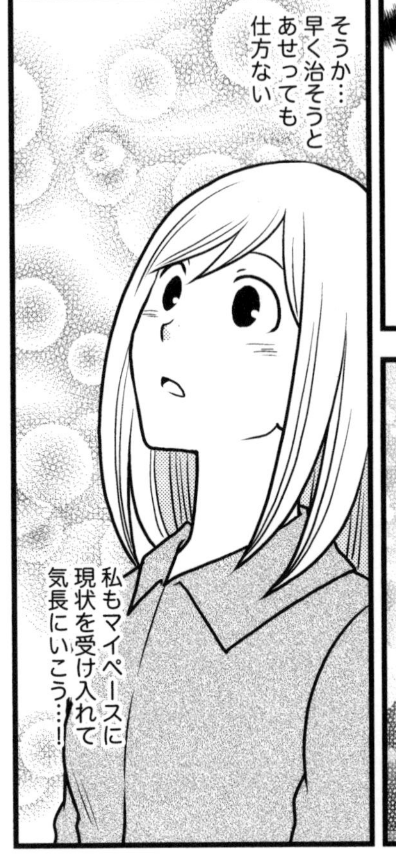
そうか…早く治そうとあせっても仕方ない

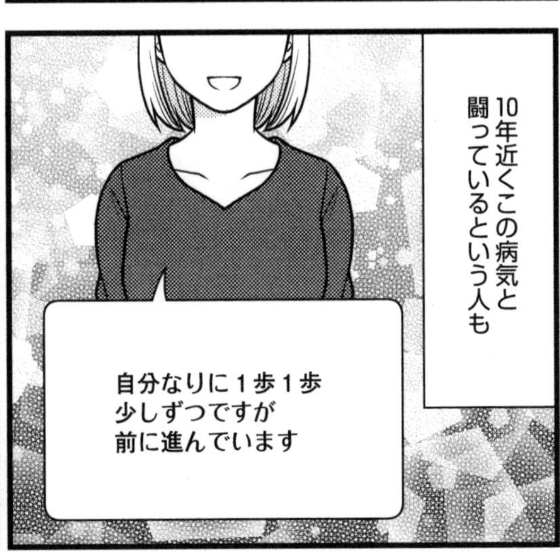
10年近くこの病気と闘っているという人も
自分なりに1歩1歩少しずつですが前に進んでいます

私もマイペースに現状を受け入れて気長にいこう…!

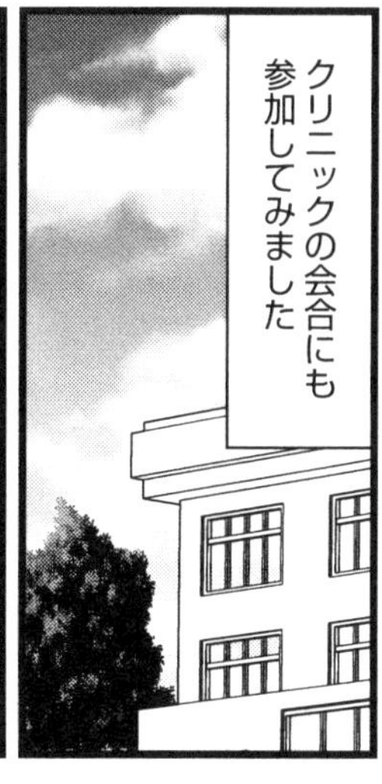
クリニックの会合にも
参加してみました

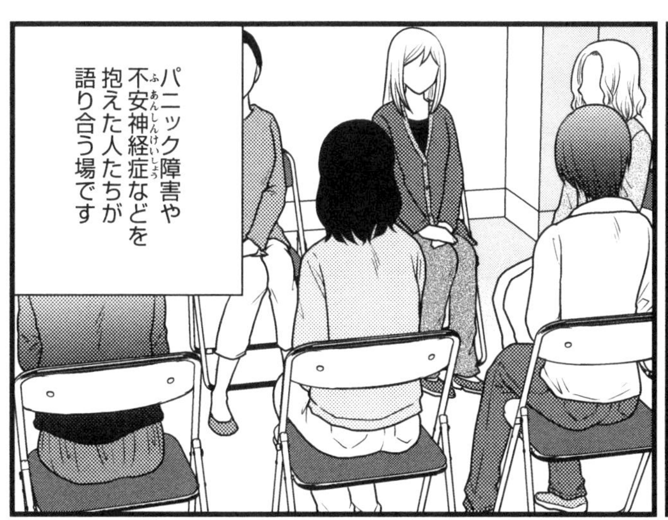
パニック障害や
不安神経症などを
抱えた人たちが
語り合う場です

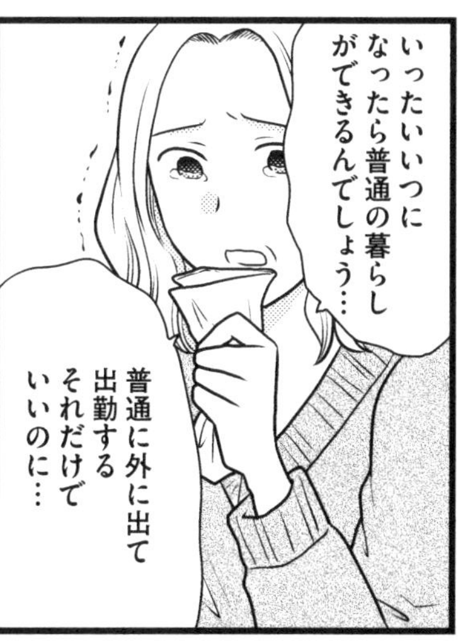
いったいいつに
なったら普通の暮らし
ができるんでしょう…
普通に外に出て
出勤する
それだけで
いいのに…

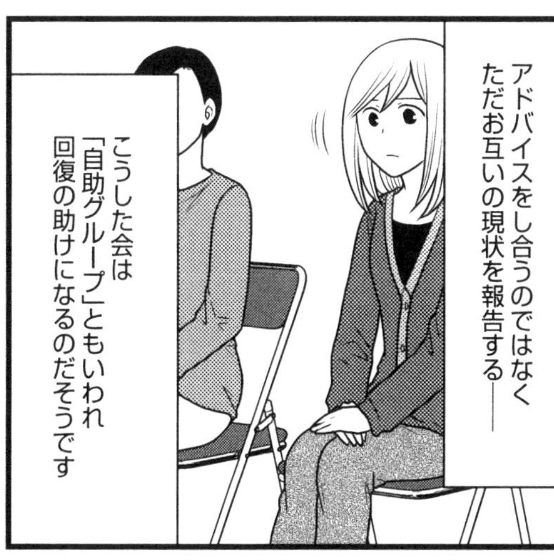
アドバイスをし合うのではなく
ただお互いの現状を報告する――
こうした会は
「自助グループ」ともいわれ
回復の助けになるのだそうです

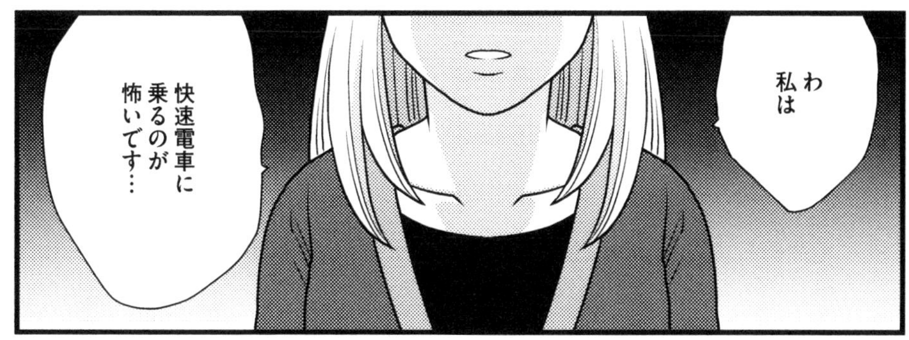
わ
私は
快速電車に
乗るのが
怖いです…

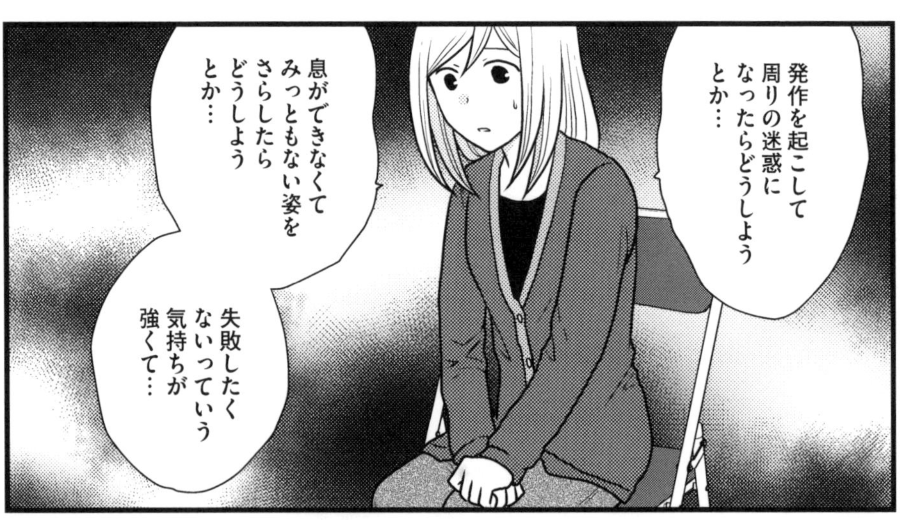
発作を起こして
周りの迷惑に
なったらどうしよう
とか…
息ができなくて
みっともない姿を
さらしたら
どうしよう
とか…
失敗したく
ないっていう
気持ちが
強くて…

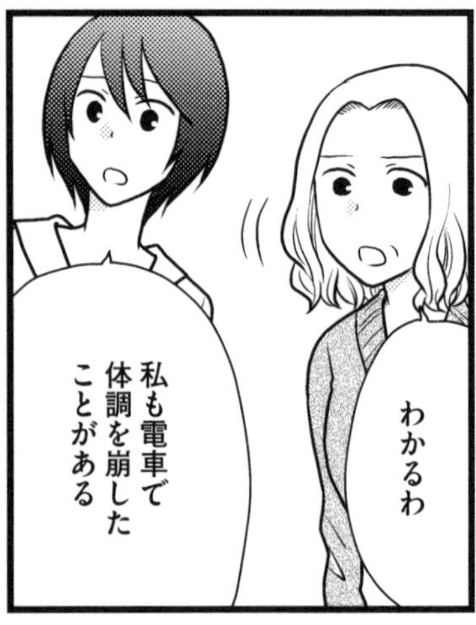
わかるわ
私も電車で
体調を崩した
ことがある

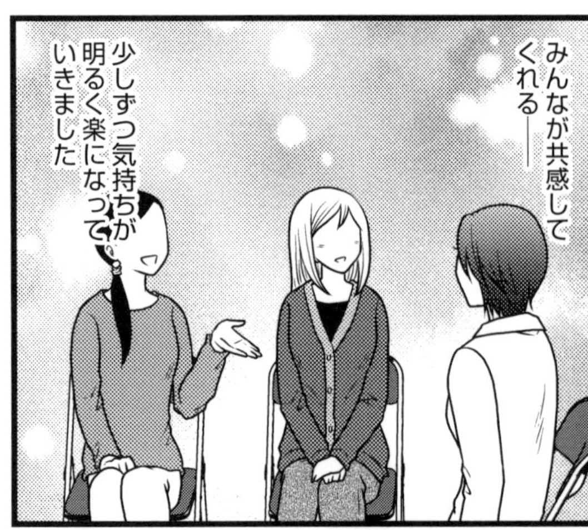
みんなが共感して
くれる――
少しずつ気持ちが
明るく楽になって
いきました

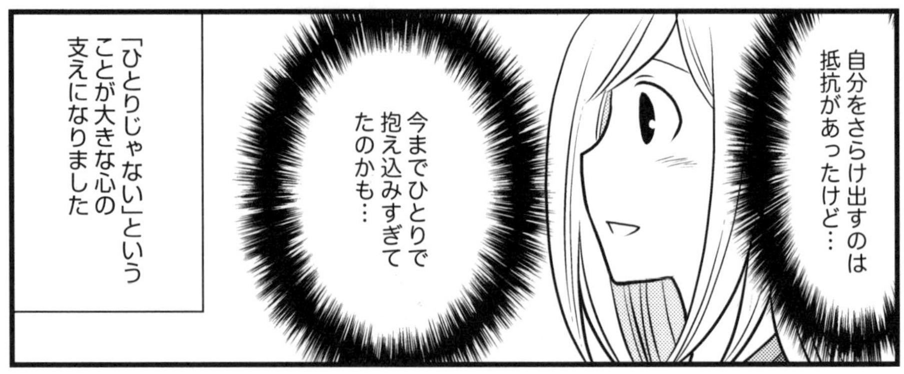
自分をさらけ出すのは
抵抗があったけど…
今までひとりで
抱え込みすぎて
たのかも…
「ひとりじゃない」という
ことが大きな心の
支えになりました

25・「マイペース」が大事

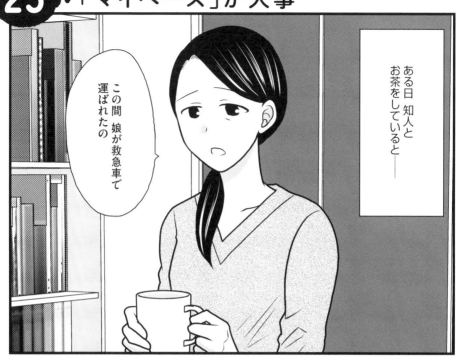

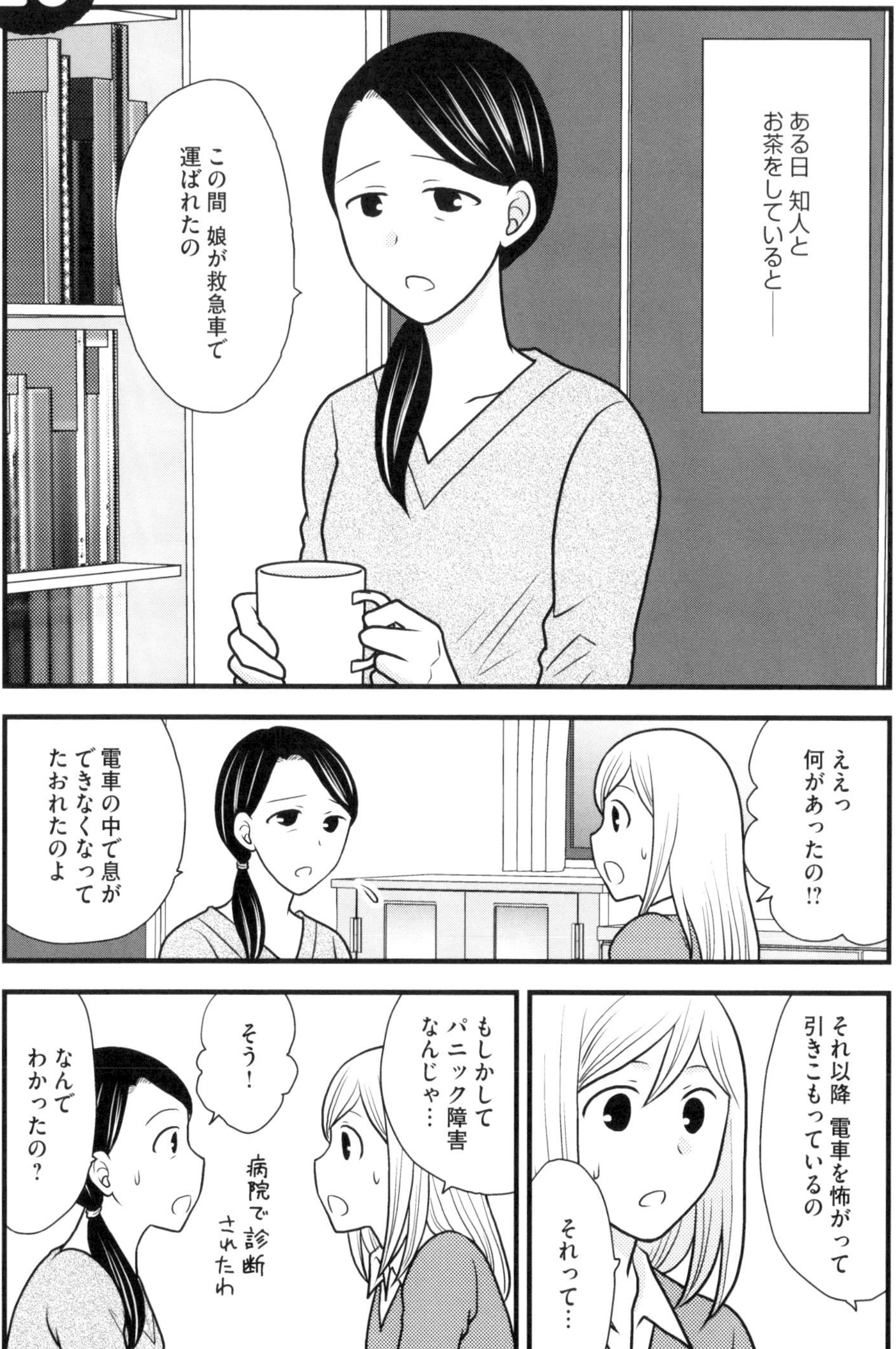

ある日 知人と お茶をしていると――

この間 娘が救急車で 運ばれたの

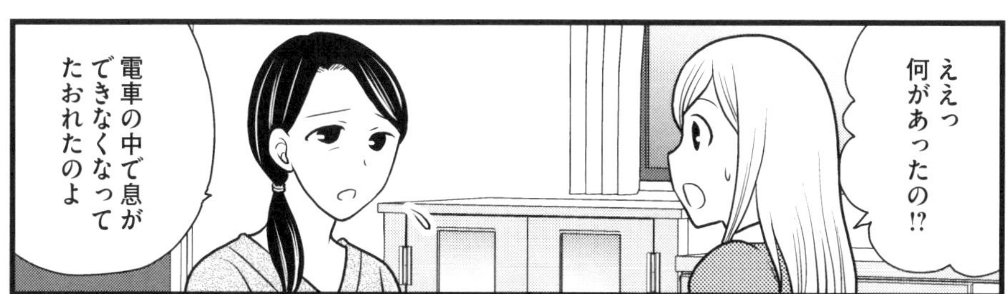
ええっ 何があったの⁉
電車の中で息が できなくなって たおれたのよ

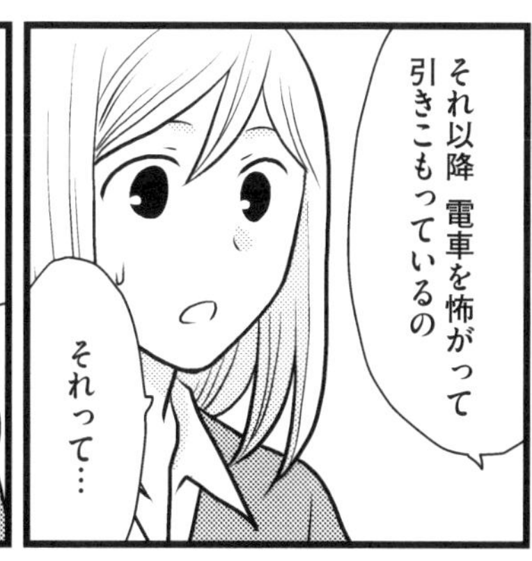
それ以降 電車を怖がって 引きこもっているの
それって…

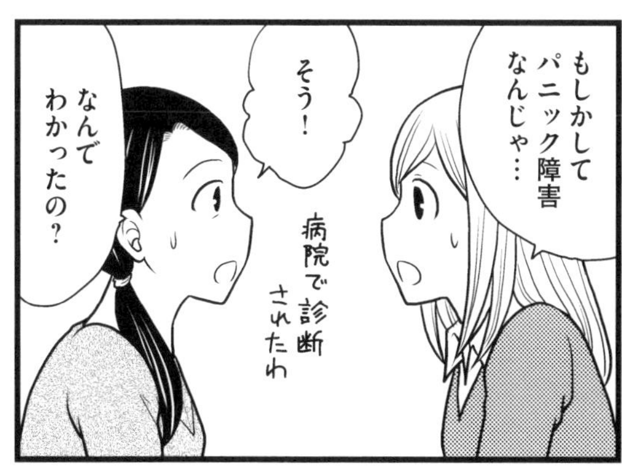
もしかして パニック障害 なんじゃ…
そう!
病院で診断 されたわ
なんで わかったの?

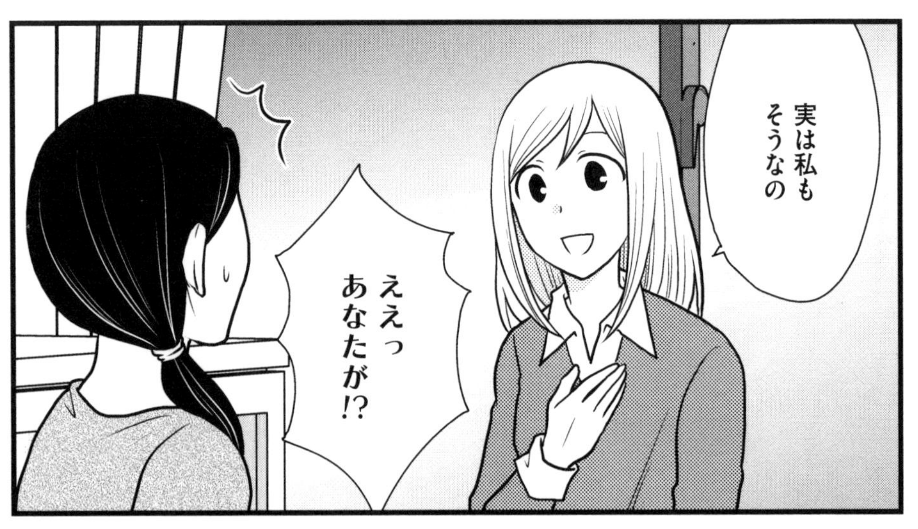
実は私もそうなの
ええっ あなたが!?

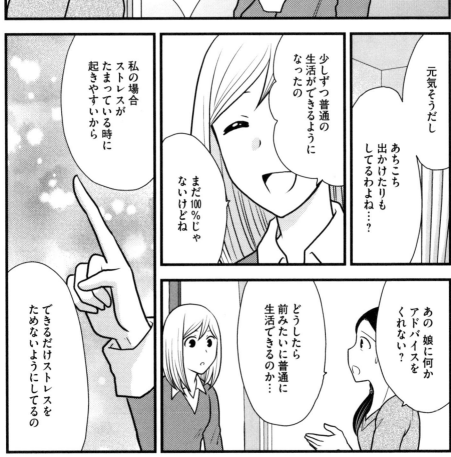

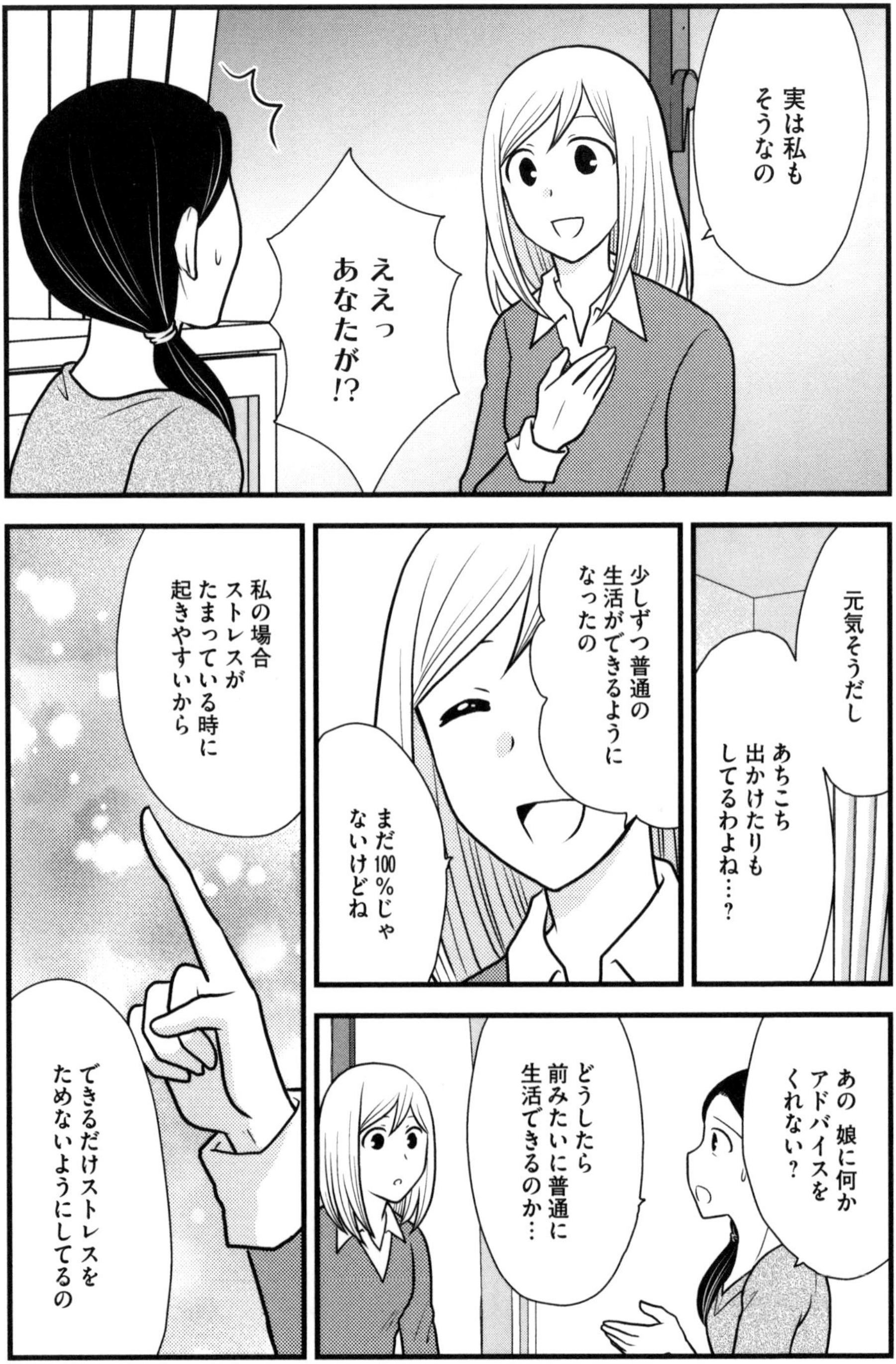

元気そうだし

あちこち出かけたりもしてるわよね…?

少しずつ普通の生活ができるようになったの

まだ100%じゃないけどね

あの 娘に何かアドバイスをくれない?

どうしたら前みたいに普通に生活できるのか…

私の場合ストレスがたまっている時に起きやすいから

できるだけストレスをためないようにしてるの

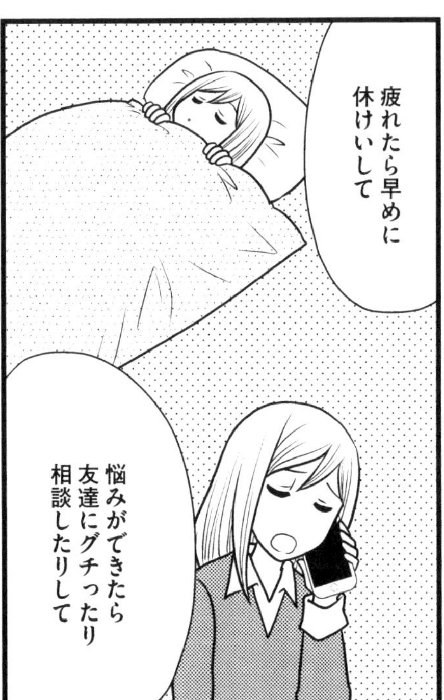
疲れたら早めに
休けいして
悩みができたら
友達にグチったり
相談したりして

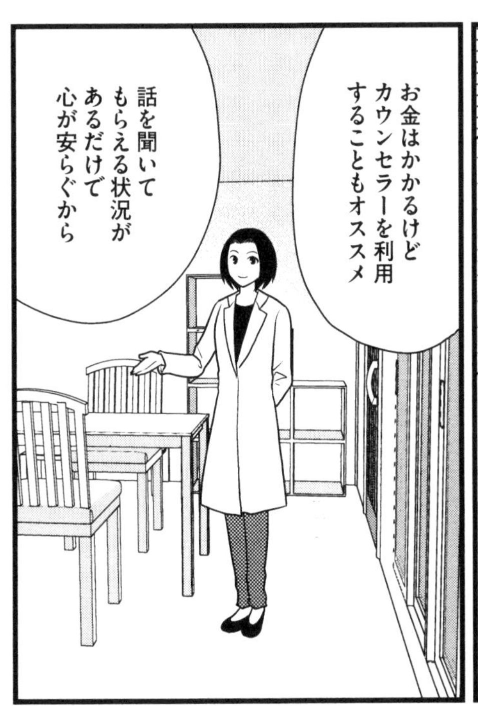
お金はかかるけど
カウンセラーを利用
することもオススメ
話を聞いて
もらえる状況が
あるだけで
心が安らぐから

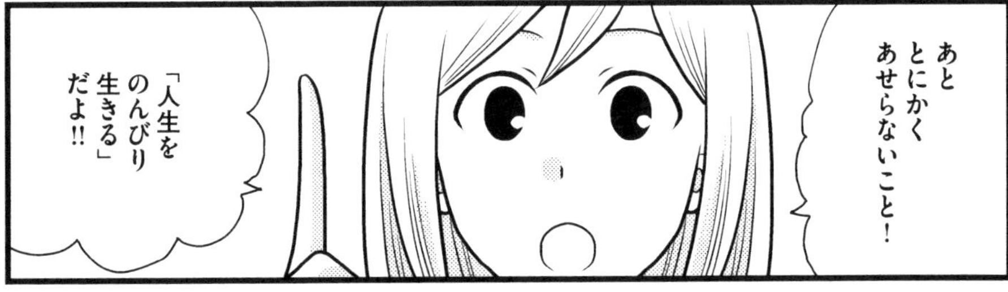
あと
とにかく
あせらないこと！
「人生を
のんびり
生きる」
だよ!!

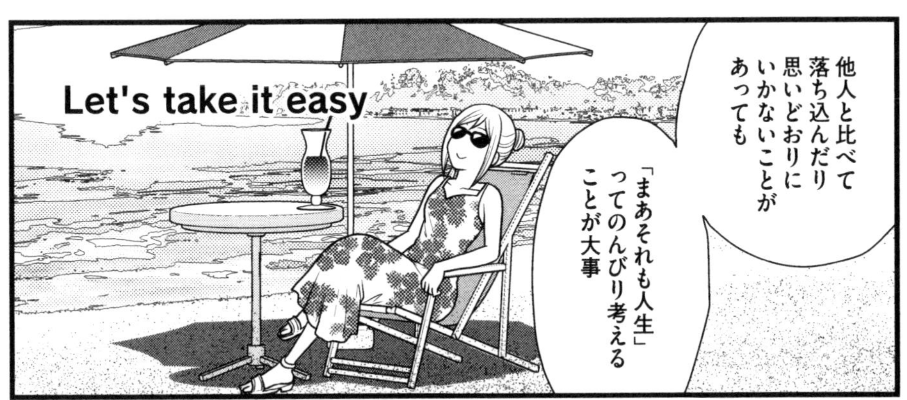
他人と比べて
落ち込んだり
思いどおりに
いかないことが
あっても
「まあそれも人生」
ってのんびり考える
ことが大事
Let's take it easy

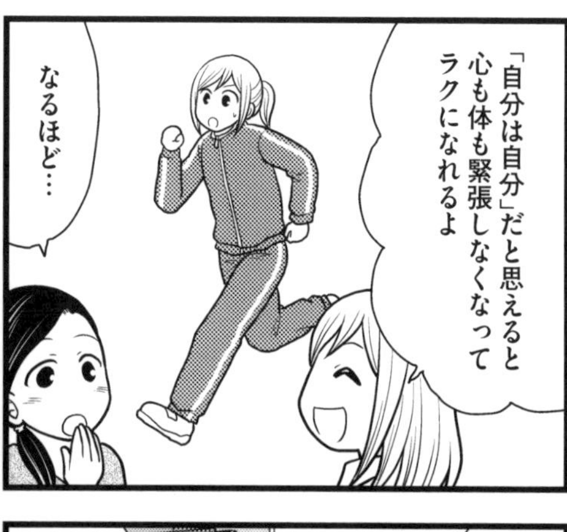
「自分は自分」だと思えると
心も体も緊張しなくなって
ラクになれるよ
なるほど…

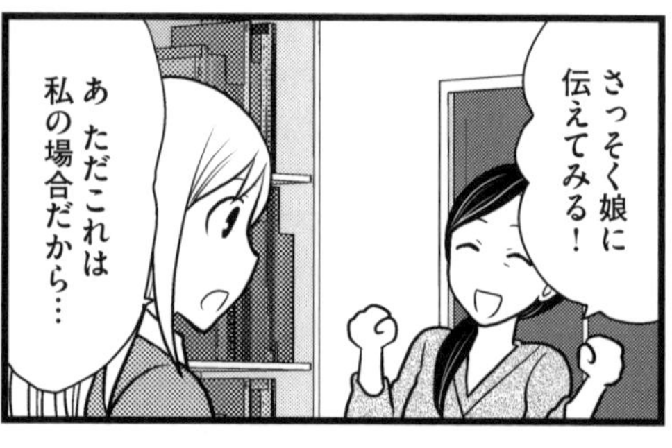
さっそく娘に
伝えてみる！
あ ただこれは
私の場合だから…

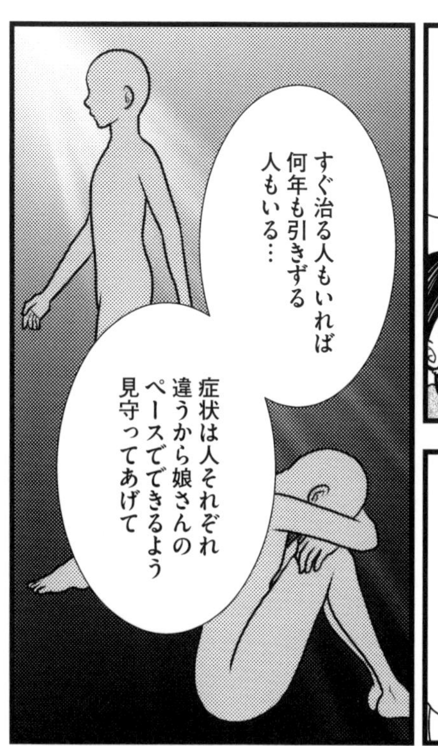
すぐ治る人もいれば
何年も引きずる
人もいる…
症状は人それぞれ
違うから娘さんの
ペースでできるよう
見守ってあげて

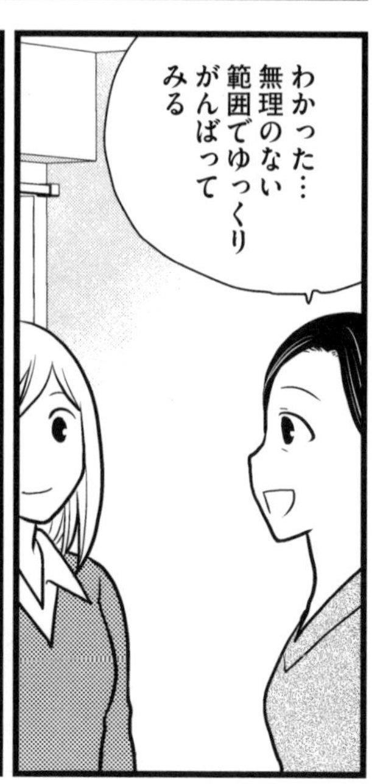
わかった…
無理のない
範囲でゆっくり
がんばって
みる

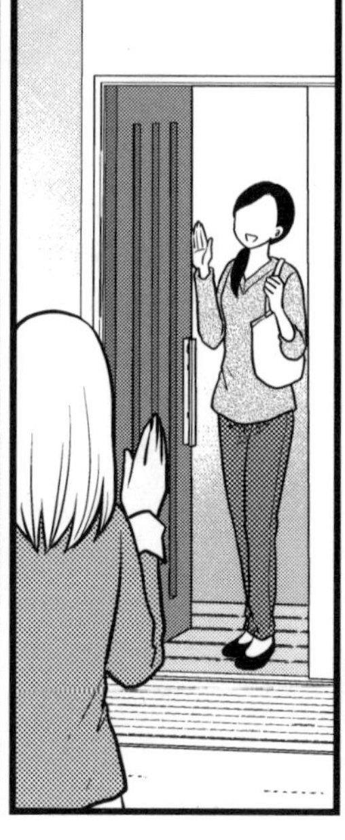

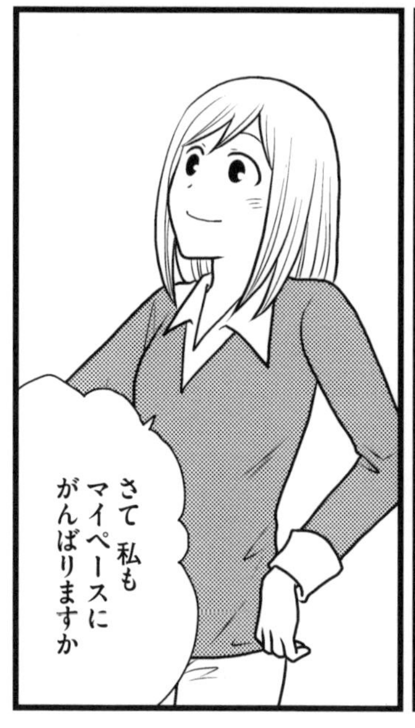
さて 私も
マイペースに
がんばりますか

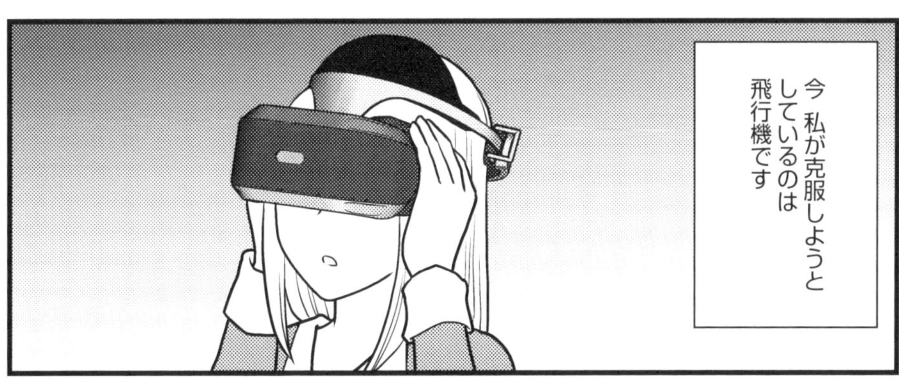
今 私が克服しようと
しているのは
飛行機です

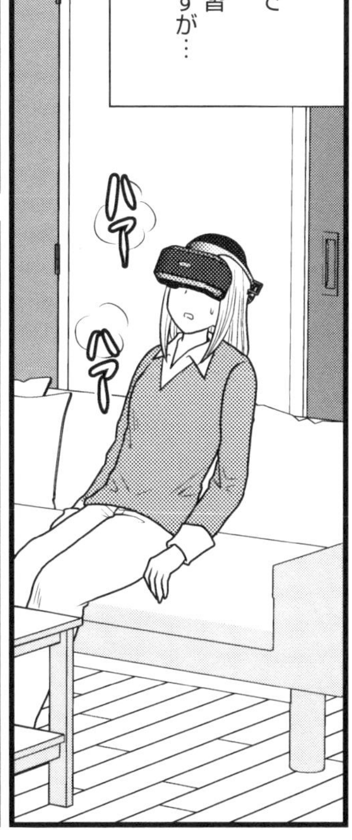
VRゴーグルで
飛行機に乗る
動画を見て練習
しているのですが…
ハア
ハア

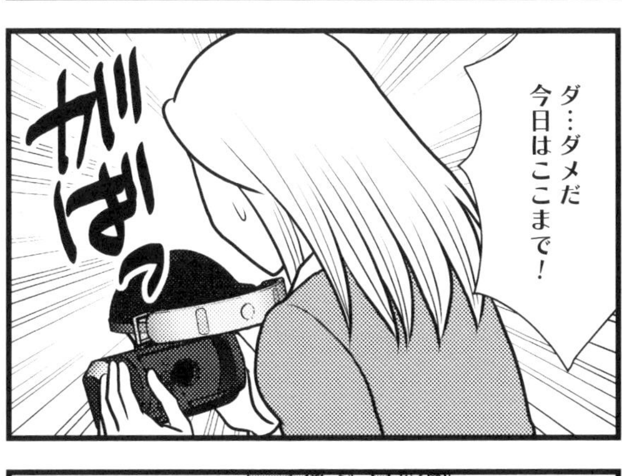
がばっ
ダ…ダメだ
今日はここまで!

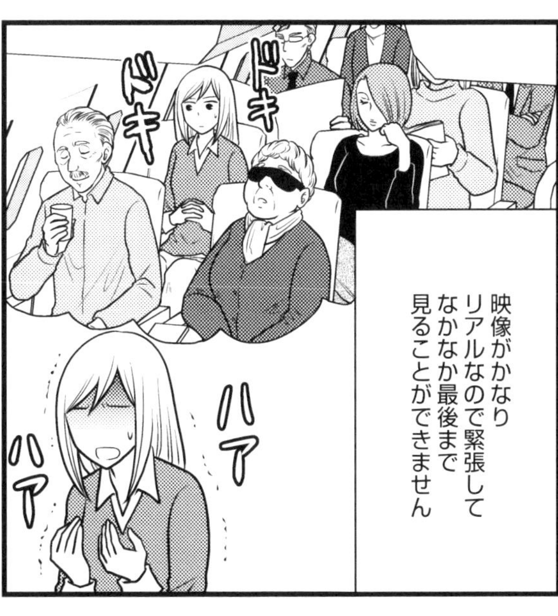
ドキ
ドキ
映像がかなり
リアルなので緊張して
なかなか最後まで
見ることができません
ハア
ハア

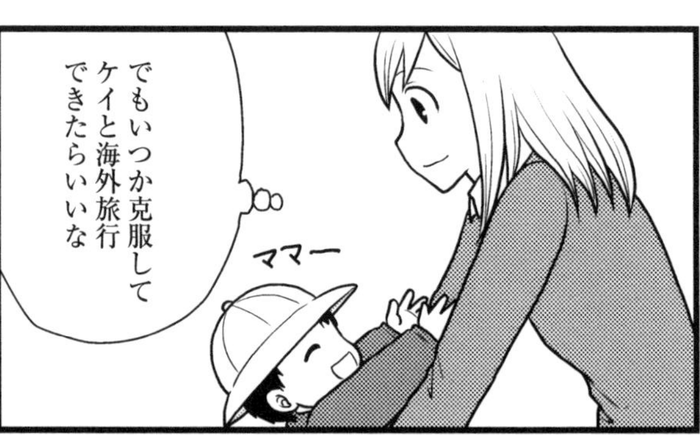
でもいつか克服して
ケイと海外旅行
できたらいいな
ママー

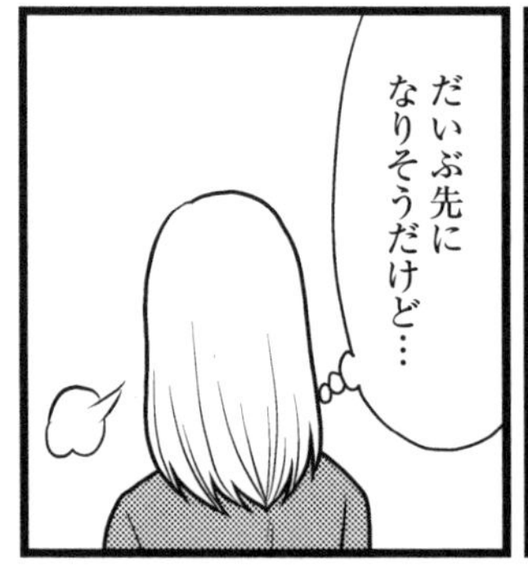
だいぶ先に
なりそうだけど…

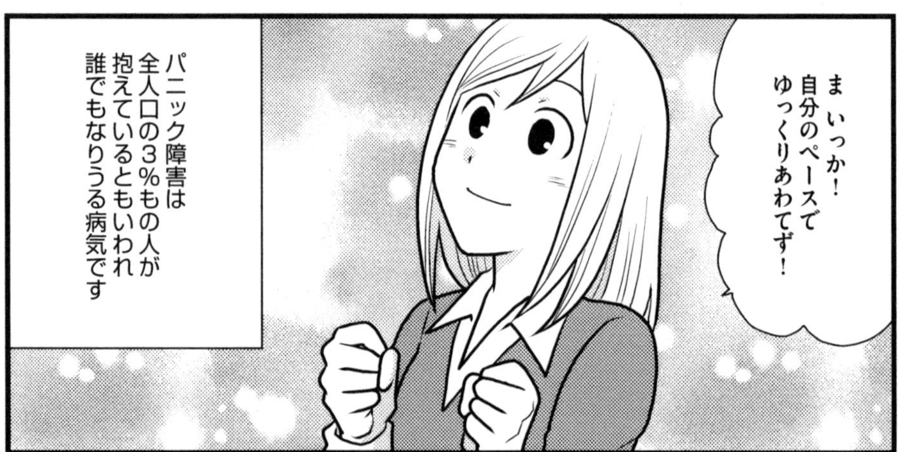
まいっか！
自分のペースで
ゆっくりあわてず！
パニック障害は
全人口の3%もの人が
抱えているともいわれ
誰でもなりうる病気です

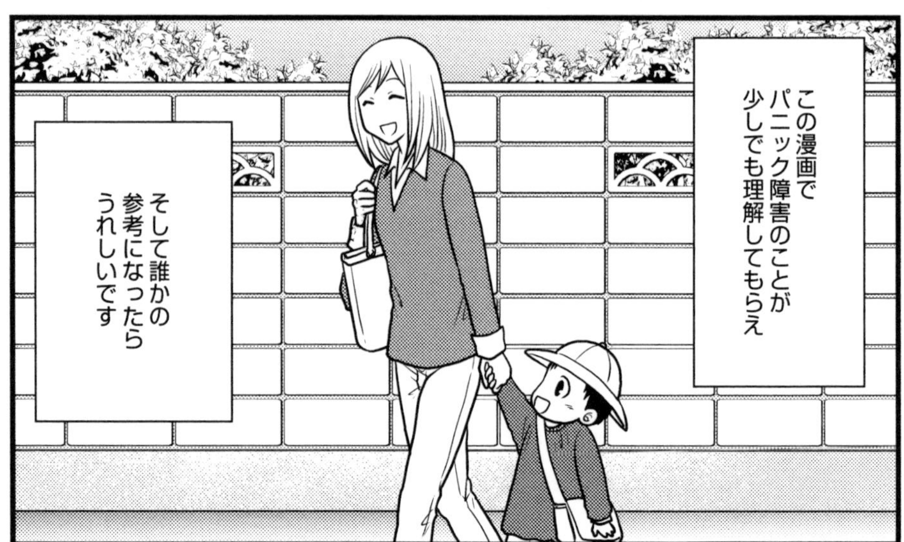
この漫画で
パニック障害のことが
少しでも理解してもらえ
そして誰かの
参考になったら
うれしいです

精神科医による
SPコラム

2 身近な人がパニック障害になったら…

回答
那須こころの医院院長
石川純一先生

まずはパニック障害の正しい知識を身につける

身近な人がパニック障害と診断されたら、まずは「病気に対する理解」が最も大切です。最近では一般の方向けのわかりやすい書籍がたくさん出版されていますし、インターネットでも解説をしているサイトがたくさんあります。それらを読んで知識を身につけましょう。なんといっても患者さんにとって一番つらいのは、検査では異常がないのにもかかわらず苦しい発作を繰り返し、日常生活に支障をきたしてしまう点です。しかも、パニック発作に対する恐怖感は本人にとって非常に強烈なものです。そのつらさをきちんと理解してあげることが重要です。時には診察に同行し、疑問点について担当の医師に相談するのもよいでしょう。

パニック発作が起こっても、あわてない！

身近な人がパニック発作を起こすと、周囲の人はとても驚くことでしょう。しかしながらパニック発作は数分以内でピークに達し、その後はなだらかに回復していくものです。『夕立』が過ぎるのを待つ」という比喩表現がわかりやすいでしょう。「大丈夫」と声かけをして安心させることで、自然に発作は治まります。救急車を呼ぶ必要はありません。

「怠けている」などと責める言葉はNG！

パニック障害の患者さんは、「発作が起きたら」という不安からなかなか外出ができず、つらい思いを抱えています。また、出かけている途中で発作に襲われ、自宅に逆戻りすることもよくあります。それに対し、「怠けている」「なんでこんなこともできないんだ」などと責めることは、絶対にやめてください。日常生活がスムーズに送れず傷ついている心に、追い打ちをかけることにもなりかねません。パニック障害には、「うつ」症状を合併するケースもよくあります。そのような場合はより一層、発言に注意が必要です。

過保護にはならず、自分でできそうなことは任せる

不安が強く外出を控えてしまう患者さんを気の毒に思い、周囲の人が過保護になるケースもあります。ある程度生活の手助けをすることは必要ですが、あまりにも過保護になってしまうと、かえって本人の回復を妨げる恐れがあります。近くのコンビニまで買い物へいくなど、本人のできる範囲で外出するようチャレンジしてもらうのも回復のためには大切です。そして、無事チャレンジが成功した際には、「がんばったね！」「いいね！」などの声かけをするとよいでしょう。本人のモチベーションが上がり、次はもっと遠くへいってみようとまたチャレンジをするきっかけにもなります。

パニック障害の患者さんの中には、「どうして私ばかりこんな目に……」と世を恨むような気持ちになる方もいると思います。しかし、パニック障害は適切に治療を続ければ回復可能な病気です。実際に、私が診た患者さんの中にも、パニック障害を克服した人はたくさんいます。回復に伴い、ネガティブな気持ちも少しずつ変化していくことを保証します。

石川　純一
（いしかわ・じゅんいち）

栃木県足利市生まれ。精神科医。山形大学医学部卒。山形大学医学部附属病院にて研修の後、山形県、栃木県の精神科病院に勤務。2018 年 11 月、栃木県那須塩原市に「那須こころの医院」を開業。日常の精神科医療に森田療法を応用する取り組みを続けている。

那須こころの医院 HP
https://nasu-cocoro.com

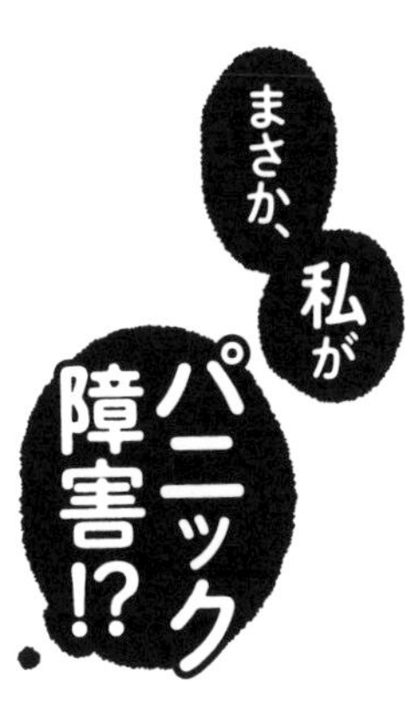
まさか、
私が
パニック
障害!?

あとがき

この漫画を手に取ってくださりありがとうございます。そして私のつたない経験を漫画にまとめてくださったあらた真琴さん、そしてぶんか社編集長の村田さんにも心から感謝申し上げます。

ある日突然体調を崩し、その原因がよくわからなかった時は、本当に不安でした。

そして、みんなと同じように生活できなくなったわが身をうらめしく思いました。

いろいろなかたの助言をへて、薬が飲めなくてもなんとかここまで回復したものの、今でもストレスが重なると具合が悪くなることがあるし、飛行機も乗れないので、100%元に戻れたというわけではありません。それでもここまで戻れたことに感謝しています。

パニック障害持ちになって初めてわかったことはたくさんあります。

思い切り吸う空気のおいしさや、電車に乗ることができるありがたさも知りました。

そして、同じ病気に苦しむ人が大勢いることも知りました。

この話を世に出したいと思ったのは、私と同じように、薬が飲めずに困っている人が大勢いるかもしれないからです。あくまで個人的な体験ではありますが、薬なしでこんなふうに闘った人もいますよ、ということを伝えたかったのです。もしかしたら薬を飲んだほうがずっとラクだったのかもしれませんが、飲みたくても、飲めなかったので、しかたがなかったのです。

症状は人それぞれ違うと思うので、治療の参考にはほとんどならないかもしれません。でも、この病気と向き合い、迷走しながらも、いろんなことを試したり考えたりした人がいる、ということだけでも知っていただけたら、そしてそんな私の体験が、同じ病の誰かの孤独や、その周囲のかたがたの不安に、そっと寄り添うことができたら、誰かの心を少しでもラクにすることができたら、とてもうれしいです。

令和三年　吉日　　妻咲たち

パニック障害という言葉を耳にするようになって、かなりの年数が経過しました。
ネットや書籍、テレビで特集されたりするなど、今では珍しいものではなくなったかもしれません。
私は名前のとおり、何か不自由なことが起きてパニックに陥る病気のことかなと、上辺だけしかわかっていませんでした。
今回ご縁があって、この漫画を担当させていただくことになり、パニック障害のさまざまな要因、治療法、向き合いかたなどを知って大変勉強になりました。
誰にでも起こり得る病気であることもわかりました。
今現在、パニック障害に立ち向かっているかた、身近な人がパニック障害に悩んでいらっしゃるかたに、この本が少しでも参考になれば幸いです。
最後に妻咲さん、貴重なお話を聞かせていただきありがとうございました。

あらた真琴

初出一覧
『本当にあった笑える話』
2019年7～12月号
2020年1～12月号
2021年1～7月号
※本書は上記作品に加筆修正を加え、構成したものです。

まさか、私がパニック障害!?

2021年8月20日初版第一刷発行

原作　妻咲（つまさき）たち
漫画　あらた真琴（まこと）
発行人　今 晴美
発行所　株式会社ぶんか社
〒102-8405　東京都千代田区一番町29-6
TEL　03-3222-5125（編集部）
TEL　03-3222-5115（出版営業部）
www.bunkasha.co.jp
装丁　山田知子（chichols）
印刷所　大日本印刷株式会社

ISBN978-4-8211-4601-7